乳児の視覚と脳科学

# 視覚脳が生まれる

J. アトキンソン 著

金沢　創・山口真美 監訳

高岡昌子・仲渡江美・小沼裕子・阿部五月・田中規子 訳

北大路書房

# The Developing Visual Brain

by

Janette Atkinson

© Janette Atkinson 2000

"The Developing Visual Brain" was originally published in English in 2000. This translation is published by arrangement with Oxford University Press.

2000年に最初に英語で発行されたThe Developing Visual Brainの当日本語訳は，Oxford University Pressとの取り決めに基づき発行されたものです。

## 出版に寄せて

　本書は著者 Janette Atkinson 女史の半生にわたる研究成果を集大成したものである。あえて女史という古めかしい敬称をつけさせていただいた。心理学者であり，乳幼児の視覚発達研究の第一人者であり，ロンドン大学の心理学教授であり，また最大の協力者であるオックスフォード大学実験心理学教授の Oliver Braddick の夫人であり，4児の母である。なおイギリスでは日本やアメリカと異なり，教授の地位は数少なく，大学教員のごく一部しかその地位につくことができない。夫婦そろってその地位につけることは大変まれである。4人のお子さんがみな彼女の研究の協力者となった。みな生後まもなく，母親である彼女の研究の対象となっているからである。実験者と母親の役割を同時にこなしながら，研究と育児を見事に両立させて，すばらしい研究成果をあげられた，まさにスーパーレディである。

　本書の序文を読むと，その経緯がユーモラスに記されている。第一子の出産直前に，アメリカの心理学者 Teller が開発したてであった乳児の視覚研究法「強制選択選好注視法」の存在を知り，発表前の原稿を送ってもらい，出産後まもなく，自分の第一子に適用した。母親体験も初めてであるし，実験法も新しい。大変苦労して研究した乳児の視力とコントラスト感度の研究成果を，国際的に評価の高い Nature 誌に夫婦と第一子の3人，Atkinson, Braddick, & Braddick の連名論文として1974年に発表した。お子さんは世界最年少で Nature 誌の連名著者となったわけであるが，まだヨーロッパでも夫婦別姓が普及していなかったため，とんだ誤解を受けた経験談も披露されている。その後，第二子，第三子と生まれるたびに，より新しい研究法で研究されることになる。

　私が Atkinson 女史にお会いして，実験室を見せて頂いたのは1977年の11月の初めであった。文部省（当時）が若手大学教授を海外に派遣する短期在

外研究員制度によってアメリカ，カナダからイギリス，ドイツ，スウェーデンに2か月の視察旅行をした。その際，ケンブリッジ大学では，すでに日本滞在中に知己となっていたBlakemore（現オックスフォード大学生理学教授）をたずねた。彼が所属していたのはCraik-Marshall研究所であった。この研究所は煉瓦建ての古い建物であったが，感覚生理学者と実験心理学者が一緒に研究している活気に満ちたところであった。Campbellを筆頭に，Barlow, Blakemore, Braddick, Atkinson, Ramachandran（現カルフォルニア大学教授）など錚々たる生理学者，心理学者が研究していた。Blakemoreによりそれらのメンバーに紹介され，彼らの前で，当時，私が菊地正（現筑波大教授）と市原茂（現首都大学東京教授）と行なっていた注意の範囲の研究についてlunch-time talk（昼食時の小講演）として発表した。すでに名誉教授であった色覚研究の大家のRushtonが途中から参加され，その場の緊張感が急に増したことを記憶している。当時同研究所に滞在中であった吉田俊郎（現慶應義塾大学名誉教授）には大変お世話になった。その訪問でたくさんの方々の実験室を見学し，説明を受けたが，一番鮮明な印象に残っているのはAtkinson女史の乳児の視覚研究である。ちょっと離れた民家のような建物の一隅にある実験室で，本書の図2.1に示されている乳児の「強制選択選好注視法」の実験装置を見せていただき，論文別刷りをいくつか頂戴した。イギリス式英語で滔々と話された迫力が大変印象的であった。本書の序文で「Baby Lab」の名で紹介されているように，第二子誕生直前に完成した実験室である。弱視児の早期発見のための効能を強調されていたことを記憶している。私は，言葉を用いなくても本人の主観的体験である視覚が研究できる「強制選択選好注視法」の方法論的意義におおいに興味を感じ，帰国後，研究会や講義やテキストなどで紹介した。今回，本書の序文を読んで，私の訪問がちょうどケンブリッジでの乳児視覚研究が軌道に乗りだした時期であったことがわかった。

　Atkinson女史は，アメリカの大変著名な視覚研究者たちに招かれて，共同研究をしている。ブラウン大学のRiggs，ハーヴァード大学のWiesel，ベル研究所のJulesz，マサチューセッツ工科大学（MIT）のHeldなどである。これらの視覚研究者との共同研究は，互いに興味が重なりながら，方法や知識の異なる研究者間の研究技術の交換の場でもあった。Atkinson女史の乳児研究の

出版に寄せて

経験がそれだけ国際的に買われていたことを示すとともに，彼女の研究方法が多様化するチャンスでもあった．しかしそれらの共同研究は，ご夫妻と4人のお子さんに，その世話役の夫妻それぞれの母親，お手伝いさんの計9人の大家族での移動をともなったらしい．研究と家庭の両立に苦労されている日本の女性研究者をおおいに勇気づける話である．

　本書の各章は視覚発達の様々な側面を，著者たちの研究グループの実証的研究成果を中心に，たんねんに論じている．目の調節・屈折の発達的変化，視力，コントラスト感度，色覚，方位の弁別，両眼視，眼球運動，運動視，顔知覚，バイオロジカル・モーション，物体知覚，視覚的注意など，まさに視覚に関する感覚・知覚・認知にわたる広い問題を，乳児の発達という側面から切って見せた成果である．そして，それらすべての問題について，行動面からの心理学的研究と神経生理学的研究ないし考察に裏付けられている．彼女の研究の出発点であった Craik-Marshall 研究所の伝統が生かされている．

　また各種の視覚障害との関連が論じられている．弱視，斜視，先天性白内障，ウィリアムズ症候群（空間認知障害），半側麻痺，失読症などである．

　本書は，乳児の視覚研究という窓から見た，人の認識過程のきわめて総合的，学際的な研究成果であり，また各種の障害者に対する多くの臨床的示唆を含んでいる．心理学，生理学，医学，認知科学に興味を持つ多くの方々に一読をお勧めしたい．

2005年7月10日

元 東京大学・日本大学心理学教授　　大山　正

# 序文

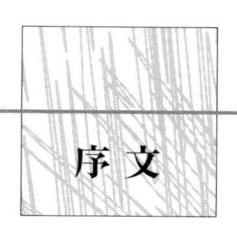

　私たちの乳幼児研究が始まったのは，私がまだ経験の浅いポスドクとしてケンブリッジ生理学実験室で Fergus Campbell と研究をしていたときであった。Fergus には，John Robson と Colin Blakemore, Horace Barlow, Roger Carpenter, そして彼らの大学院生の Tony Movshon, Peter Lennie, Dave Tolhurst, Donald Macleod を含めた多くのケンブリッジの共同研究者ばかりでなく，多くの名声のある訪問者や国際的な共同研究者が絶え間なく訪れた。私たちにとって運の良いことに，そのような訪問者の1人が，1973年の春に Craik 実験室でトークをした Alan Hein だった。当時，私は，はじめての子どもを妊娠して臨月を迎えていた。そして乳児を対象に，成人での方法とフーリエ解析を適用して，心理物理学的なコントラスト感度の測定をすでに計画していた。Alan にこれらのアイデアを話したところ，彼は，Davida Teller が Fantz の選好注視法のパラダイムを新しく適応しようとしており，それを強制選択選好注視法と呼んでいることを話してくれた。そして実際に，Davida が乳児をテストするためのこの方法を発展させているところだった。私は Davida に手紙を書いたところ，Davida は親切にもその方法が書かれた原稿を私に送ってくれた。Oliver と私は，第一子 Fleur で最初の乳児のコントラスト感度テストを行なう準備に本腰を入れてとりかかった。

　当時ケンブリッジ大学には「産休」という概念すらなかった（「当時の研究者の女性たちは，たいてい長期休暇に出産できるように計画した」——"Old School" というケンブリッジ大学について書かれた，まさに適切な名前の本からの引用）。したがって，私は Fleur が生まれる前日の夜まで実験室で働き，そしてほんの数週間後にテストをスタートするために彼女を抱いて戻った。寛容と協力にあふれる当時の Craik 実験室で，私たちは Tony Movshon（そのと

き Colin Blakemore と研究していた方）と実験装置をタイムシェアしていた。Tony は主に日中に使用して，私たちは夕方と夜に使用するのが常であった。煙草の吸いさしとおしめの混合には，お互いに嫌悪感を引き起こしたものだった。

Fleur の人生の最初の 3 か月間，私たちは実験室に住んでいた。それは私たちが行なった中でおそらく最も注意深く打ち込んだ乳児研究であった。私たちは，赤ちゃんにも不慣れだったし，乳児をテストすることの気まぐれさにも慣れていなかったため，私たちの結果が信頼できて頑健であるということを確かめなければいけなかった。それゆえ，私たちが測った不十分なコントラスト感度関数のすべての点は何回も推定しなおしたものである。また Fleur がいらだったり眠いときのデータは捨てた。

私たちの結果は *Nature* に掲載され，私たちは Davida Teller に借りがあることを再認識した（彼女の名前をその論文に載せたいと申し出たが，彼女は遠慮された）。軽いアカデミックジョークとして私たちは Fleur の名前を第三著者に入れた。アムステルダムの Van der Tweel 教授からオランダの会議に参加して私たちの乳児についての予備的な研究に関して話をするように招待を受けたとき，このことでとても厳しいしっぺ返しを受けた。この招待は Oliver と Fleur に対してであった。Oliver は，オランダの研究室に電話して，Fleur Braddick は会議に同伴することができないが，共同研究者の Janette Atkinson が同伴するので，自分と Atkinson 博士のためにホテルのダブルルームを予約したいことを伝えたので，よけいにややこしくなった。Oliver が妻の Fleur を捨てて，共同研究者の Janette Atkinson と 2 人で旅行するに違いないと思ったオランダ側の道徳的憤怒のため，招待はほとんどキャンセルされそうになった。幸いにも，当時オランダの研究室で働いていてケンブリッジの人間関係についてかなりの知識を持っていた Dick Cavonius が，Fleur Braddick は誰で何歳であるかを説明してくれた。このために，残念ながら，他の 3 人の子どもは彼らが参加した乳児に関する論文で著者にはならず，謝辞だけを贈られることとなった。

相変わらず野心的な私たちは，Fleur で水平と垂直のシンメトリーの知覚についての第 2 実験をスタートした。クリスマスに北部の私の両親の家に行く間，

序文

テストする時間を無駄にしないように持って行った装置が，私たちの古いボルボの天井から高速道路の横の藪に落ちてしまった。このために，この実験は完了しなかった。私たちがこの研究で発見した類似の結果がMark Bornsteinによって1985年に発表された。

　Fleurでの試みのあとに行なった私たちの2つ目の実験は，最も野心的なものであった。私たちは1974年の夏の3か月間Lew LipsittとLorrin Riggsと共同研究するためにBrown大学に行った。その期間の一部，私たちは，アルビノの成人で（彼らの視索における神経繊維の珍しい交差を研究するために）半分の視野の視覚誘発電位（VEPs）を測定し，またその期間の一部，サッキング馴化法（この方法はすでにLew LipsittやCharles CrookやTrygg Engenによって巧妙に適用され用いられていた）を用いて立体視の研究の準備をして研究に取りかかった。このような短期間で何にせよ1つの研究を完了させられないことは明らかであった。実際にアルビノの研究では，アルビノのいずれかの半視野の視覚誘発電位の測定が（しばしば斜視や中心外固視，眼振をともなっていたので）非常に困難であることがわかったために完了せず，協力的な成人であっても得られたものはかなり不安定なものであった（私たちは，いくらかの予備的な結果を得た。私は，自分たちの研究室にその未公刊の本が残っているか心配だ）。しかし，乳児の立体視の始まりに関する研究は，Brown大学で完了させて，*Perception*という当時は新しかった学術雑誌に掲載した。

　Lew Lipsittは強靭な乳児研究室長であり，彼は乳児用設備の準備と運営方法について多くのことを私たちに教えてくれた。彼の研究の多くが，修道女たちによって運営されている孤児院で行なわれるので，彼は科学者以外の人々に実験パラダイムを説明し，礼儀正しい態度をとり，乳児研究者が信頼のできる小児科学の代表者として見られることがいかに重要であるかを説明した。私たちは，乳児実験室や孤児院で，すべての乳児研究者が清潔な実験室用の上着を着るべきであり，髪を後ろで束ねるべきであり，遊び着やトレーナーを着るべきでない，と書かれたLewからのメモを覚えている。私たちは乳児たちの朝ご飯とお風呂の前に実験を行なうために，6時30分に実験室に行かなくてはならなかった。彼は優秀で模範的なリーダーだった（そして本当に非常にうまくヨーヨーを操る人だった）。しかし私たちは，自分たちの実験では，めった

*vii*

に服装規定についての彼の規律に合わせることができなかった。ローマカトリック教会の孤児院にある乳児実験室は、修道女たちによってとてもよく管理されていたし、非常に規律正しく統制されていて平和であった。Lew の乳児実験室での夏には、私にとって記憶に残るいくつかのとてもおもしろいことがあった。最もおもしろかったことは、Lew の研究者の 1 人がローマカトリック教徒であったことを発見した修道女から、「赤ちゃんをテストすることは、おそらく今のあなたの生活には何の違いももたらさないでしょう。しかしあなたが天国に到着するとき、あなたはみずからの信仰を喜ぶことになるでしょう」というコメントをもらったことであった。赤ちゃんの実験をこの地上で行なおうと天国で行なおうと、残りの研究者たちは明らかに天国にいける見込みがないと彼女の目には映ったようであった。

　私たちはケンブリッジに戻って、28 Trumpington Street にある部屋で乳児知覚研究を始めた。そのいくつかの部屋は Horace Barlow が私たちに親切に貸してくれたものであった。Brown 大学での私たちの経験と同様に、私たちは、Tom Bower や Colwyn Trevarthen, Harry McGurk, Michael Lewis, Jerome Kagan, Phil Salapatek たちの当時活発に運営されていた乳児研究室を見学して回った。当時、乳児視覚心理物理学を今にも始めようとしているグループがいくつかあった。その 1 つは Davida Teller の研究室、また他の 1 つは MIT の Dick Held, もう 1 つは Minneapolis の Phil Salapatek によるもので、そこには新入りの研究者であった Marty Banks と Dick Aslin もいた。私たちの研究室は、第二子の Hugo の誕生前の数週間で完成した。その建物は、病院の古い滞在用施設で、大学によってほとんど改装されていなかった。私はかなり黒ずんだバスルームを塗り直していた。しかし当時私はお腹が大きかったので洗面器より下の壁を塗るために四つんばいの姿勢をとることができなかったことを思い出す。幸運なことに、Ian Bushnell と Kathie Moar というやる気のある 2 人の研究者を迎えていて、私たち 4 人で一緒にバスルームの改装を Hugo が生まれる前に終えることができ、「Baby Lab」と呼ばれてきた研究室をスタートした。

　Hugo での最初の研究は、出生後数か月間でのコントラスト感度に関するものであった。私たちは、選好注視法による行動実験の結果と比較するために、

序文

赤ちゃんでの視覚誘発電位の測定のしかたについて学び始めた。私と Hugo のコントラスト感度関数を比較するという研究（Laurence Harris とともに行なっていた）において，彼は，新しい赤ちゃん研究室のはじめての「ボランティア」の１人であり，６か月齢の「活動的な被験者」であった。Hugo の注意を維持するために，私たちは「格子模様に重ね合わせた動く顔」（論文にもそのように書いている）を用いた。実際には Oliver と Laurence とまわりで踊っている私とで，マラカスを持って，私たちのレパートリーのあらゆる歌を歌った。Hugo の当時のお気に入りは Concrete and Clay だった。この研究のあとで，私たちは新生児に関する研究に移り，ケンブリッジの産科病院で新生児をテストすることに取りかかった。テストのはじめの１週間，私たちは有意なパターンの視覚誘発電位を全く記録することができず，少し年長の乳児では成功したのに，なぜ新生児ではできないのか理解できなかった。私は落胆しながら Fergus と相談し，彼に言われて病院の EEG（脳波）部に彼らがどうやっているかを見に行った。すると，誕生後テストのはじめの数日間，新生児がやや油を塗ったラップで覆われるので，皮膚電極を配置する前に肌を十分にきれいにしないとかなり高い皮膚抵抗が生じることがわかった。私たちは，このことから，新生児の頭からオイルを落とすために少し強くこするやり方と，視覚誘発電位をうまく測定する方法を学んだ。

　この後グループはどんどん大きくなっていった。私たちの第三子の Lorrin は写真屈折法（photorefraction）の到来を先導した。実際には彼は産科病院で生まれてから数時間で写真屈折法によって測定され，その時，（ガウンを着た）Mrs Janette Braddick は出産直後の病棟から抜け出し，奇跡のように白衣に着替えた Dr Janette Atkinson がいたのである。病棟の端にあった娯楽室で，私たちの素晴らしく寛容な新共同研究者で写真屈折法を兄弟で発明した Howard Howland は，冷静にリラックスしているように見えながらも，Lorrin にカメラの後ろの彼を注目させるという難しい試みのために，頭にクリスマスライトをつけて愛想よく飛び跳ねていた。それはうまくいって，私たちとしては思いがけずカメラの焦点誤差によって年少の乳児の眼の屈折を測定するための「等方性写真屈折法」（isotropic photorefraction）という新しい方法を発見した。この赤ちゃんでの成功のあとに，私たちは Torsten Wiesel 研究室では

サルの赤ちゃんを，OxfordでAlan Coweyとともに大人のサルを，それぞれ対象にこの方法を試してみた。後者は笑いを誘うようなセッションで，とくにサルはヒトと違って視線を合わせることをひどく嫌うために，カメラを見させようと，とても大きなバナナの束をカメラの上で狂ったように振り回したりした。私たちは，ランプの光で照らされたバナナ以外，部屋中のすべての明かりを消すことによってサルの注意をひこうとしていたところ，実験者の1人が暗闇でランプの線につまずいたときに，たくさんののののしりの言葉と背景で器具がぶつかる音とで，とうとうサルの注意を向けさせることができた。そして，最終的にサルは，弁別装置の中できちんと凝視するように訓練された。もちろんこれが彼らをテストする最も良い方法だったのだと，私たちは悟った。

同じ頃に私たちは研究のために2つの都市に少しだけ滞在し，成功をおさめた。ニューヨークとボストンである。ニューヨークでは，午前2時のJFK空港の北ターミナルでの地獄から，またもやTony Movshonが運良く私たちを救ってくれた。私たちは，赤ちゃん（Lorrin）があめ玉を喉に詰まらせてしまったおかげで入国審査を急いで通り抜けることができた。Tonyは，喉を詰まらせた子どもと母親をきれいにするためのペーパータオルを彼の車の中で見つけてくれただけでなく，私たちのために見つけてくれていたアパートに私たちを送ってくれた。私は，こんな情況でのTonyの機知に富み快活で子どもに寛容なところに感銘を受けた。しかし彼は，こうしたことは電気生理学者としての訓練のうちであったと言った。つまり電気生理学者は，真夜中にたびたび大変な状況になってもうまく切り抜け，たちまち元気を回復できるようにしなければいけないのであった。Tonyと妻のMegのほかに，Louise Hainlineの親切なしには，ニューヨークでの私たちの滞在は全く不可能だっただろう。私たちの滞在中に，私たちが借りていたニューヨーク市のアパートに突然所有者が再び住むことになった。LouiseはBrooklynにある彼女の家にBraddickとAtkinsonの大家族全員（多くの子どもと2人の祖母と1人のオペア（英語を学ぶために英国の家庭に住み込んで家事を手伝う外国人）を含めた私たち9人！）を連れていき，1か月間も住まわせてくれた。Louiseの2匹の猫がそのトラウマから回復したとは思えないが，Louiseはそれを乗り越えて，私たちの滞在を楽しかったとさえ言ってくれた。

# 序　文

　私たちがニューヨークを訪問した理由は Bela Julesz によって招待されたからで，彼は，私たちが当時乳児で視覚誘発電位をうまく記録することのできる数少ないグループなので，私たちなら彼によってあらたに考案された動的ランダム・ドット・コレログラム（dynamic random dot correlogram）刺激を用いて乳児の両眼視の発達を測定することができるであろうと考えたのであった。私たちは Mount Sinai 病院の Ivan Bodis-Wollner と Edwin Raab の多くの必要な助けを受けてテストを実行した（後に「クレイマー，クレイマー」という映画の舞台となったところで，35階にある病院としてとても正確に描写されており，緊急処置室と患者であふれていた）。装置を組み立てるために大事なものであるプロッターを，Bell 研究所からきた John Krauskopf が親切にも貸してくれて，私たちのために病院に持ってきてくれた。運の悪いことに，私たちの滞在が終わりそのプロッターを返すため病院から持って出ようとしたとき，私たちが病院の所有物を盗もうとしていると誤解した警備員につかまって立ち往生をくらった。私たちは幸運にも，Ivan と Bela に電話をして，救い出してもらった。

　私たちは MIT も訪問し，そこで Oliver は David Marr と研究し，私たちは 2 人とも Dick Held の研究室で研究を行なった。私は，数か月前ケンブリッジにて，すでに乳児の視覚運動性眼球運動における興味深い過渡的な非対称性を発見していた。ボストンで，私はアメリカ人の赤ちゃんとサルの乳児の両方にこれらの研究を拡張した。私たちは，プロジェクト全体の実現のために Torsten Wiesel と Dick Held に恩義を受けた。また，小さいマカークザルからの信頼できる結果を得るのに必要な，専門的あるいは行動学的な，広い範囲にわたる技能を持つ Joe Bauer に恩義を受けた。

　私たちの MIT での滞在というと，多くの人はおそらく Jeremy Wolfe と私たちが開いた野性的なイギリス風昼食パーティを思い出すだろう。このイベントは，（このときまでにかなり飲んでいた）研究室全員で，とても大きい黒いドラムに小さな白い点をランダムに飾り付けているところで最高潮に達した。その目的は Jeremy が人間の成人で視運動性運動残効の実験を行なえるようにするためであった。私たち自身でドラムを飾り付けたなら何日もかかりとても退屈だっただろうが，パーティでのハプニングとしてうまくいった。

ボストンでの滞在後まもなくして，私たちはカリフォルニアへの定期的な夏の訪問を始めた。Donald Macleod と Mary Hayhoe との家の交換としてスタートしたが，それは定期的な授業と研究のための訪問へと発展した（もちろん太陽とビーチのためでもあった）。私たちにはそこに多くの良い友だちと共同研究者がおり，その中でも Don と Andi Macleod は何度も私たちの家族を泊めてくれたことは言うまでもなく，例えばサーフボードのような，子どもたちすべてにとっての「カルフォルニアの必需品」を信頼して管理できる人であった。私たちは，Jean と George Mandler，Tony と Diana Deutsch，Joan Stiles，Liz Bates，Rama と Diane Ramachandran，Ursula Bellugi，Ed Klima，そして Terry Sejnowski にも感謝する。忘れられない訪問は，Salk Institute で研究していたときのことで，そこで私たちは Francis Crick 研究室に視覚心理物理学の紹介をするという大胆なことをしたのである。それは最も刺激的な時間だった（Francis に対して研究のアイデアを正当化しようとする試みは，私のような普通の人間にとって少し神経をすり減らすことであった）。幸運なことに，Odile Crick は，私たちをディナーに招待して彼女の美しい絵を見せてくれて，私たちの訪問にいつも穏やかなヨーロッパ人としての雰囲気を与えてくれた。

　その後，多くの共同研究者と行ったり来たりしながら，再びケンブリッジでの十年間が続き，赤ちゃん研究室チームは変化し，引っ越しをして，私たちは本格的な視覚発達グループとして一層定着していった。しかしながら，1988年の9月に Ione が生まれたときに，私たちはコントラスト感度の測定のはじめの段階にまっすぐに戻ることを決めたが，比較法のやり方と刺激に関してさらに改善することにした。このとき私たちは夜も昼も彼女での実験をできるかぎり行なった。彼女は夜を好み（今もかなりそうである），多くの赤ちゃんと同様に午前3時のテストがとりわけ良好で，私たちにかなり重い負担をかけた。クリスマスに私たちは疲れ果てて，切り上げることにした。その結果はこの本の後で述べる。

　私たちは発達研究を通じて，健常児と同様に障害児の研究にも強く関わってきた。私たちの臨床的な研究には3部門あり，その1つは眼科医や検眼医，1つは小児科医と小児神経科医，もう1つは教育者であり，それぞれと連携し

ている。発達眼科医のもとで，私たちは，生まれつきの白内障や，斜視，屈折異常（abnormal refractive errors），弱視，より最近では緑内障の子どもの発達を研究した。私たちの研究は，乳児の発達検査法に関して，ケンブリッジ大学のいくつかの学部と Addenbrookes 病院の眼科部との強い協力のもと，Fergus Campbell と Colin Blakemore，そして眼科医の Peter Watson とともに始まった。私たちは斜視や弱視に関する個々の乳児についての研究をやめて，巨大な2つのケンブリッジ衛生局でのスクリーニングプログラムでの研究へと移った。そこで私たちがアメリカ合衆国からの Howard と Brad Howland との共同研究で特に乳児のために開発した技術である等方性写真屈折法とビデオ屈折法（isotropic photorefraction と videorefraction）を用いた。私たちのスクリーニングプログラムは，ヨーロッパの5つのセンターに広がり，それは Visual Development Unit によって組織され運営された。それらのセンターは，Lyon では Francois Vital Durand，Padua では Mario Angi，Lisbon では Orlando Alves da Silva，Barcelona では Alfonso Castanera，そして Frankfurt では Ruxandra Sirateneau に率いられた。ヨーロッパ中にわたる共同研究は活気づけられる経験であり，私たちは将来のヨーロッパ統一にむけて一層積極的になった。

　私たちは，ケンブリッジの小児科学科のメンバー，とりわけ Cliff Roberton と John Davis の広範囲にわたる支援と協力を得ていた。彼らの協力で，私たちは新生児の視力（acuity）とコントラスト感度，そして両眼視の測定のために視覚誘発電位パターンの測定をする最初のグループになることができた。私たちは子ども発達センターの Mike Prendergast と Chris Verity とのつながりを発展させて，視覚だけに問題がある場合よりも，むしろ視覚を含めて複合的に障害のある子どもの視覚を検査しはじめた。長年にわたり私たちは，多くの小児科学部と特殊な子どもを検査する部署とのつながりを発展させて，ダウン症や脳性小児麻痺，ウィリアムズ症候群，自閉症，そして様々な種類と程度の脳の異常を含めた広範囲にわたる小児科的な問題のある子どもの視覚を研究している。この研究は，UCL と Hammersmith 病院の小児科チームとのロンドンでの現在の共同研究につながった。運良く，多くの特別な学校や財団施設が，私たちの研究に対して強い興味を持ってくれた。たとえば Scope（Meldreth

Manor：ケンブリッジにある障害者のための学校），King's College School の失読症のための特別部，ウィリアムズ症候群財団施設などである。私たちは教育者とともに，失読症を含めた学習困難な子どもの視覚の様々な側面にふれ，視空間的問題を持っている子どもたちのための検査と訓練の枠組みについて検討しはじめた。

　乳児研究を始めてから 20 年たった 1993 年，私たちの主な研究基盤を UCL に移すことに決めた。私たちは，今や，ロンドンとケンブリッジに視覚発達研究ユニット（Visual Development Unit：VDU）を持っている。古くてとても愛されてきたケンブリッジの VDU は，ここ 5 年間で 2 回も引っ越さねばならなかったが，今もよく運営されており，私たちの乳児視覚スクリーニングプログラムの一環として，視覚・言語・視覚認知・運動の発達の複合的な指標を用いて，6 年間で数百人の子どもたちを追跡調査してきた。ロンドンでの VDU では，多様な範囲の研究活動をしており，乳児における主観的輪郭や運動コヒーレンスの検出の研究から，おもちゃに手を伸ばしたり掴んだりするよちよち歩きの幼児，視覚発達ですばらしい回復を遂げる周産期脳損傷の子どもたち，そしてコンピュータ画面上で動く視覚パターンに注意を向けずに芝刈り機のめずらしいメーカーについて私たちに話してくれるウィリアムズ症候群の子どもたちのための研究まで広がっている。私たちは今，成人での研究に着手しており，発達中と成人になってからの脳の可塑性の比較測定を始めるために，成人の失読症の学生における視覚の研究と，赤ちゃんや子どもたちに呈示したものと同じ刺激を見ている成人の MRI 分析の研究に着手している。

　この本で論じている研究のほとんどは，VDU の他のメンバーとの共同研究で行なってきたものである。多くの VDU での研究に貢献してくれたのは，Oliver Braddick と John Wattam-Bell，そして Shirley Anker であった。過去から現在にわたるすべての他のメンバーはグループの研究成果にとても大事な貢献をしてくれたと，私は感謝している。彼らは（時間順で），Ian Bushnell, Kathy Moar, Jennifer French, Lesley Ayling, Liz Pimm-Smith, Jackie Day, Jan Vincent, Roseanne Hall, Hilary Stobart, Carol Evans, Bruce Hood, Frank Weeks, Nicky Gardner, Francoise Mathieu, Joss Smith, Claire Towler, Ann McIntyre, Val Nofris, Annette Landy, Kim

Durden, Jo Pritchard, Roslyn Hedges, Jo Tricklebank, Sarah Rae, Fiona Macpherson, Bill Bobier, Jonathan Pointer, Mike Nicholls, Claire Hughes, Jackie Wade, David Ehrlich, Louise Nokes, John King, Tom Hartley, Jackie Andrew, Rachel Andrew, Alice Wuensche, Alexandra Mason, Will Curran, Karen Wyatt, Eugenio Mercuri, Justin O'Brien, Chris Newman, Leena Haataja, Andrea Guzzetta, Jon Fowler, Enrico Biagioni, Katrina Richards, そして Marko Nardini である。

　VDUのメンバーとすでに謝意を表明した方々に加えて，長年にわたり私たちを助けてくれた友人や共同研究者の方々の長い一覧をここに記す。おおよその時間順にあげると，Stuart Anstis, Fergus と Helen Campbell, Richard Gregory, John Robson, Colin Blakemore, Peter Lennie, John Davis, Cliff Roberton, John Lee, Mike Morgan, Dorothy Einon, Peter と Karen Thompson, Ray Over, David Allen, Michael Mair, Chris Verity, Donald と Mary Broadbent, Tom Troscianko, Lamberto Maffei, Adriana Florentini, Horace, Miranda（と Oscar）Barlow, Peter と Ann Watson, David Healey, Mike Stryker, Alan Cowey, Denis Pelli, John Duncan, Velma Dobson, Joe Bauer, David Marr, Al Yonas, Marty Banks, Dick Aslin, Jackie Van Hof, Janet Rennie, Concetta Morrone と David Burr, Janet Rennie, Ursula Bellugi, Ed Klima, Terry Sejnowski, John Lee, Joan Stiles, Liz Bates, Larry Fenson, David Taylor, Daphne Maurer, Terri Lewis, Larry Weiskrantz, Tony Moore, Faraneh Vargha-Khadem, Lily と Victor Dubowitz, Francis Cowan, John Wyatt, Stuart Judge, Mary Rutherford, Judith Meek, Graeme Bydder, Lynn Murray, Semir Zeki, John Stein, Patrick Cavanagh, Giovanni Cioni, Anna Chilosi, Tim Shallice, Maria Tallandini, Johannes Zanker, Bob Turner, Alastair Fielder, Patricia Sonksen, Richard Frackowiak, Annette Karmiloff-Smith, Orlee Udwin, そして Uta Frith である。

　この本のテーマは，過去20年にわたる，視覚発達での脳の「構造－機能」関係についての私たちの理解の発展をたどることである。完全に包括的にではなく，代表的な実験を選び，（いくつかの領域において膨大である）知識につ

いて，今も存在する欠陥を指摘することを試みている。生後2年間にわたる初期の視覚発達に話題は集中するが，ここで論じるいくつかの変化はその後も続くので，成人での成熟も論じることになる。

1章では，この分野の簡潔な歴史を示し，自分の神経科学的なアプローチを強調し，おそらくより心理学的あるいは医学的であると考えられる他のアプローチと対比する。

視覚発達についての研究はとても実際的で実行可能な領域であり，多くの研究は新しい技術および測定法の発明によって進められる。2章では，視覚発達を測定するために使用される現在の方法を説明する。これらの方法のうちのいくつかは，私の実験室で開発され，VDUの研究の進歩において重要なステップとなったものである。

3章では，主要な理論的枠組みを概説する。2つの視覚システム，つまり脳における皮質下と皮質という系統発生的に古い部分と新しい部分の区分に関する独自の理論から述べる。この考えは，私たちのすべての初期の研究の基盤をなした。この自然な区分は過去20年間でおそらく独自性が低くなった。なぜなら，機能的に異なる別個の皮質と皮質下の経路とモジュール，そして発達におけるそれらの間の非常に複雑な相互作用を近年より多く知るようになったからである。視覚発達に関する理論は成人や動物での研究から始まったが，ヒトの乳児について考えていくときに，多くの面白い意外な曲折があった。次の理論的な変化は，視覚発達についてのおおまかに言えばピアジェ主義者たちの考えに大きく円を描いて戻ってきたものである。つまり，発達的変化は，受動的な知覚的処理の結果ではなく，能動的な新しい方略によってひき起こされる。GoodaleとMilnerの理論的立場，つまり（知覚のための）腹側視覚経路および（行動のための）背側視覚経路という皮質の区分から，私たちは乳児の脳の発達的な「視覚運動性の行動モジュール（visuomotor action module）」および知覚の「物体認識モジュール」を再定義しはじめることができる。最終的な発達理論では，子どもが実際に何かを行なう際の意思決定能力の発達とともに，視覚経路間の情報の統合を検討しなければいけない。これは伝統的に「認知発達」とみなされてきたが，私は神経生物学的な展望から，知覚と認知の間の境界線を明確にしないことを主張していきたい。

序文

　4章から7章では，様々な視覚的属性の基礎となる多様な脳モジュールの発達を論じる。4章では，新生児の視覚から始める。つまり視力とコントラスト感度の測定についてである。それらは普通，初期の視覚発達の重要な段階とみなされる。視力を限定する要因を論じる場合，私たちは，成長しつつある眼の光学的特性の変化に気づく必要がある。私たちは，私たちが開発した新しい技術のうちのいくつかを用いて，特に年齢にともなって変化する眼の焦点能力と，弱視と斜視の関係を理解するために，2つの重要なスクリーニング・プログラムを実行した。この話題だけで本1冊を書けるかもしれないが，5章で私たちは，発達における眼の屈折の変化に関して現時点で理解されていることを概説し，立体視での調節の発達についての説明につなげていく。6章で，方位や視差検出，相対運動，相対的なパターン変数のために機能する特定の皮質モジュールについて論じる。7章では，物体と顔の知覚のために機能する視覚腹側経路を簡潔に論じる。8章で私たちは，「行動経路」の発達と，選択的注意の発達との関係について，私たちが現在知っていることを議論する。私たちが研究してきた2つの主要な行動モジュールは，眼球運動の制御を行なっているモジュールであり，注意および眼－手の運動システムに関係していた。歩行や発話といったその後に発達する非常に重要な2つの行動システムについては，この本の範囲を超えているので述べないことにする。

　発話と歩行に関してはVDUの研究の焦点ではなかったが，最近私たちは，マッカーサー・コミュニケーション検査（Liz BatesとLarry Fensonおよびそれらの同僚によって考案された検査）をアメリカ英語から英国の英語に修正したり，歩行とその空間知覚メカニズムとの統合の発達を検討しはじめたりした。残っている問題は，なぜ様々な行動システムが逐次的に発達するのか，そして何が次の行動システムを機能的にし，最終的な成熟へのきっかけとなるのかである。非常に興味をそそる可能性は，視覚的な注意システムと空間表象の基礎となるものの双方での制約が，発達の様々な段階での行動システムの機能を制約する，という考えである。残念ながら私たちはこれらの領域の多くに十分に回答できていないが，近年よく取り上げられるような取り組みよりも，ずっと広い学際的な取り組みを読者に紹介し，このような仕事を始める人たちにむけて，研究への熱意に火がつくことを期待している。

*xvii*

過去の私たちの仕事の多くは，初期視覚の問題を診断したり，視覚的障害と闘ったりするための，よりよい方法を発見しようとする試みにより動機づけられてきた。白内障や緑内障というようなより感覚的で末梢の問題から，分娩時の脳障害やウィリアムズ症候群および視覚的失読症というような，より中央の神経システムが影響している問題にいたるまで，広範囲にわたる臨床的な問題のある乳児と子どもの視覚を私たちは検査してきた。こうした中，私たちは常に，発達における可塑性についての理論を考えようとしてきた。この本の全体にわたって，特定の眼－脳モジュールの可塑性について論じるために私たちの臨床的な発見からの例を使用する。これらの考えは9章において要約される。そこで私は，視覚システムの様々なレベルでの可塑性を検討する。私たちの現在までの研究からの結論は，私たちが検討する発達異常の多くが，腹側経路よりも，背側経路における相対的な脆弱性によるということである。

　10章では，私が，基礎的研究と臨床的研究の両方における今後の課題を概説し，様々なレベルの分析を併用して研究上の問題に取り組んでいる学際的な研究チームの価値を強調したい。

　まず最初に，この序文では，視覚発達についての私たちの理解に対する自分の特定の貢献が省略されているのではないかと不快に感じられる読者の方々に謝罪を申し上げたい。これまでに述べたように，完全には最新のものを網羅できなかったし，視覚発達に含まれるべきすべての領域を考慮に入れるための余地がなかった。さらに私は私自身の知識の脱落に十分気づいているが，読者がこの本を読むことを楽しみ，私の省略を許して下さることを望んでいる。

　第2に，読者がこの本を読むと，単数の第一人称あるいは受動的な第三人称を使用するよりも，私がときどき「私たちの研究」や「私たちのモデル」あるいは「私たちが発見した」と言及することに気づくだろう。これは，乳児研究を単独で行なうことができないからであり，乳児研究は共同研究チームに依存し，研究の諸側面に貢献する様々なメンバーとともに行なわれるからである。私が使う「私たち」は，寛大さの表現ではなく，すべての私の研究が本質的に共同研究によってなされていることを示しているのである。

　第3に，私は，Oxford University Pressのすべてのスタッフの方々と，とりわけこの本を書き終えるのを非常に忍耐強く待って下さったVanessa

# 序 文

Whitingに感謝したい。ロンドンとケンブリッジの2つのグループの立ち上げと活動を行ないながらのUCLへの大移動が，UCLで大学運営に関わることも加わって，遅れに拍車をかけてしまったかもしれないが，同時に乳児の発達に関する多くの新しい考えと経験を私たちに供給したのであった。

　最後に，私は，私の家族に対して彼らの支援に感謝したい。Oliverに加えて，私の母親と妹Sue，私の子どもたち Fleur と Hugo, Lorrin, そして Ione，私の姪のZoe，そしてOliverの母親Midgeに感謝したい。彼らは，一研究者としての生活と家族の一メンバーとしての生活との両立をよく理解し展望をもって私を助けてくれた。何よりも，私はOliver Braddickに感謝する。彼は1セットの遺伝子の中に非常に多くの種々の能力および才能を持っているので，彼のクローンを作ることができたら，と私はいつも思っていた。様々なレベルで科学的な問題を討議し議論し，かつ核となるメッセージを抽出するための彼の知的な受容力は，常に私にインスピレーションをもたらした。この本は，長い人生を共に研究してきた2人による，まさに共同作業であり，より現実的なレベルでのOliverの支援なしには，終えることができなかっただろう。それは引用文献を見つけて整理することであり，図を描くこと，写真を撮ること，テキストにおける文法やスペルを修正すること，そして中でも私を長年にわたって愛して支えてくれたこと，である。

J. Atkinson

# Contents

出版に寄せて　　i
序　文　　v
Glossary　　xxv

## 1章　研究背景 ················································· 1
1 節　主な影響　1
2 節　成人と動物を対象にした神経科学からの影響　1
3 節　知覚心理学と認知心理学からの影響　4
4 節　氏か育ちか（nature-nurture）　6
5 節　神経イメージングによる新しい影響　7
6 節　結　論　7

## 2章　小児科の視覚テスト ································· 9
1 節　乳児をテストするための行動学的・電気生理学的な方法　12
　1. 乳児の眼球運動　12
　2. 眼球運動の測定　13
2 節　視覚発達研究で用いられる共通の方法——乳児から就学児まで　14
　1. 選好注視　14
　2. Teller/Keeler カード　15
　3. 乳児期を過ぎてからの視力測定　16
　4. 馴化法　18
　5. 子どもの発達をみるアトキンソン式機能的視覚検査
　　　——機能的視覚を評定するためのテスト
　　　The Atkinson Battery of Child Development for Examining Functional Vision（ABCDEFV）　23
　6. 写真屈折法（photorefraction）とビデオ屈折法（videorefraction）　27
3 節　視覚誘発電位（VEPs）あるいは視覚事象関連電位（VERPs）　30
4 節　結　論　34

## 3章　視覚発達のモデル ································· 35
1 節　総合理論的概論　35
2 節　視覚発達の神経科学的説明　36

xxi

1. 発達における2つの視覚システム——"where"と"what"　36
   2. 発達処理における3つの視覚システムや経路："where" "what" "how"　38
  3節　様々な機能を持つ多重視覚モジュール　41
  4節　視覚的注意の発達　45
  5節　発達モデルの要約　48
   1. 原始的な定位に関する注意システム　49
   2. 特殊な皮質モジュールの機能開始　49
   3. 統合（バインディング：binding）と分化のプロセスの発達　49
   4. 眼球と頭部運動の方向性をコントロールする皮質注意システムと，原始的な皮質下定位システムの統合　50
   5. リーチングと把握行動モジュールの発達　50
   6. 異なる距離における空間表象に関する様々な尺度と，その尺度間の注意の切り替えをともなう移動の発達　51
   7. 物体認識，行為，発話の統合　52
   8. 視覚運動プログラムの自動化と並列処理　53
  6節　結論　54

# 4章　新生児の視覚　57
  1節　新生児の視覚の状態：未熟な定位反応　58
  2節　視力とコントラスト感度　58
  3節　視力とコントラスト感度，年齢による変化を測定する　61
   1. FPL（強制選択選好注視法）とVEP（視覚誘発電位）——測定による視力推定の違い　63
  4節　発達途上にある視力とコントラスト感度を制限する要因　67
  5節　顔知覚　69
  6節　結論　73

# 5章　発達する光学系——屈折と焦点化もしくは調節　75
  1節　加齢にともなう調節の変化　75
  2節　加齢にともなう屈折の変化　77
  3節　結論　82

# 6章　特定の皮質モジュールの機能的はじまり　85
  1節　色の視覚　87
  2節　方位　91
  3節　方向性のある動き　96
   1. 視運動性眼振——初期の方向性の証拠　97
   2. 方向の弁別と感度　102
   3. 一次運動と二次運動　105

4．運動についての結論　106
4節　両眼視　107
5節　眼位調節（eye alignment）　112
6節　視差弁別を用いた奥行きと距離の知覚　113
7節　両眼視機能の始まりの前後における皮質の組織化についての理論　114
8節　初期の皮質発達についての結論　117

# 7章　物体知覚を導く統合（バインディング：binding）と分化の処理過程の発達　119

1節　分化の処理過程の発達　123
2節　方位に基づいた分化　124
3節　運動に基づいた分化　126
4節　年齢にともなうコヒーレント運動に対する感受性の増加　129
5節　線分の端点による分化　131
6節　バイオロジカルモーションからの物体認識　133
7節　空間的な配置能力　135
8節　結論　139

# 8章　注意と行為の発達のための連結するアプローチ　141

1節　序論　141
2節　「注意」とはどういう意味か？　141
3節　選択的注意の発達の初期段階　143
4節　頭と目の運動を制御する注意と行為システム　145
　　1．初期の注意処理の向上のためのモデル　145
　　2．初期の注意による眼と手の運動システムに関する全体的結論　162
5節　視覚的に導かれるリーチングと把握行動の発達　162
　　1．リーチングと把握行動の発達に関する論争　163
6節　皮質下と皮質の運動経路　166
　　1．両眼視と単眼視でのリーチング　169
　　2．初期発達における選好注視と選好リーチング　171
　　3．選好リーチング　172
　　4．選好注視　174
　　5．右／左の視覚バイアス　176
　　6．リーチングする手と同じ側にある物体への同側性リーチング（ipsilateral reaching）　177
7節　結論　179

# 9章　視覚発達の可塑性　183

1節　特別なあるいは異常な視覚入力は脳内の視覚領域のメカニズムに変化をもたらすのか　184

1. 健常児の脳の視覚領域の発達において，特別な視覚刺激はどのような影響を与えるのか　185
　　2. 脳の視覚領域の発達において，制限されたあるいは異常な視覚入力がどのような影響を与えるか　192
　　3. 屈折異常により制限された入力の影響――例；乳児期に屈折異常（不同視：anisometropiaや乱視：astigmatism）があると判明したが，治療されなかった経歴の子ども　201
　2節　異常な視覚入力はより末梢部の視覚システムに変化をもたらすのか　206
　　1. 剥奪近視と正常眼化　206
　3節　脳損傷あるいは初期の脳の異常な構造は視覚システムに補償的な変化をもたらすのか　209
　　1. 乳児期に半球を切除した子どもの視覚発達　210
　　2. 最初期に脳損傷を受け，（全般的かつ局所的な）構造的MRIによりモニターされた子どもの視覚発達　211
　　3. 異常な脳の発達――ウィリアムズ症候群のケース　214
　　4. ウィリアムズ症候群の視覚発達および認知発達　216
　4節　概　観　228

# 10章　結　論　231
　1節　視覚脳（visual brain）の発達に関する私たちの現在のモデルは何か？　231
　2節　私たちの現在のモデルを前提にして考えると，年少の乳児にとって視覚とは実際にどんなものなのか？　235
　3節　意識と制御の役割　236
　4節　発達において，どの程度の可塑性とバリエーションがあるだろうか？　238
　5節　視覚障害とは何か？　239
　6節　私たちは，いかにして複数のレベルにわたる分析を進めていくことができるのか？　240

用語集（本文表記：#）　243
訳書注（本文表記：＊）　247
引用文献　249
監訳者あとがき　275

# Glossary

| | |
|---|---|
| fMRI | functional magnetic resonance imaging（機能的磁気共鳴画像） |
| FPL | forced-choice preferential looking（強制選択選好注視法） |
| HIE | hypoxic-ischaemic encephalopathy（低酸素性虚血性脳症） |
| IOR | inhibition of return（復帰抑制） |
| LGN | lateral geniculate nucleus（外側膝状体） |
| MOKN | monocular optokinetic nystagmus（単眼の視運動性眼振） |
| NMDA | N-methyl-D-aspartate（N－メチル－D－アスパラギン酸） |
| OKN | optokinetic nystagmus（視運動性眼震） |
| OR VEP | orientation reversal visual evoked potential（方位反転視覚誘発電位） |
| PL | preferential looking（選好注視法） |
| VEP | visual evoked potential（視覚誘発電位） |
| VEPR | visual event related potential（視覚事象関連電位） |

# 1章 研究背景

## 1節 主な影響

　本書における研究や知見は，成人における心理物理学的な視覚研究と，ヒト以外の種における電気生理学的・解剖学的なアプローチから，多大な影響を受けている。しかしながら同時に，知覚・認知心理学，小児神経学および眼科学による神経発達アプローチからの影響も強い。本章ではこうした背景に簡単に触れ，その詳細は各章で述べることとしよう。

## 2節 成人と動物を対象にした神経科学からの影響

　私たちの初期の研究に影響を与えた神経学的研究の方法論が2つある。1つは Hubel and Wiesel, Mountcastle, そして Barlow が行なった，電気生理学における先駆的な研究である。それは初めてボトムアップにつくられた階層的なサブシステム（bottom-up hierarchical subsystems）を解明し，脳内における個々の細胞の活動を，特定の視覚特性の検出と結びつけたものである。それは視覚について，脳機能と解剖学的構造とを結びつける初めての試みでもあった。

これらの発見とともに,「臨界期」内であれば,視覚システムの発達は,特定のタイプの視覚刺激とその遮断という形で,環境の強制力によって修正できるという考えが得られた。最初の重要な結果の1つは,ネコの一次視覚野のニューロンについてのWiesel and Hubel (1963) の研究によるものである。第一次視覚野ニューロンは,通常双方の眼に刺激を与えることによって活性化されるが,生後まもなく片方の眼の視覚が剥奪された場合,その眼からニューロンへの入力が損なわれることが見いだされた。一方で,生後まもなく両眼の視覚が剥奪された場合,ニューロンへの入力感度は両眼とも残るのである。このことから,発達途上の皮質における細胞の感度は,初期の視覚環境のパラメータに依存するという,皮質競合（cortical competition）の考えが導かれた。当然ながら,臨床現場では1世紀以上も前から,白内障や斜視のために出生直後に視覚入力が阻害された場合,角膜の混濁の除去手術や斜視の矯正手術を施したとしても,視力を回復することはまれだということはわかっていた。しかしながら,電気生理学の成果により,脳のどの領域が通常の視覚発達において重要なのかが解明され,そのメカニズムが明らかにされはじめた。1970年代には,ネコやサルの視覚の臨界期についての広範な研究が,Blakemore, Pettigrew, Daw, Mitchellらの研究グループによってなされている。

　Campbell and Robinson (1968) による理論も,この時期の神経科学によるもう1つの重要な影響であった。彼らは,異なる空間周波数に特化し,線形フーリエ分析に類似した働きを示す脳内のニューロンの集合体あるいは経路（stream）の存在を示唆した。そして順応とマスキングのパラダイムを用いて,空間周波数チャンネルの存在を明らかにした。私たちの初期の乳児実験研究の多くは,成人対象の心理物理学的手法を修正し,乳児の発達を成人の能力と比較したものである。

　1970年代と1980年代初期になされた多くの神経解剖学的研究および生理学的研究によって,成人の視覚システムは機能的下位システム（あるいはチャンネル,経路,もしくはモジュール）に分割できるという仮説がたてられるようになった。各々のモジュールは,特定のタイプの視覚情報処理と関係していると考えられている。例えば,波長の対比や物体の色を分析するための特異的に設計された皮質モジュールが存在する。これらのチャンネルについての考えは,

全く新しいものではない。例えば，Cambridgeの応用心理学ユニットの優れた実験心理学者であるCraik (1966) は，こうした考えに沿ってずっと早く理論化を行なっていたし，情報理論家たちは，通信技術者の考えを用いて，すでに，特異的に能力を制約されたチャンネルによる視覚配列（visual arrays）の分析を行なった。Broadbentの有名な認知の「フィルタ」理論（Broadbent, 1958）は，知覚情報のための多くのチャンネルのいずれにも変わりうる選択的フィルタを仮定しており，それはCraikのチャンネル理論をもとに構築されたものであった。特定化されたフィルタの概念は，Baddeleyのワーキング・メモリのモデル（Baddeley and Hitch, 1974）のような現在影響力のある理論の基礎でもある。

　私たちの研究グループは，乳児の視力について，視覚やコントラスト感度，そして両眼視といった基本的な視覚属性を研究することから始め，各々の脳の下位システムやチャンネルの発達とそれらの相互作用についての仮説を立てた。生後1年間の初期視覚発達についての私たちのあらゆる理論の基礎となったのは，1970年代中頃から有力であった皮質下対皮質という2つの異なる視覚システムの考えである。皮質下のシステムは定位行動における反射的な眼球運動を制御し，皮質システムは視覚的注意の移動や理解，そして視覚的な認知や記憶を制御する。実際，視覚情報の分析とカテゴリー化，そしてそれらの情報をコミュニケーションシステムと運動活動につなげることも含めて，「視覚的な知覚と認知」に含まれるすべての過程が，皮質の機能によるものである。これらの皮質チャンネルについての探求が，この本で紹介する多くの研究の基礎となっている。

　視覚についての神経生物学的実験と理論はすべて，特定の視覚領域や眼と脳との間の経路は，遺伝的に組み込まれたプログラムと環境依存的な学習の相互作用によって「成熟」すると仮定している。これらの変化は明らかな行動の変化をもたらす。生理学的変化と行動上観察される変化との間の一対一の関係について，多くの推定がなされた。もちろん，眼－脳システムの特定の部分の成熟を同定することによって（それは視覚的な能力あるいは行動における特定の変化にともなうものであるが），発達過程を完全に理解したとみなされるべきではない。もっと抽象的なレベルの分析によって，視覚的行動における変化と

思考過程（あるいは意識的理解のレベル）の発達との関係が特定されるだろう。ある意味で，視覚の発達への「心理学的」アプローチは，このような抽象的なレベルで発達を分析することを試みてきたと言える。

## *3* 節
### 知覚心理学と認知心理学からの影響

「心理学的」理論は，神経解剖学的あるいは生理学的データを利用することなく，視覚発達過程を段階や水準に分けて考える傾向がある。それぞれの水準はそれぞれの認知的理解に相当する。異なる水準の理解は，異なる表象のタイプを表すという考えもある。子どもは成長するにつれ，より精緻な水準の認知的分析が見られるようになり，理解能力も比較的素朴な理論からより複雑で成人に近い表象や統合を扱う水準になっていく。

発達に関する心理学的理論の出発点は，Piaget の理論にある。Piaget（1953）は，視覚を含む様々な感覚からの情報が，自発的経験と学習を通して，しだいに調和するようになると仮定した。彼は，観察された行動は個々のスキーマに分けられるものと考えた（それぞれのスキーマは運動行為（motor act）のセットと協調するとした）。Piaget は，知覚認知的発達は「同化」と「調節」という2つの内的過程を通して起こるという仮説を立てた。「同化」においては新しい感覚事象が既存のスキーマに組み込まれ，一方「調節」においては新しい経験を既存のスキーマに組み込めない場合に全く新しいスキーマが形成される。

Piaget は，生後6か月間の乳児の知覚能力は非常に限定されていると仮定した。これは，彼の考案した課題をこなすためには，身体や腕そして手の運動制御能力が充分である必要があったが，それらは明らかに生後間もない乳児には備わっていないものであったからである。しかし，彼が「自発的な（active）」学習に重きをおき，また乳児の行動について詳細な記述をしたことにより，発達科学者たちはピアジェ派の考えをより年少の乳児に広げて考えられるようになった。そして彼らは，初期のスキーマ発達の基礎として，未成熟な眼－手の

運動システムではなく,より成熟した眼球運動システムについて考えるようになった。

　Gibson（1950）は,Piagetとは反対の立場をとった。Gibsonによれば,感覚と知覚は情報を見つけ出す単一の過程であり,「見ること」は物体や表面のテクスチャや模様から反射されるパターン化された光の放射伝達（radiant transmission）[#1]に依存する。そして,たとえば,テクスチャ勾配（観察距離による,テクスチャ要素の網膜上の大きさの変化）を分析するためのメカニズムなど,新生児がすでに成熟した「高次の構造」を持っていると仮定した。Gibsonによると,新生児は物の実際の形と大きさを容易に知覚することができ,異なる感覚からの情報を生得的に関連づけることができる。そして乳児は入力される感覚情報を成人のようなやり方で容易にしかも自動的に体制化することができるために,知覚的に複雑な空間関係を理解することができるとしている。Bower（1974）とSpelke（Spelke et al., 1992；Spelke, 1994）によって,乳児の複雑な表象の証拠として,成人と同様の自動的な知覚と認知が生得的に与えられていることを示す広範囲にわたる試みがなされてきた。例えば,Bowerは,乳児の目の前で玩具をスクリーンの後ろに隠し,その後スクリーンを取り除いたときに玩具が見当たらない場合,成人に「驚き」の表情を示すと主張した。Bowerは,乳児の脳には玩具の視覚的記憶を保持する過程と,玩具のような物体は隠れていても壊されることなくスクリーンの後ろに存在し続けているということを理解するための機能的メカニズムがあるはずだと考えた。ここでは,変化に対する洞察と,特定の感情表出として普遍的に認識される表情が,乳児の脳内で結びつけられているということでもある。他の研究者も年少乳児が物の永続性という複雑なレベルを理解していることを示してきた。例えば,生後4か月の乳児は,2つの物体が並んだディスプレイから1つの物体が取り除かれるのを見ていた場合,2つの物体がまだ存在するディスプレイの方をより長く見ることが示された。Wynnは,これが加法や減法の初歩的な理解あるいは認識を示すと論じた（Wynn, 1992）。誕生時に機能していると思われる複雑な表象に関するこれらの議論については,4章で新生児の能力について述べる際に再び論じる。

## *4* 節
### 氏か育ちか（nature-nurture）

　視覚発達に関して，遺伝的にあらかじめ組み込まれているものは何か，そして経験を通して形づくられていくものは何か，という氏か育ちか（nature-nurture）に関する議論は，神経科学的アプローチと，より伝統的な発達心理学的理論の，双方において繰り返しなされてきた。たいていの理論家は，成人の視覚能力が遺伝と環境との複雑な相互作用の結果であることを受け入れている。しかしこの相互作用の本質は十分に特定されない場合が多い。これらの相互作用はいくつかのレベルで考えることができる。ある相互作用は，分子と細胞のレベルで，またあるものは子どもと外的環境との間のレベルで議論される。視覚発達のいくつかの側面において，種にとって典型的な環境要因と個体に特有の要因とを区別をすることが有用であろう。M. Johnson と Morton（Morton and M. Johnson, 1991）は，乳児における顔知覚の理論において，プロトタイプの顔知覚とそれぞれの顔認知について，そのような区別を用いたが，これについては 4 章で述べる。

　ヒトの視覚発達における遺伝と環境の相互作用についての現在の私たちの知見は，ネコやサルにおける，環境操作の影響が及ぼす脳内の視覚処理の変化についての詳細な研究から得られたものが多い（これらの文献についての優れたレビューとして Daw（1995）を参照のこと）。先述の Hubel and Wiesel は，先駆的な研究により，健常な両眼視の発達のためには両眼への適切な刺激が必要であること，また，動物と先天的斜視（内斜視）を持つ乳児の脳内における両眼皮質の変化が似ていることを示した。

　これらの相互作用のレベルを考慮することと同様に，その時期を考えることが非常に重要である。視覚発達においては，この議論は「臨界期」または「敏感期」という概念を中心になされてきた。臨界期は，視覚発達過程が視覚的入力の変化によって修正されうる期間と定義される。一般にあらゆる発達は若年期の方が修正しやすいと考えられ，それは視覚発達にもあてはまると長年信じられてきた。しかし今では，臨界期や可塑性は，視覚処理の様々な領域やシステムで異なることが明らかになっている。Daw は，可塑性は低次のシステム

と比べ，高次のシステムでより長いという一般的な法則を提唱した。例えば，眼優位性（ocular dominance）[2]の変化の臨界期は，入力層よりも出力層においてより長い。ネコの場合，視覚皮質の入力層につくられる方位や方向における臨界期がほぼ6週間で終わる一方，眼優位性の変化の発達の臨界期は，入力層と出力層の両方の変化に依存しているためより長く続く（Daw and Wyatt 1976）。視覚処理が複雑になるほど可塑性は長い期間続くらしい。網膜の配線は誕生時にほぼ完成しているが（hard-wired），視覚皮質は幼児期まで可塑性があり，側頭葉や海馬は成人期あるいは生涯を通じて可塑性が残るらしい。

様々な視覚処理モジュールの臨界期と可塑性については9章で再考する。例えば，早産の赤ちゃんの特別な視覚経験や白内障や斜視などの眼疾患のある子どもの異常な視覚入力などについて取り上げる。

## 5節
### 神経イメージングによる新しい影響

私たちは今や神経イメージングという新しい方法によるデータを加えることができる。ここでは，脳活動の機能的な地図が，血流や電気的活動における代謝の変化に基づいて作成される。例えば，陽電子放射断層撮影（PET）や機能的磁気共鳴画像（fMRI）である。現在のところは，これらを小さな乳児に用いるのは大変難しいが，乳児の脳を理解するために，成人の研究から類推することができる。うまくいけば，数年後には，ヒト乳児の脳の発達に関する知見を得るためにこれらの技術の改良版を用いることが可能になるだろう。

## 6節
### 結論

私たちの研究の多くは，他の種の神経生理学の結果や，最近では成人でのfMRI研究による結果との組み合わせにかなり頼ってきた。しかし私たちの考

えは，発達心理学的アプローチや小児神経科と眼科の患者についての臨床的研究の結果によっても練られてきた。視覚発達についての理解が，その分析のすべてのレベルにおいて，たった1つのアプローチによってなされたことはない。現在のところ様々なアプローチによる結果の間にはギャップがあるかもしれないが，私たちの理論的な説明はこれらのアプローチの統合へと向かっている。3章で理論的な説明をする前に，2章では，これらのアプローチを組み合わせて用いてきた方法論についてより詳しく述べる。

# 2章 小児科の視覚テスト

　乳幼児を対象とした視力測定では，検査用具のデザインに気を配るだけでなく，科学的・社会的なスキルが要求され，作業の実質的かつ倫理的限界をも考慮しなくてはならない。測定の限界の1つとして，言語で指示を与えることも，言語で反応を伝えることもできないことがある。幼稚園児たちは，言葉で答えることができることもあるが，成人と同じようには質問を理解していないかもしれない。さらに，3～6歳の子どもたちでは，「推測する」ことが極端に難しい。視覚的閾値に近いとき，特にこの傾向は強くなる。閾値の近くでは，計測の持続を拒否したり，反応に大きな偏りを示す。統制された刺激に乳児を長い時間さらし続けることは不可能だし，動物の学習成立に役立つような動機づけは，倫理的にも実質的にも，いつも可能とは限らない。その結果として，電気生理学的な方法や精神物理学的方法が発達し，子どもの日常のレパートリーにあるような行動の範囲内に適応させることとなった。この行動的なレパートリーは年齢（障害児を扱う臨床研究では精神年齢）とともに大きく変化し，縦断的に測定された視覚の個人差の分析を極めて複雑にしている。時として異なる年齢に異なる方法を用いることが必要となるが，これも年齢にともなう発達的変化の理解を複雑にする要因の1つとなる。

　さらに，乳幼児は時間を通じて気分や「状態」が急速に変化するため，検査時点での「状態」を測定する様々なスケールが考案されている。例えば，Prechtl（1974）は，「深い眠り」から中間の「起きていて，注意深く落ち着いている」そして「起きていて活動的に泣いている」という，乳児の状態の変化を示す5

点尺度を考案した。この中間の状態が，乳児を検査するときの理想的な状態である。一般的には，課題が簡単で刺激の変化が多いほど，乳幼児はより長く協力してくれるようだ。しかし，新生児期には，2，3分の間に5点尺度の間で状態が変化する。これは通常，新生児で視覚実験を行なうには，せいぜい5～10分でテストを終えなくてはならないことを意味する。幼児では，新生児の場合のように泣いたり眠ってしまったりするのではなく，むしろすぐに退屈してしまったり，実験場面から抜け出してしまったりする。2歳児や3歳児はいつも自分のやりたいことについてはっきりした考えを持っているため，この年齢層を対象とした文献がわずかしかないことになるのである。

乳児の視力測定を制限している要因の1つは，目のコントロール，手足の動き，体と頭の支え，といった子どもの運動系の能力である。新生児（生後1か月までを新生児と定義する）は頭や目の動きを制御できるため，注視行動を行動的指標として用いることができる。生後6か月までに乳児は，注視する対象間を，きびきびと正確に移動させることができるための準備をととのえる。速いサッケードは，成人よりも変化が大きいが，本質的には成人と同じである。

5歳までの子どもを扱って良い結果を得た行動的な視覚研究の多くは，注視行動によるものである。しかしながら，視覚異常の評定では，目と頭の運動の不十分なコントロールと，より中枢的な認知的欠損を切り離すことは，しばしば困難である。

年長の乳児と幼児では，リーチング，把握，歩行における運動の制限を考慮にいれておくことも重要である。新生児が興味のあるターゲットの方へ腕全体をたどたどしく向ける可能性はあるものの，こうした反応は乳児の視力テストでの反応の尺度として使うとするなら信頼性は低い。4か月を過ぎる頃から，乳児は視覚的に方向づけられた手の動きを始める。最初の段階では，こうした動きはいくつかの調整的な段階を経てターゲットに届く。しかし，4か月から18か月の間に，単一でスムーズな弾道を描くリーチングの頻度が増加するようになる。6か月から12か月では視覚的に小さい物体へのリーチング行動は極めて強制的で，この行動を決定づける視覚的特性についてほとんど知られていない。

これら乳児のいかなる行動を研究するにも，姿勢の支持が必要である。生後

2か月内の乳児を対象とした研究者の中には，乳児を仰向けにし，視覚ディスプレイを提示している人もいる。これは，乳児を楽にしたり姿勢を調整したりすることを難しくするし，小さな乳児ほど床に寝かされると眠くなりやすいということにも関心を払う必要がある。そのため，ほとんどの研究では座った姿勢で乳児のテストを行なうことが必要となっている。このやり方には，人間がだっこする状態から乳児のために特別に作った椅子まで，たくさんの選択肢がある。私はこれらの方法を異なる年齢や異なるテストで試し，次のような結論に到達した。生後6か月以下の乳児は，成人の膝の上にやや垂直気味に座ったときに最も良い結果が得られる。生後6か月以上の乳児のときには，この成人は，乳児が見知らぬ人を見て困惑しないよう，よく知っている保育者でなくてはならない。ここで注意する必要があることは，乳児を抱っこしている人が（両親の場合は特に）テストの間，乳児の反応の手助けをしようとする可能性があることだ。しかし，試しに実験者自身が抱っこする立場となって乳児の体の向きを意図的に変え，特定の方向に目を向けさせようとしても，不可能なことがわかるだろう。乳児は，抱っこする人とは関係なくみずから，明確な注視パターンを示すのである。

　乳児の視覚研究は，みずからテストの手続きに同意することのできないような被験者自身の扱いに左右される。危険や不快なことから子どもを守ろうと願う彼らの両親の同意を得てはじめて，乳児たちはテストの装置に入ることになる。倫理的に，物理的な危険がないことだけでなく，両親に自分の赤ちゃんが楽しく快適であることを確信してもらうことも大切である。また，両親の実験そのものへの理解も重要である。乳児の視覚研究が成功するためには，実験者個人の技術が，測定やデータ分析の技術とともに重要である。私たちVisual Developmental Unitのあらゆる研究は，それぞれのメンバーの技術と協力にかかっている。いずれも，あらゆることに関係する多様な技術なしには不可能である。

## *1* 節
### 乳児をテストするための行動学的・電気生理学的な方法

### 1. 乳児の眼球運動

　ヒトの視覚発達についての知識の多くが眼球運動から得られた結果に基づいているように，ここでは眼球運動の発達についての簡単な概観から始めることにする（乳児の眼球運動に関するレビューには Hainline, 1933 と Shupert and Fuchs, 1988 がある）。

　発達初期からサッケードの強さ（dynamics）は本質的には成人と同じである（Hainline et al., 1984；Hainline, 1993）。しかし，生後1か月ではサッケードは緩やかで，ある刺激条件のもとでは目標に達しないとも言われる（例えば，Aslin and Salapatek, 1975）。競合する刺激を提示した際の，サッケードの生じやすさとサッケード潜時は，年齢にともなって著しく変化し，この指標が，視覚的注意の制御システムの発達を明らかにする。

　はっきりとわかるターゲットを提示したテストの状況で，生後2か月以下の乳児が滑らかな追視（smooth pursuit）を行なうということには，ほんのわずかなエピソードがあるだけである（例えば，Aslin, 1981；Hainline, 1985, 1993）。しかし中には，新生児が非常にゆっくりと動くターゲットを滑らかに追視したというわずかなエピソードの報告もある。一方，広範囲の運動によって生じる視運動性眼震（OKN）は誕生時からあり，もしOKNサイクルの滑らかな追視部分が[*1]，単一のターゲットを追うための滑らかな追視の眼球運動と，強さという点において同じであると考えられるならば，滑らかな追視のメカニズムは誕生時にはかなり成熟しているということに同意しなければならない。OKNの非対称性は，生後1か月の間，両眼よりも単眼の刺激が用いられるときに見られる（Atkinson and Braddick, 1981b）。MOKN（単眼OKN）の非対称性から対照的な反応への移行についての話は6章でふれることにする。

　バージェンス（vergence）[*2] の発達は両眼の発達の理解において重要である。実質的なバージェンスの制御は，両眼の協調と両眼視差（disparity）[*3] が敏感になりはじめる生後10から16週頃より前に存在していると思われるが（Aslin, 1993；Hainline and Riddell, 1996），両眼視差なしにバージェンスがあること

自体が解決できない疑問である。新生児の両眼の眼位（alignment）[*4]については多くの議論がなされている。新生児は成人よりも大きなkappa角（目の光軸と視軸の角度）を持っているので，それぞれの目の角膜の反射率を測定して眼位を調べるとき，多くの実験者は新生児の両眼が開散している（diverged）ことを発見する。これは，新生児の広がってしまったkappa角によるアーチファクトと思われる。

## 2．眼球運動の測定

　選好注視と馴化－復帰（habituation - recovery）実験のほとんどは，直接かまたはビデオ観察により，乳児の見ている方向を観察者が判断することに頼っている。幸いにも，人間である観察者は他者のみつめる方向にとても敏感であり，特に直視に関してはその傾向が強い（だからこそ，観察位置が中心に来ることが重要である）。確かな判断ができる目と頭の動きの最小の大きさは，およそ視角5度くらいである。角膜に写る刺激の反射を観察することが，判断の大きな手がかりとなる。ビデオ観察の場合，赤外線発光ダイオードを，モニターに対して左右対称の位置，あるいはビデオカメラの中に設置することによって，判断の精度を上げることができる。

　直接観察は，選好や馴化の研究にとって非常に適切に注視を明らかにすることができるが，量的な正確さ，タイミング，眼球運動についての情報は不十分だ。ビデオに記録すると，眼球運動を記録テープから探さなければならないとき，分析は単調で退屈であるが，眼球運動の開始時間と継続時間についての情報を与えてくれる（標準的なビデオの時間分割が50Hzまたは60Hzが適切であるなら）。私たちはこの方法を乳児の注意の発達やOKNの間の眼球運動を見るために用いている（6章と9章の研究を参照）。

## *2*節
### 視覚発達研究で用いられる共通の方法——乳児から就学児まで

### 1. 選好注視

　選好注視は乳児の視覚的弁別能力を調べる方法として最も広く用いられている。この方法は,乳児が刺激A(「正の刺激」)を刺激B(「負の刺激」または「引き立て役(foil)」)より統計的に確かに好むとき,この乳児はAとBを弁別しているはずであるという論理に基づいている。特に,乳児は同質の領域よりもパターン化された領域を好んで見る。それは,広く視力やコントラスト感度の評価にも用いられている。その方法はFantz(Fantz et al., 1962)によって紹介されたが,現在ほとんどの研究は,視力を測定するためにTellerによって紹介された強制選択選好注視法(FPL)を用いている。

　図2.1は,FPL装置の概略図と,私たちの赤ちゃん実験室で使用している自動化されたFPLの装置である。刺激は赤ちゃんの視線の高さにある2つの位置の,中心線のどちらか片側に提示される。それぞれの試行で,片側にパターン化された(正)刺激,もう一方にはこのパターンの中間の輝度で均一に塗られた領域を提示する。観察者はのぞき穴から直接,あるいはビデオカメラを通して中心線の位置から子どもの顔を見る。観察者はそれぞれの試行で,正の刺

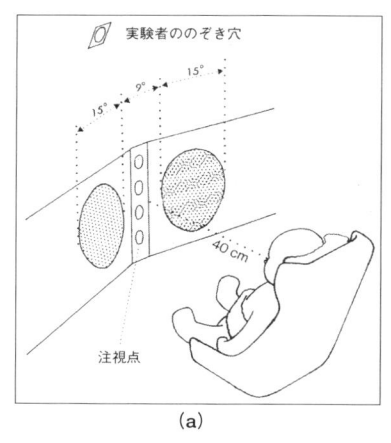

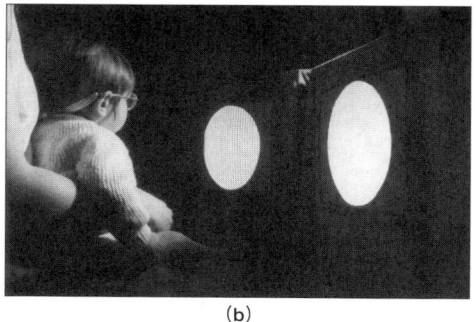

図2.1　強制選択選好注視法の装置の概略図(a)と強制選択選好注視法装置内の写真(b)

激がどちらにあるかを知らない(これは刺激を制御するコンピューターか,第2実験者のどちらかによってランダムに選択されている)。このように,どちらが正刺激かを知らされない状態で,観察者は個々の試行で乳児がどちらを好んでいるかを「強制選択」する。観察者は乳児のあらゆる行動を,決定のために使う。例えば,眼球運動,頭の動き,状態,気分の変化,体全体の動きなどである。観察時間は観察者のコントロールに基づいているが,通常10秒を超えることはない。私たちの研究室では,心理物理学の階段法が通常使用される。より詳しい方法論は,Atkinson and Braddick(1998)などを参考にされたい。

　FPLの手続きは,一方にだけ何らかの特徴やモニター全体でみた際の構造があるような2つのパターン刺激の選好検査にも拡張されている。こうした例は6章で扱う。少なくともいくつかのケースでは,2つのパターンの選好は,視力検査ほど目立たない。それはたぶん,「負の刺激」でさえも子どもにとっては十分魅力的な仔細とコントラストを含んでいるからであろう。そのため視力検査と比べ,観察者は各試行のプレファレンス決定に至るまで,注視行動をより長く観察する必要がある。最近,選好注視法は2つの剛体物やコンピュータの画面上での視覚的3次元図形の選択に使用される。そして,これらの選好は「選好リーチング」すなわち,一対の物体へのリーチングの選好(どちらの物体が触られ,操作されるか)の測定と比較される。これらの研究は8章で述べることにする。

## 2. Teller/Keeler カード

　カード上の縞のパターンの表示がTellerとFielderのグループによって作成されている(例えば,McDonald et al., 1985)。Teller Acuity CardやKeeler Acuity Cardとして市販されている視力検査カードは,臨床場面で乳児の視力を評価するためにPL法の手続きを適応したものである。カードの片側の領域に縞模様が印刷され,縞の残りの部分は灰色になっている。もう1つのカードは,縞模様の反対側に大きさと平均輝度が等しい灰色の領域がある。カードは1枚ずつ観察者によって掲げられ,観察者は中央ののぞき穴から乳児を見る。観察者は提示するカードを選び,乳児がどちらか一方を好んで見ているかどうかを判断しなくてはならない。約1オクターブ以内の視力測定の信頼性が証明

されている（Mash et al., 1995）。しかし，観察者は必ずしも「何を提示しているか知らない」状態で行なわれていないため，これは強制選択の手続きとはいえない。多くの臨床場面では，検査者はカードの順番を決め，どちらの側に縞模様が提示されているかを知っているのである。

## 3. 乳児期を過ぎてからの視力測定

　12か月から18か月以上の子どもから信頼できるPL視力の測定を行なうためには，短い階段法でさえ十分な長さで興味を維持することは難しい。年長児のいくつかの結果は，パターン化された刺激を注視すると動物のおもちゃが出てくることにより報酬を与えられるというオペラント条件づけによって得られている（例えば，Mayer and Dobson, 1980）。コントラスト感度はオペラントの手続きを用いることにより10か月の乳児でうまく測定された。その方法は，乳児が縞と同じ平均輝度になっている均質な灰色で覆われたガラガラではなくて，（縞模様で覆われた）縞のガラガラを取り上げるとチリンチリンと鳴るベルの音が聞こえることで強化されるというものである（Atkinson and French, 1983）（図2.2参照）。しかし，これらのオペラント条件づけの手続きは，より信頼できる結果を示さないため，PL法よりももっと長い時間がかかってしまう。特に，同年齢集団の平均値よりも個々の乳児の結果が重要である臨床グル

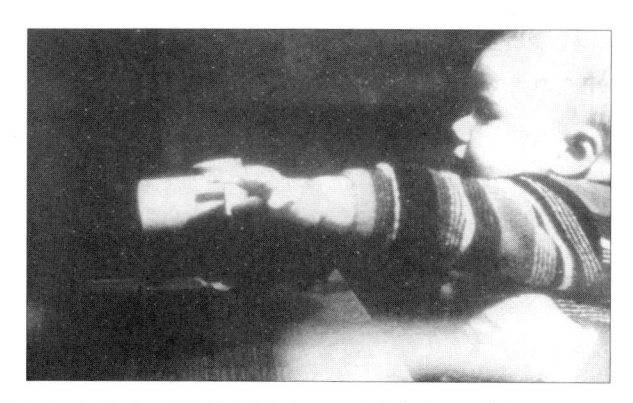

図2.2　乳児のコントラスト感度を測定するオペラント条件づけの手続き
縞模様で覆われた円柱は，子どもが持ち上げたとき聴覚的強化子となる（それはチリンチリンと鳴るベルを含む）。

**2**章 小児科の視覚テスト

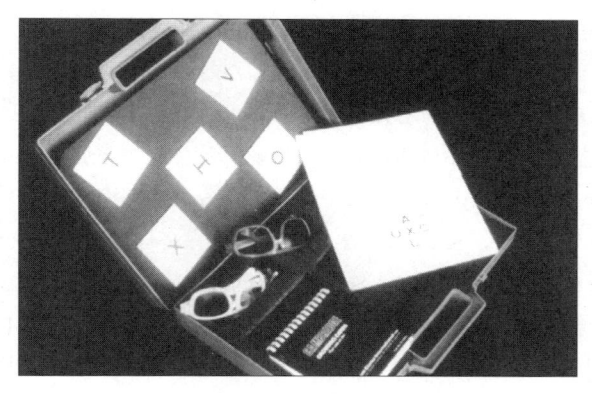

**図 2.3 Cambridge Crowding Cards とマッチングボード**
文字の大きさはカードにより変化するが，文字の大きさと文字空間の割合は一定に保たれる。子どもはマッチングボードを持って，カードの中央の文字を持っているボード上で指差さなければならない。子どもは 3 メートルの距離で crowded カードを見る。

ープではそうである。

　3歳半を過ぎる頃から，子どもは普通，単純なマッチング課題の要求を理解できるようになり，対象に命名する必要のない刺激として，大きさで分類されたオプトタイプ（optotype: 視力検査用の文字）や物の絵が使われるようになる。STYCAR 文字（Sheridan, 1976）のような単一で提示されるオプトタイプは，成人の文字命名チャート（例えば，Snellen, Bailey-Lovie）の中の字の配列に比べ，視力が過大評価されることが知られている。これらの成人の図では，文字間が込み合っていて相互に影響する可能性がある。これらの成人の文字命名図は3歳から6歳のほとんどの子どもには実用的ではないので，私たちは「混雑時の（crowded）」視力を測定するためのテストを開発し，Cambridge Crowding Cards と名づけた（図 2.3 参照）。

　ここで，子どもは交差する形に配列された5文字の中から中央の文字にだけ合うものをみつけるよう指示される（Atkinson et al., 1986a, 1988a）。こうしたテストは弱視の研究で実際に役に立つことが証明されており，9章でまた触れることにする。多くの発達的失読症の人は片目ずつ別々に単眼視で検査したときにだけではあるが，Cambridge Crowding Cards で顕著な混雑による相互

作用 (crowding) を示すこともわかっている (Atkinson, 1993)。単眼視では, 焦点に対する両眼視差による手がかりがなくなるので, 課題ではより多くの注意が要求されると思われる。したがって, 焦点の調節と両眼視差と注意の要因間の関係が失読症の人におけるこの結果の説明となることが考えられる。

Cambridge Crowding Cards にやや似ているが, 直線のオプトタイプ表示を用いているテストが, Sonksen と Silver によって開発され (Sonksen and Silver, 1988 ; Salt et al., 1995), Sonksen-Silver Cards と呼ばれている。私たちは最初に直線表示と円や交差の配列との使い易さを比較して, 4歳から6歳では直線の配列を使うと変動が大きくなることがわかった。なぜなら, 子どもはしばしば列の中のどの特定の文字がマッチングする文字なのかについて当惑してしまうからである (Atkinson et al., 1986a)。結果として, Cambridge Crowding Cards の最終版では交差した配列のみを使用することが決まった。

私たちはまた, 周囲を文字で囲んだものではなく, 同定される文字のまわりに箱や囲み線も使用してみた (Atkinson, 1991)。囲み線もまたクラウディング効果 (crowding effect) [#1] を引き起こし得る (成人の場合の周囲の文字に対する大きさと同様に)。年少児では周囲の文字が, 囲み線に比べて付加的な選択的注意のスキルを要求するように思われる。したがって, 子どもの視力測定値は注意の欠陥により引き下げられたものになってしまうのである。

## 4. 馴化法

視覚的馴化の測定は, まわりの物や人を乳児は注視するが, いったんそれらに慣れてしまうとその慣れた刺激を見ることが減ってしまうという単純な観察に基づいている。この注意の減少は「慣れ (habituation)」と呼ばれ, 学習の原始的形態を測定する指標となる。視覚的注意が強くなったり弱くなったりすることは, 多くの実験状況で見られることであるが, このことは乳児が家庭で出会う人の顔や物に注意を払うような自然な環境の中でも観察される (例えば, Bornstein and Ludemann, 1989)。多くの研究によれば, 馴化は異なる文化の乳児にも同様にみられ (例えば, Bornstein et al., 1988), 短い時間で一人ひとりの乳児を測定するのに信頼性のある方法であることを示している (例えば, Bornstein and Benasich, 1986 ; Mayes and Kessen, 1989)。

# 2章 小児科の視覚テスト

　この方法は，注意の過程の視覚発達の測定や，空間周波数弁別から色のカテゴリーや顔の弁別といった視覚的弁別の測定に広く用いられている。弁別の測定に使用されるとき，乳児は刺激Aに繰り返しさらされることによって慣れを示すようになり，したがって，Aへの馴化のあとに乳児に示される第2の刺激Bに対する新しい選好を増すようになる。そうしてBへの視覚的選好は，乳児がAとBを弁別することができるという結果をもたらすのである。

　実際には，最初の注視時間の長さ，最長注視時間，ある程度の回数にわたる注視時間，あるいは馴化の基準に達する前の累積時間といった様々な方法で馴化は測定される。ある乳児は注視時間が最初の注視から単調に減っていくし，また別の乳児では，最初の数回の注視では注視時間が増加しその後減少したり上下したりする。一般的には，馴化は年長の乳児ほど急激に生じるが，同じ月齢内でも個々の乳児によって異なる。基本的な馴化の手続きには多くのバリエーションがある（Bornstein, 1985）。しかし，馴化が個人差を超えて共通の水準で起こるという必要条件を満たすためには，「インファント・コントロール（infant control）」[#2]手続きと呼ばれる修正が使われる（後のHorowitz et al.,

---

【馴化期】
**馴化試行**
・乳児はスクリーンの方へ向けられる；中央に注視したとき，馴化パターンが現れる。
・観察者は乳児がパターンを注視している間ボタンを押す。
・乳児が2秒間目をそらすと，パターンの表示は自動的に終わる。乳児はそのとき向きを変えられる。
・連続する3試行のそれぞれの注視時間が自動的に総計される。
・3試行の総計が試行の最大値の50％かそれ以下に落ちたとき，馴化基準に到達する。

【テスト期】
**テスト試行一連続提示**
・4連続試行で，新奇なパターンと馴化のパターンが交互に出る；乳児ごとに順番を変える。
・時間の手続きは馴化期と同様。
**テスト試行一同時提示**
・2試行で，「新奇」と「馴化」パターンが中央線の両側に1つずつ並んで提示される。第1試行と第2試行で左右のパターンを変える（左右の偏りの効果を消すため）。
・観察者は2つのボタンを押して，それぞれのパターンの注視時間を記録する。
・2つの刺激の注視時間の総計が20秒に達すると，試行は自動的に終わる。

図2.4　馴化手続き

1972)。使用される典型的な手続きは図2.4に示した。

　テスト期での同時提示法は，連続提示よりも感度が高いことが，私たちや他の研究者によって見いだされている（Slater et al., 1988；Atkinson et al., 1988b）。

　いくつかの実験では，馴化が生じた刺激と新しい刺激との違いを，実験者が研究したいと思っている変数に制限することは不可能である。例えば，合成した縞模様における位相関係への乳児の敏感さを研究するにあたって，ある特定の位相関係に馴化した乳児が，縞刺激がもっているコントラストの頂点から谷へとわたる変化を無視し，もう1つの位相関係の目新しさに反応するか否かというようなことなどだ。不幸なことに，もし空間周波数が視覚的閾値を越えているならば，一般的に乳児は低いコントラストの縞模様よりも高いコントラストの方を好んで見るということが知られている。この場合の弁別は，単に縞模様のコントラストに基づいている。この問題は弁別に無関係な次元の馴化刺激を馴化中に変化させることによって解決されうる。例えば，相対的な位相の弁別についての研究（Braddick et al., 1986b）では，相対的な位相は一定に保たれていたが，馴化のフェーズでは，試行ごとにコントラストの頂点と谷を変化させた。このことは，異なる空間的位相関係をともなう刺激の新奇性に対する乳児の反応は，コントラストの頂点と谷の変化に基づくのではなく，空間的配置に基づいていることを保証する。

　馴化-脱馴化[*5]の手続きは，多くの発達心理学者によって乳児の知覚的・認知的な視覚理解の幅広い変化を調べるために利用されている。例えば，Spelke and Van de Walle（1993）は馴化の手続きを利用して，周囲の環境からどのように対象のユニティを知覚するのかを研究した。Bertenthal et al.（1984）はこの方法を，3か月と5か月の乳児がポイントライトディスプレイによるバイオロジカルモーションに敏感であることを示すために用いた（光点は歩く人の主要な関節につけられていて，光点以外は見えないようにしてある）。Bornstein（1998）は個々の乳児における初期の馴化基準は，後の子ども時代の知能の指標と関連しうるという証拠を再検討している。

　しかし，馴化を引き起こす根源的なメカニズムについては，答えのない根本的な問題だ。単純に慣れているものについての反応性を引き下げるものとして

扱われている馴化は，動物界を通じて単細胞生物（single organisms）の段階からあり，この現象を説明するために高度に進化された神経システムを必要としない。しかし，馴化がうまくいっているということは，実際に，知覚的符号化や記憶処理をともなって感覚器官から入ってくる情報の最小限の神経学的統合を意味している。乳児の研究で私たちは，乳児は刺激の興味の度合いと注視時間を結びつける能力を持つという仮説をたてて，しばしばそれを簡単に「短期的注意の顕在性」（short-term attentional salience）と考えるようにしてきた。このように馴化とは，ある種の内的表象の構造を反映していると考えられる。この表象は，実際に提示されている刺激との絶え間ない比較にさらされる。Sokolov（1963）は「比較測定器モデル」（comparator model）の中で，馴化における注意の低下は直接的には生体が形成する刺激表象の有効性と関係づけられると仮定している。もし，刺激について入ってくる情報が表象と一致するならば，生体はその刺激に注意を払い続けることはしないであろう。なぜなら，そうすることで得られる新しい情報は何もないからである。しかし，もし一致しなければ，そのときは，馴化後のフェーズの新奇な刺激に対する場合と同様に，外的な刺激に注意を払い続けることになるであろう。馴化についてのこの見解は，環境からの情報の選択，符号化，そして保持のメカニズムを意味する。

　このことから，より効果的に処理を行なう乳児ほど，より早く刺激についての知識を獲得してより速く注視が低下するはずだと考えるのはもっともである。これは，より短いピークの持続や累積注視時間，そしてよりすばやい注視時間の減衰に反映されるはずである。ここでは，主要な表象と比較対象とが，すばやく産出されていると仮定している。これらの主張は，検索時間と知能検査の成績の間には強い相関があるという成人を対象とした文献においても重視されている（例えば，Deary et al., 1989）。

　馴化についてのこのモデルから，3つの予測ができる。

①より発達した乳児ほど，より効果的に馴化が生じるはずである。これは，1つの年齢集団内のものか年齢を超えたものかのどちらにもあてはまる。
②より単純な刺激（意味が何であれ！）ほど複雑な刺激よりも早く馴化が生じる。Caron and Caron（1969）の研究はしばしばこの主張を支持するために

引用されている。この研究では，複雑さの増加はパターンディスプレイの要素の数の増加として測定されている。
③もし馴化が情報処理の尺度であるならば，この尺度が，例えば知能，視覚運動スキル，問題解決といった，もっと年長の子どもにおける情報処理の別の尺度を予測すると考えられるかもしれない。

　この考えは，McCall and Carriger（1993）による多くの実験のメタ分析から支持されている。もちろん，母親からの影響といった，他の要因からの干渉も主張されている。Bornstein（1998）は，母子関係や母親のIQといった影響を取り除いて，初期の馴化の測定から将来の認知能力を予測しようと試みた。そして，馴化のスコアだけで後の認知的コンピテンスを予測できることを示した。

　にもかかわらず，どんな単純な直線的相関モデルも初期のテストの予測的価値を分析するのに適当であるとは証明できそうにない。そして，たぶん個人レベルで，特に臨床的に異常である子どもの場合，初期の測定を過剰解釈してしまう危険性がある。せいぜいその測定は，乳児の年齢にともなっていつ注意のメカニズムが新しく機能するのかを描写しようとする試みにおいて，年齢にともなう弁別能力の変化を見るための指標として利用できるぐらいである。

　ここでもう１つの重大な警告がある。馴化の速度の個人差を解釈する際に，「速いことは有能であることを意味する」と一般的に思われてきたが，もちろんある種の状況では，より多くの情報ではなく，少しの情報しか取り込まれず学習されていないため，符号化が早く進むというようなことが起こりうる。例えば，もし極端に制限された符号化，すなわち，最小限の情報処理だけが行なわれたなら（例えば，乳児がパターンの詳細は何も符号化せずにパターンが見えているという符号化だけをするのなら），私たちは短い注視時間での相対的に速い馴化のデータを得るかもしれない。この際には，馴化のあとの回復がともなわないだろう。なぜなら，見えの閾値を越えてさえいればどんなパターンであっても内的表象と一致するであろうからである。これは極端なケースだが，もし符号化が主な制限であるのなら，速い馴化がより効果的な情報処理やより高い知能を示唆するという仮説は極度に疑わしいということが考えられる。こ

うした理由で，新奇な刺激と慣れた刺激との弁別が，馴化後の回復によっても示されたような場合にのみ，情報処理モデル[*6]を用いることが可能となるように思われる。この弁別が明らかにされないならば，速い馴化はおそらくつかの間の視覚的注意（持続性の乏しい注意）を意味し，その結果，不十分な符号化が行なわれていることになる。

## 5. 子どもの発達をみるアトキンソン式機能的視覚検査
### ──機能的視覚を評定するためのテスト
The Atkinson Battery of Child Development for Examining Functional Vision（ABCDEFV）

過去10年間にわたり，私たちは視力機能の測定の目的で，正常・異常な発達を示している乳児と年少児両方のための行動によるテストセットを作成しようと試みてきた（Atkinson and Van Hof-van Duin, 1993；Atkinson, 1996；Atkinson, 1996）。このテストは小児科学，眼科学，視覚的脳神経科学そして発達心理学からの知見を用いて工夫されている。テストには，上述したたくさんの方法論が盛り込まれている。このテストは精神年齢6歳にまで適応できるように拡張を試みているが，現在のところ，精神年齢が誕生から4歳までで一般化されている。もちろん，臨床場面で用いられる際，テストを行なった子どもの暦年齢は4歳をはるかに超えた広い範囲であろう。

このテストの考案は，小児科医，小児神経医，発達心理学者（臨床的／教育的），眼科医，視能訓練士，検眼士，視覚障害者の教師といった，多くの専門家グループからの要望に対する答えであった。こうした人々は，この方法で訓練することに興味を持ったかもしれないし，このテストのすべて，もしくはある部分が，評価に有効であると考えたかもしれない。例えば，テストの縮小版（ビデオによる目の屈折力の測定や視力カードがない）は，視覚に興味はあるが利用できる専門的な設備がそろっていない小児科の専門家にとって役に立つ出発点であろう。これらのテストが合理的であることは，テストの異なったパーツが，感覚，知覚，運動，認知的視覚といった様々な異なった面を扱っている点と，両親，介護者，教師，小児科や眼科の健康の専門家によって出された子どもたちの視覚に関する質問をミックスしている点にある。テストは持ち運びができるため，様々な状況でも利用可能である。このテストは個々の子ども

の視覚発達に関するごく限られた領域の診断の出発点として，また，教育や矯正にかかわっている人々を援助するためのものとして考えられた。特定のテストの失敗は必ずしも全体的な問題に及ぶものではなく，むしろマーカーとなって，必要なときはより詳しいテストや療育を受けるための適切な場所へ導くことができる。

　テストはcore vision tests（どんな精神年齢でも可能で，言語による反応やリーチング，把握，指差しといった運動能力を必要としない）とadditional tests（比較的うまく手を動かす能力を持つ，一般的に精神年齢6か月以上の

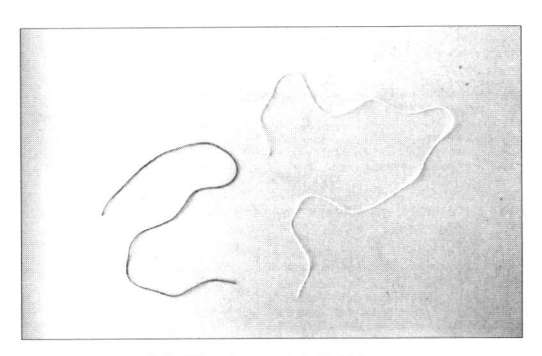

(a) 黒・白コットンテスト

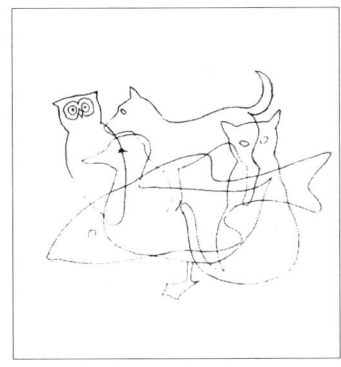

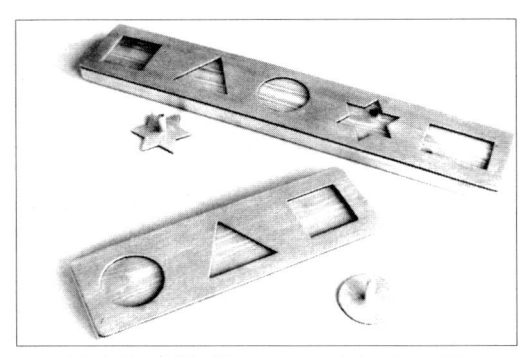

(b) 埋め込み式図形テスト　　(c) 無地の木製の形のマッチングボードの2例

図2.5　ABCDEFVで使用するテスト材料の例

**2章** 小児科の視覚テスト

表 2.1　Core vision tests　（中心的視覚テスト）

| テスト | テストの目的 |
| --- | --- |
| 1. 瞳孔反応 | 両方の瞳孔が光に反応するかどうかを発見すること。片方または両眼の瞳孔収縮の失敗は重大な神経学的問題を示しているかもしれない。 |
| 2. 拡散する光の反応 | 明るさと暗さ（図を見せることはしない）に対する一般的な反応性を測定すること。新生児と全盲が疑われる場合のみに適応。機能不全は重大な眼科学的あるいは神経学的問題を示しているかもしれない。 |
| 3. 左右対称の角膜反射 | 目の眼位（alignment）を測定すること。もし目が常に眼位不良（片目が内や外を向く）であるならば、その眼位不良は明白な収束性または開散性の斜視と呼ばれる。片目の著しい屈折の誤りはまた、弱視（病理学によらない乏しい視力）あるいは眼球・神経系の病理を示しているかもしれない。 |
| 4. 近づく物体に対する目の輻輳（convergence） | 固定したターゲットまでの距離に合わせて眼位を調整し、両眼がともに働くかどうかを測定すること。輻輳の失敗は目の病理学、または神経学的問題に関係しているかもしれない。 |
| 5. 3 m の距離にあるおもちゃの追視 | 適度な距離での視覚的注意を測定すること。失敗（6 か月以上の子どもの場合）は、注意の問題および／または眼科学的神経学的問題を示すことがある。 |
| 6. 周辺視野への再注視—側方視野のテスト | 視覚的注意と視野の広がりを測定すること。失敗は眼科学的、または視覚神経学的問題（片側視野欠損が視覚的不注意に関係するように）を示すことがある。年齢標準は異常と決定するために評価された視野の大きさに適用される必要がある。 |
| 7. 物が顔に接近する際の防御的なまばたき | 視覚的注意を測定すること。6 か月を過ぎた子どもの失敗は、神経学的、眼科学的問題を示す。 |
| 8. 側面の追跡（サッケードあるいは滑らかな追従性眼球運動） | 眼球運動と視覚的注意を測定すること。不能（年齢相当の）は注意または神経問題を示す。 |
| 9. 床に落ちていくおもちゃを視覚的に追う | 物の永続性（object permanence）の測定。すなわち、物に手を伸ばしつかんだりはできないが、目と頭のどちらか、あるいは両方を動かすことのできる子どもにおいて、視界から物が消えたとしても、その物が存在し続けているということの理解を調べる。 |
| 10. 視力カード（Teller/Keeler） | 視力を測定すること（2 章の初めの方で述べた）。 |
| 11. 視運動性眼震（OKN） | 眼球運動の反射を測定する。異常や欠損は皮質下およびまたは皮質の機能不全を示しているかもしれない。 |
| 12. 等方性（isotropic）の写真／ビデオ屈折法 | 調節／焦点化、注意のシフトと屈折の誤りを測定すること。 |

表2.2 Additional tests （付加テスト）

| テスト | テストの目的 |
| --- | --- |
| 1. 立体視のラングテスト（Lang test） | 立体視力を測定すること（3D，両眼視差，立体視，両眼立体視）。 |
| 2. バッティング・リーチング | 視覚運動性の発達を測定すること。6か月以上の乳児におけるリーチングの失敗は，視覚・神経学的および，視覚認知的問題を示す。 |
| 3. リーチングと黒と白の木綿糸を拾い上げる | 手と指の動きを評定すること（親指と人差し指が向かい合わせになるはさみ把握の発達）。白いテーブルの上で白い布が使われるときは，コントラスト感度の粗テストにもなる。 |
| 4. 部分的に覆われた物を探す | ピアジェ派の一般的な物の永続性の測定。視界から部分的に隠された物もまだ存在していて，探すことができるということを子どもが理解しているかどうかを調べる。12か月を過ぎた子どもでこの課題に失敗することは，視覚認知に関する問題を示しているかもしれない。 |
| 5. 完全に覆われた物を探す | ピアジェ派の一般的な物の永続性の測定。完全に視界から隠された物もまだ存在していて，探すことができるということを子どもが理解しているかどうかを調べる。15か月を過ぎた子どもでこの課題に一貫して失敗するときは，視覚認知に関する問題を示しているかもしれない。 |
| 6. 見えない置き換えで探す | ピアジェ派の一般的な物の永続性の測定。物が見えないようにして位置Aから位置Bに動かされても，位置Bにまだ存在しているということの理解を子どもに求めるという点で，隠されたおもちゃを探すよりも，もっと認知的に進んでいる。2歳を過ぎても一貫して失敗するときは，視覚認知に関する問題を示しているかもしれない。 |
| 7. 形のマッチング（特別な3種と5種の形のボード） | 空間認知的視覚の側面をテストすること。課題の失敗は一般的な遅れや特殊な視覚的空間の問題を表している可能性がある。テストは2歳から4歳の子どもに適している。 |
| 8. 埋め込まれた図形 | 空間認知的視覚の側面をテストすること。形の再認とともに，背景からの図形の分割を必要とする。この課題における失敗は，一般的な遅れや特殊な視覚認知的な問題を表している可能性がある。テストは2歳から4歳の子どもに適している。 |
| 9. 封筒の中に手紙を入れる | 空間，認知，運動に関する視覚発達の組み合わせをテストすること。手の適切な定位とともに，空間内の相対的方位のマッチングを必要とする。 |
| 10. つみきの形を真似する | 空間，認知，運動に関する視覚発達の組み合わせをテストすること。子どもに様々なつみきの構成を真似させる。構成は難易度について，18か月から4歳まで等級付けされている。成人では，こういったテストでの失敗は，「構成失行症（constructional apraxia）」と呼ばれる。 |
| 11. Cambridge Crowding Cards | 視力，クラウディング，弱視を測定すること。 |

子ども向け)に分けられる。テストは表2.1と表2.2で簡単に述べている。また，テストの材料の例は図2.5に示している。

　これらのテストの特定の年齢での失敗の多くは，眼科学，神経学，あるいは注意や一般的認知に関する欠損(あるいはこれらの問題の組み合わさったもの)を意味しており，専門医の紹介や，特定の領域のさらなるテストが必要となる。

## 6. 写真屈折法（photorefraction）とビデオ屈折法（videorefraction）

　子どもの目の焦点調節は，視覚の多くの側面が依存している網膜像の空間的な質を決定する。焦点を変えたり調節（accomodate）を行なったりする能力と，正常眼化（emmetropization）[#3]の過程（この正常眼化の状態では，乳児は焦点化を行なわずに休んだ状態で，遠視でも近視でもない（レンズの）屈折率を獲得し，ほぼ成人の平均屈折率と同じような値になっている），双方の発達を制御している要因どうしは重なっているだろうし，視覚発達における他の側面を制御している要因とも相互作用している。さらに，乳児の屈折の誤りと調節行動の異常は医学的な関心事でもある。特に，それらは斜視と弱視の一般的問題に関係している。

　患者による主観的報告（文字の認知と呼称）によらずに屈折力を評価する，標準的な臨床の方法は，「検影法（retinoscopy）[#4]」（時々は「skiascopy」と呼ばれる）である。これは標準的な検眼専門家の手続きなので，ここでは述べないことにする。乳児と年少児を対象にしても満足できるような検影法による屈折測定は可能であるが，高い技術力と多くの訓練が，特に小児科医において求められる。経験のある検影法の専門家の多くは，乳児や年少児で検査可能な最長時間として10分から15分を考えており，最良で0.5D[#5]くらいまでの正確な結果を得ることが期待できる。

　乳児の検影法にともなう実際的な困難のため，20年前私たちは目の屈折力測定に様々な写真およびビデオを用いた（眼球のレンズの）屈折の測定を行なう光屈折法を開発し（Howland and Howland, 1974；Howland et al., 1978, 1983；Braddick et al., 1979），最終的に Clement Clarke International と共同で，VPR1（ビデオ屈折機 videorefrector）を開発した（図2.6 (a) と 2.6 (b) 参照）。

　さらに開発された多くの方法の中に，小さなフラッシュの光源がある距離（例

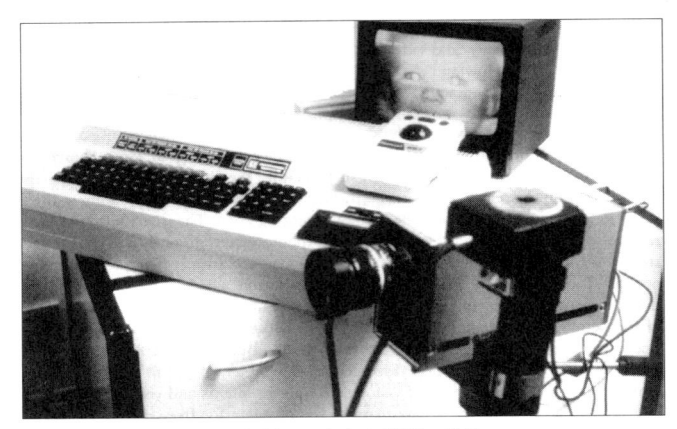

(a) 等方性のビデオ屈折法の装置

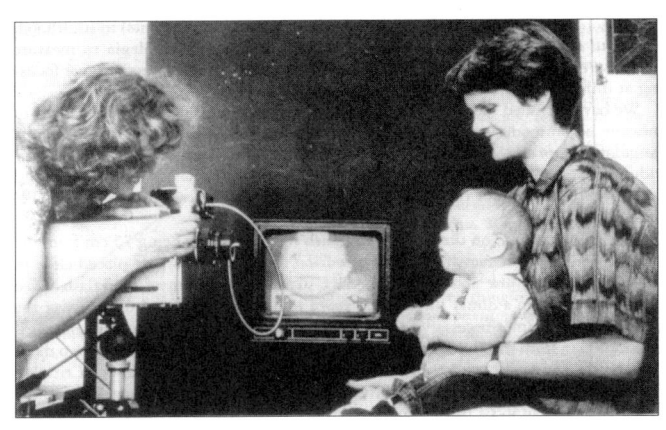

(b) ビデオ屈折機で測定されている乳児

図2.6　ビデオ屈折機

えば1m）から目を照らすためにカメラに近づけて置かれているようなものがある。もしそれぞれの目の焦点が光源の距離に合っているならば，原理的に光は，網膜上にある点の像から進路に沿って光源の結合点に戻ることになる。もし目の焦点が合っていないならば，戻ってくる光線は開散性の円錐を形成する。瞳孔からの光の返還の分布はフィルム（写真屈折法）や連続画像のデジタルによるストレージ（ビデオ屈折法）によって記録される。写真の記録かビデオの

記録かにかかわらず，戻ってくる円錐の開散性，つまり眼球の屈折光学的なピンぼけに依存する光の分布を作り出すための，他の光源の配列方法もある。これらの方法の詳細の多くと，それらの違いは別のところで出版されている（例えば，Howland et al., 1983；Braddick and Atkinson, 1984 を参照）。後の5章では，等方性ビデオ屈折法が乳児と年少児における正常眼化と視覚スクリーニングの方法の文脈で引用されている。

　写真・ビデオ屈折法は乳児や子どもに検影法ほどの多くの協力を求めない。注意が要求されるのは，フラッシュの短い提示の間のみなので，両方の目が同時に映ることになる。レンズや接眼鏡を顔に近づけて使うことはなく，頭の位置もきつく拘束されることもないので，これらの方法は小児科における正常な子どもたちの場合と，臨床的に問題のある子どもたちの場合の両方から屈折の測定を得るためによく用いられる。私たちが開発した写真・ビデオ屈折法の器具は，新生児（未熟児でさえ）から成人までの年齢層を通じて用いることが可能である。これらの機器は屈折異常を測定するために，散瞳薬（midriases）[6]や毛様体筋麻痺薬（cycloplegia）[7]の組み合わせとともに用いられることもあるし，異なる距離に調節を行なったり焦点をあわせたりする能力の正確さを測定するために，この2つの薬のどちらか一方とだけで，用いられることもある。

　私たちは，乳児や子どもなどの幅広い年齢を対象とし，多くの臨床グループをテストしながら，調節，焦点の変化，屈折の誤りを測定する目的で，ABCDEFVの中心的視覚テストの中で，ビデオ屈折法による測定を取り入れるようになった。もちろん，このテストを使用する個人は専門家としての訓練と準備が必要である。以下は，ABCDEFVテストの中でVPR1を用いる際の手続きに関する短い記述である。

　「子どもは，目がカメラから75cm離れるように，親のひざの上に座らせる。検査者はカメラのすぐ上のカメラ面の近くに置かれた小さな音の出るおもちゃに子どもの注意を引く。通常は，子どもの焦点を合わせる能力を測定するために薄暗く照明された部屋の中で，最小で4枚のフラッシュされたビデオフレームが撮影される。子どもの目から100cmのところにあるカメラでは，もう一続きの4フレームの撮影がしばしば必要となる。ビデオの映像がビデオモニターで計測され，ビデオカメラに取り付けられたコンピュータによって眼の焦点

が測定される。焦点があっていないかどうかの基準値は，特定の年齢集団に対する標準の範囲内にあるものとして扱われる」。

　焦点の乏しい変化は，臨床的な小児疾患を持つ多くの子どもに見いだされる。普通の新生児は広い範囲の焦点をとりうるが，平均的には近視の焦点（20～70cmの距離）をとる傾向がある。このことは，新生児は自分に近い空間で視覚的により気づきやすいということを示唆している。6か月までに，彼らの焦点調節能力は著しく改善され，1.5mまでの距離の範囲全体にわたってターゲットにうまく調節できるようになるはずである。もし，6か月から8か月までの子どもが，片目または両目で固定された近視や遠視の焦点を取っているのならば，ターゲットまでの距離にかかわらず，観察者は屈折の誤りかあるいはまた注意すべき問題があるということに関心を払わねばならない。

# *3* 節
## 視覚誘発電位（VEPs）あるいは視覚事象関連電位（VERPs）

　頭皮の表面から記録され，視覚刺激の推移に同期する視覚誘発電位（VEPs）あるいは視覚事象関連電位（VERPs）は，言語的もしくは行動的な刺激検出の指標がなくとも，刺激に対する神経系の反応を示すことができる。それらは，乳児の視覚を研究する方法として魅力的であり，運動的反応や言語的コミュニケーションが欠けていたり制限されていたりするあらゆる年齢の患者のためのものでもある。しかし，この方法を熟慮した人は誰でも，①客観的であるといえどもVEPは行動的方法と同様に，注視行動に依存すること，②6か月かそれ以上の活動的な子どもは，計測のために頭皮に付けられた導線を取ってしまうこと，③高いレベルの技術的支援を要求すること，に気づくはずである。

　記録された電位の小さい振幅と変動は，VEP信号が平均したデジタル信号によってのみ取り出すことができるものであるということを意味している。一般的理論，技術，成人と乳児によるVEP測定の結果はRegan（1989）にわかりやすく概説されている。

　電気生理学的記録の手続きは，乳児の家族にとっては，行動的テストよりも

もっとなじみが薄く侵襲的であるように見える。この手続きについて注意深く共感的に説明することは非常に重要で、電気的なエネルギーは子どもの頭に働くのではなく、何かを発見するためのものであるという考えをはっきりさせなくてはならない。

脳波図とVEPは、電極の位置をどこに置くかという頭の上でのランドマーク探しと関連しながら開発されてきた。成人の被験者では頭皮からの反応を地図にするために、16以上の電極のモンタージュを利用した。脳の位置関係（brain topography）（あるいは頭蓋内組織の電気的特性）に関する発達的変化が、これらのパターンにどのように影響するのかについてはほとんどわかっていない。また、乳児の小さな頭は、電極を正確に置くことをさらに難しくしている。モンタージュ・キャップは、乳児のERPを記録しようとしているいくつかの実験室で取り上げられており、1つの試みとなっている。（概説はNelson, 1994を参照）。私たちの研究室では、通常3つの電極を使用する。後頭部の電極（乳児のイニオンの上1cmくらい）と、前頭部の電極の2極が記録のためのもので、第3の電極は参照もしくは「グラウンド（ground）」電極で、頭頂部か耳たぶに接するあたりのどちらかに位置する。被験者は主電源のアンプから電気的に絶縁された低い電圧のプリアンプに電気的接触があるだけである。これらの記録手続きの詳細はすでに出版されているのでここで述べることはしない（Braddick et al., 1986a）。もし子どもが不安がったり不注意になったりしたならば、記録は中断し、信号は捨てられる。異なる刺激を何度も提示し、蓄積され平均化された信号が使用される。アーチファクトを取り除くフィルター装置は、特定の値を超えた電圧の逸脱を含むスイープ（sweep）[*7]を排除するために用いられる。

もし、刺激事象が1秒ごと、またはもっと低い割合で起きるならば、1つの事象に対して測定可能な電気的反応は次の事象が起きる前に完結している。この「一過性の（transient）誘発電位（evoked potential）」は複雑な波形を持っており、その形は年齢にともなって著しく変化する。この波形は視覚的処理の異なる段階から引き起こされる波形の総計であると思われる。もし刺激事象が1秒当たり2回またはもっと速く繰り返されるのなら、続いて起こる事象への反応は重なり、刺激の頻度に同期した波形を生み出す。この波形は定常状態型

(steady-state) の VEP として知られている。繰り返しの割合が高いほど，また乳児の年齢が低いほど，基本周波数とその高調波がはっきりとしてくる。いくつかのケースでは，波形が純粋なサイン波形に極めて近づく。新生児の研究のいくつかで一過性型のVEPsが記録されてはいるが，私たちの研究では定常状態型の手続きが使われている。VEPsを用いた乳児研究で，私たちは単純に，特定の刺激に対するVEP反応があるかないか，また，異なる刺激によって生み出される相対的な振幅の大きさはどうか，といった点に関心がある。これらの目的に関して，定常状態型のVEPは一過性型のVEPよりも有利である。なぜなら，なによりも定常状態型の記録法は，実際により敏感であるからである。弱い信号を見つけ出すための力は，繰り返されるたくさんのスイープに依存している。信号はこれらを平均化することで得られる。定常状態の記録で使用される各スイープが高い頻度で繰り返されながら短くなるほど，乳児が良い状態を保っている限られた時間内の話ではあるが，より多くのデータの平均が可能となる。この値はもちろん反応の周波数応答に依存する。乳児の高周波数における反応は弱いが，一方で2Hz以下の低い周波数に対して大きくなることはめったにないので，有用な周波数はほとんど定常状態型で測定できる範囲に収まる。さらに，ノイズの量は一般的に周波数とともに下がる。そこで，最適なポイントは必ず信号がもっとも大きいところである必要はない。典型的な信号の平均は，25スイープと300スイープの間となる。乳児が長期のテストに対してあまり耐えることができないということもあり，S/Nの改善はスイープ数のルートに従うので，長い測定期間による収穫逓減（diminishing returns）[8] をもたらす。

　VEP反応は，それぞれの周期的な刺激事象に関連して同定されるだけである。異なる事象のタイプは視覚過程の異なるレベルを調べるために用いられる。例えば，輝度の増加，または減少，パターン（例えば，縞や市松模様）と等質で平均的な空間輝度の単一領域の間の移行（パターンオンセット，オフセット），縞あるいは市松模様コントラストの反転，すなわち黒を白に変える，またはその逆（フェーズあるいはパターンの反転）などである。

　私たちの多くの研究では，両眼視差，方位（orientation：線分の傾き），あるいは動きの方向性といったような高次の特性の変化によって引き起こされ

るVEPを調べようとしてきた。しかし，普通は輝度やコントラストといった局所的な変化なしにこういった変化に到達することは不可能であり，したがってVEPは低次の局所的な刺激変化に対する反応を常に含んでいると思われる。例えば，ランダムドットパターンの両眼の相互関係を変化させることは，必ずいくらかの，あるいはすべての，ドットの変更を必要とする。このような変化は，単眼だけであってもVEPを引き起こしてしまう。1秒に（例えば）4回両眼の刺激関係を変化させたり，また，この頻度の倍数で（例えば1秒に24回）ランダムドットパターン全体を置き換えたりすることによって，両眼視に特化した周波数成分を分離することができる。24Hzで生み出されるVEP成分は，ドットの変化から生み出されてくるものと推測できるし，4Hzや8，12，16Hzのような低い倍数の周波数成分は，両眼視の刺激関係の変化に特定化されるであろう。この信号は，おそらく，両眼の信号を結びつける神経の過程から生まれてくる（Braddick et al., 1980；Julesz et al., 1980）。同じような原理が，方位に固有のメカニズム（Braddick et al., 1986a；Braddick, 1993）と方向に固有のメカニズム（Wattam-Bell, 1991）の双方から，単独の反応を分離する刺激順序をデザインするために用いられている。これらの研究は6章で報告する。

　振幅の指標は反応潜時よりも一般的に用いられる。一過性のVEPにおいて振幅の測定を行なうには，波形の中に信頼できるやり方で頂点と谷を特定しなければならないが，これらの極（頂点や谷）は，たいへんノイズに弱い。定常型VEPの記録では，信号の中にもっとたくさんの情報を含んでいるような測定を行なうことができる。特に，刺激頻度（F2）成分の振幅と位相，そしてその高調波を引き出すことができる。これは，少ない数の周波数であれば単にサインとコサインという項を用いて平均化された波形を掛け算することによって求められる。そうでない場合は，高速フーリエ変換（a fast Fourier transform）[#9]で求めることができる。年齢の増加にともない，VEP反応の高調波が一般的にはより顕著になる。このように，1つの周波数にのみ基づいた測定は，同年齢の個人別データを集めてもなお，誤りである可能性がある。この問題を多少とも解決するには，$\sqrt{(F_2^2+F_4^2)}$のような測度がしばしば用いられる。どんな周波数でも，測定される大きさはもちろんよくわからないノイズの影響を含んでいる。しかし，同じ周波数でのノイズ成分はランダムに360度

の位相にわたって広がっているが，刺激関連の信号は一定の位相を持つであろう。各サンプルからの信号の振幅に基づいて重みづけをして循環変数検定(The circular variance test)[#10] を行なうと（Moore, 1980；Wattam-Bell, 1985），信号がランダムな位相から有意に分離しているかどうかを調べることができる。

## *4*節
### 結　論

　この章を通して，現在用いられている多くの方法や技術について簡単に語ったが，より詳しい記述は別のところに譲る。後の章では，これらの方法の中のそれぞれについて，手続きの詳細は除いて言及することになる。視覚の発達についての多くの疑問に答えるためには，技術を超えた情報の結びつきと，乳児や年少児に安全に使用できるより洗練された手続きを発達させることが必要である。

# 3章 視覚発達のモデル

## *1*節
### 総合理論的概論

　乳児期の視覚行動には3つの主な変化があり，各変化は異なる視覚運動や行動システムの発達に関連している。年少の乳児において視覚発達の第1の最も明らかな徴候は，新生児は見えていることに気づいているようではないし，外界を探索するための主な感覚に視覚を使用していないにもかかわらず，生後3か月で乳児が視覚的にとても機敏であるということである。3か月児は何を見ようかと選び，ある対象から別の対象へすぐに視覚の注意を切り替えるようにあたりを見回す。視覚行動の第2の劇的変化は，リーチング，把握，対象操作の視覚運動性発達に見られる。この時期までは，注意や探索は近くの空間に限られている。最後に，ハイハイや歩行ができるようになると第3の変化が見られる。子どもは広範囲により遠くの場所や物を視覚的に探索し，それに向かってハイハイして行き，そこで対象を操作し吟味する。

　視覚発達の包括的な理論は，この3つの大きな変化と神経システム内の構造的な基盤を説明することができるはずである。私たちの神経科学モデルは成人の視覚システムや発達に関しても現在のところ完璧ではないが，発達処理のある部分については理論的に説明ができる。時には心理学的アプローチによる説明を用いて重要な洞察が取り入れられるが，このモデルに使用される見解の多くは神経科学に由来する。

## *2* 節
### 視覚発達の神経科学的説明

### 1. 発達における 2 つの視覚システム——"where" と "what"

　視覚発達について，私たちの神経生物学的理論への出発点は 2 つの視覚システムに関する見解であり，それは系統発生的により古い網膜視蓋系システム（retinotectal system）[#1] と，より新しい膝状体系システム（geniculostriate system）[#2] である。この 2 つのシステムは皮質下と皮質と呼ばれているが，いわゆる皮質は網膜と外側膝状体を含み，それらは実際には両方とも皮質下にある。このモデルが図 3.1 に描かれている。解剖学により，網膜から脳へといたる様々な異なった経路が，すでに前世紀に同定されていた。例えば Cajal (1909) により，上丘を含む部位が視覚運動性機能に関わっているとする主張が行なわれている。しかし 2 つのシステムの機能的違いは，主に 1950 年代と 60 年代に脳刺激と脳損傷の影響を調べた先駆的研究の結果であった（例えば，Sprague and Meikle, 1965）。膝状体経路は主にパターンの識別に使用されるが，網膜視蓋経路は環境の中での定位反応を処理していると Schneider (1969)

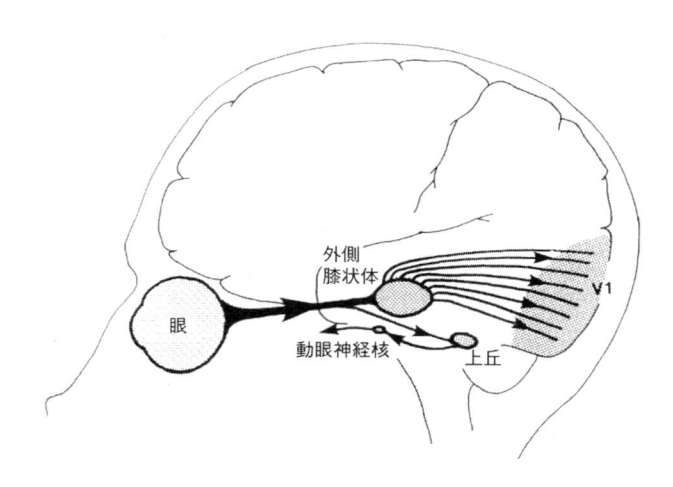

図 3.1　2 つの視覚システムモデルの模式図
外側膝状体（LGN: Lateral geniculate nucleus）；動眼神経核（ocular motor nuclei）；上丘（SC: superior colliculus）；第 1 次視覚野：有線野（V1: striate cortex）

は提唱した。すなわち彼は方位（線分や物の傾き）の識別を欠いたハムスターにおける「皮質の盲目」と，たとえばひまわりの種のような視覚的に重要な刺激の方に向かないハムスターにおける「視蓋の盲目」を区別した。このように，"where" システムは定位反応をコントロールし，中心視野で見ようとする対象が「どこ」にあるかを決定すると考えられた。それに対し，より新しい皮質メカニズムは中心視野のなかに，実際に "what"「何」があるかを決定する。

　この見解を用いて，Bronson（1974）はヒトの視覚発達のモデルを示した。彼のモデルでは，新生児の視覚は全体的に皮質下でコントロールされるが，皮質は生後約2か月で成長しはじめる。彼の証拠は，パターンの識別は未熟であるにもかかわらず，大きな刺激であれば追視し中心視野で見ようとする（眼球・頭部運動を使った）視覚の定位反応などの，様々な新生児の能力に基づくものであった。乳児の心理物理的方法の発達と視覚誘発電位（VEP）測定の進歩で，Braddickと私自身は乳児から詳細なデータを集めることができた。このデータから起こした仮説によって，私たちの視覚発達についての最初の理論が提示された。そこでは，異なる機能モジュールが定義され，皮質下と皮質をつなぐ脳のネットワークが構築された。新生児の行動の神経論理的な基盤は，ほとんど皮質下ネットワーク内の活動によるが，生後数か月を過ぎると，徐々に皮質でコントロールされるように切り替わっていくと結論づけられた（Atkinson, 1984）。このモデルで私たちは，動物の電気生理学からの見解を用いた。それは，ある脳の部位が，刺激における特定の視覚特性の変化にだけ応答するニューロンを持つというようなものである。例えば，外側膝状体と上丘のニューロンは，視覚格子パターンが垂直線でも水平線でも同じ応答をすると信じられている。ところが，視覚有線皮質のニューロンの中には垂直のバーに強く応答し，水平のバーには弱く応答するものがあり，またその逆の応答の仕方をするものもある。私たちは，「デザイナー」もしくは「マーカー」刺激を使いはじめた。それは，特定の視覚特性に最も敏感になるように作られており，皮質のニューロン集団が示す特定の応答を分離するために考案されたものである。例えば，方位の弁別では，線の方向の変化に対して乳児の行動反応に明らかな変化があった場合，乳児は2つの方位を弁別しているので，皮質レベルで機能しているなんらかの基本的な脳のメカニズムを持っているに違いないと議論された。も

ちろん，刺激の変化があるのに行動の変化がないという結論が，必ずしも明白な弁別のメカニズムが機能していないということにはならないはずである。否定的な結果に対しては同じ問題に取り組む様々な方法が工夫されなければならないし，その結果は常に様々な技術と比較されなければならないだろう。これは後の理論に到達するために，1970年代と1980年代に私たちが推進した方法そのものであった。

　Bronsonが示したように，Atkinsonの1984年モデルの重要な要素は，出生時にすでに活動している皮質下モジュールから，実行コントロールを皮質が奪い取るという形で，皮質機能の出現を説明することであった。しかしながら，皮質機能は，多くの皮質経路のそれぞれが働いているものとして考えられていた。その各々が，特定のタイプの視覚情報を特定のやり方で処理し，出生後の様々な月齢で働くようになり，異なるモジュールを形成するために皮質下の回路と相互作用する。このモデルは皮質モジュールに基づく6章での私たちの議論の出発点となる。1984年のモデルでは，定位行動のための上丘機能と詳細なパターン認識のための皮質機能には，まだおおまかな境界線があるだけであった。生まれてから最初の1週間で，乳児が時折ちらりと見る行動を示すとき，何がそんなに早く変化し発達しているのかという質問には，答えがなかった。この行動には，おそらく，皮質下よりもむしろ皮質内の調整されたニューロン集団の応答を必要とするようであると思われたのである。

## 2. 発達処理における3つの視覚システムや経路："where" "what" "how"

　最近の乳児のデータと，特に成人の視覚のモデルにみられる考えに照らし合わせて，私たちの発達理論は2つの視覚システムから少なくとも3つの視覚システムになった。3つのモデルの第1は霊長類の研究に基づいていた。この研究では，特定の視覚特性に対して特化した皮質ニューロンが，解剖学的に区別された領域に密集していることが発見されている。Zekiと彼の同僚は運動情報に選択的な領域（V5やMT）と，色に特殊な領域（V4）を最初に定義した（Zeki, 1974, 1978, 1983a, 1983b）。この先駆的研究は成人の視覚における多重皮質モデルの考え方の基礎を築いた（Zeki, 1993）。またこの研究の多くは，げっ歯類やネコよりもむしろ霊長類の研究に集中していたので，この新し

## 3章 視覚発達のモデル

い理論は皮質内の回路の役割を重視し，系統発生的により古い皮質下の視蓋システムの役割を軽視した。これらの理論では，"where"と"what"の応答は主に皮質の統制下にあり，視蓋ループは，ほとんど無用になった「反射」のための中継所であるとみなされたようである。Ungerleider and Mishkin（1982）は，皮質には背側経路と腹側経路があり，この2つの皮質経路は異なる視覚能力と関連があると提唱した。彼らは，頭頂葉モジュールは空間的配列の中で対象がどこにあるか定めることや，選択的注意の眼球運動メカニズムに深く関与していると示唆し，側頭葉メカニズムは形や色や顔認知のような，"what"の側面に関与していると示唆した。霊長類における他の研究は，この2つの経路の違いを支持する証拠を提示している（例えば，Van Essen and Maunsell, 1983；Boussaoud et al., 1990；Merigan and Maunsell, 1993）。また特殊な局所的病変を持つ患者の臨床的な観察は，特殊な患者にみられる位置情報・運動知覚の欠如や，物体認識の欠如によって，2つの経路が分かれていることを支持している（例えば，Damasio and Benton, 1979；Zihl et al., 1983；Milner and Goodale, 1995）。

　背側経路と腹側経路の見解に関連した第2のモデルは，解剖学的に異なる2つの経路である小細胞系と大細胞系の考えを基にして，成人の視覚システムを説明するために提案された。2つの経路は形態学的に，神経節細胞と外側膝状体レベルで異なっており，第1次視覚野，V1の多様な部位に投射し，V4やV5へと独立した皮質経路でつながっている（例えば，Van Essen and Maunsell, 1983；Maunsell and Newsome, 1987；Livingstone and Hubel, 1988）。パーボ系（小細胞系）に基づくシステムは詳細な形態視覚と色視覚に役立ち，一方，マグノ系（大細胞系）システムは運動知覚と立体視の側面に役立つと考えられてきた。皮質内の"what"と"where"の分割はパーボ系とマグノ系に最初から分かれているので，V2とV4を経由する「形態」や「色」の経路がある一方，「運動」に特殊な経路には簡単で覚えやすい名前のMT野として知られるmedial temporal area（V5と同義語）があるとVan Essen and Maunsell（1983）は示唆した。成人の心理物理学のデータと，パーボ系・マグノ系の機能との比較が行なわれた（Merigan and Maunsell, 1993によりレビューされた）。私たちは乳児の発達における，特定の皮質モジュールについ

て，その発達の時間的経過を見ることで，類似の比較をした（6章で議論される）。パーボ系システムはマグノ系システムよりわずかに早期に働きだす可能性を示す証拠もある（Atkinson, 1992）。

　様々な視覚特性に対する感受性について，初期の区分の多くは，成人のM経路とP経路のために仮定されたのだが，さらに詳細な研究によって現在は疑問が投げかけられている（例えば，Cowey, 1994によるレビューを参照）。比較的より早期の段階ではMとPシステムの両方に関連している領域もあるようだ。たとえば，多方向の方位選択性を持つニューロン（形態情報に特化）を多く含んでいるV3は，主に頭頂皮質（運動分析に特化）に投射する。また有線外野（extrastriate area）[#3]の大部分は単一の視覚特性に対してはっきりとした応答を持つわけではないが，特性の結合に特化しており，より複雑な刺激を構成する。例えば，V4の細胞は波長よりもむしろ色に応答し，色の恒常性を担っているメカニズムを持っている可能性があり（Zeki, 1983b），MT野内の細胞は，パターンの構成要素よりもパターンのグローバルな運動に対して応答する可能性がある（Movshon et al., 1985）。しかしながら，視覚の複雑な障害は，この独立した有線外経路の早期の発達異常で生じるのかもしれないし，早期の障害によって，ドミノ倒し的により複雑な刺激を分析する際に直面する問題が生じるのかもしれない。9章では相対運動の処理に関連する障害について述べる。この障害は，ウィリアムズ症候群（Williams syndrome）[#4]の子どもたちに多く見られる。またそれは視覚処理の比較的早期の段階における障害であるが，その影響は，より後の段階になって，より複雑な視覚運動を処理する際に影響がでてくるようである。双方とも，機能的脳イメージングによって示された，運動コヒーレンス閾の上昇（Cornelissen et al., 1995；Witton et al., 1998）とV5領域の運動情報への反応（Eden et al., 1996），あるいはマグノ系に関連したVEPs（Livingstone et al., 1991）などによって，類似の運動情報処理の障害が失語症の原因になると考えられている。

# 3章 視覚発達のモデル

## *3*節
### 様々な機能を持つ多重視覚モジュール

　最近，様々な皮質モジュールの機能間の分割に関して，Milner and Goodale (1995) はいくぶん異なる見解を提唱した。彼らは"where"と"what"の皮質経路の違いは，色や動きのような異なる特性を分けるためのものではなく，様々な機能を符号化する視覚の2つの広いカテゴリーであると示唆している。それは一方の経路は知覚の処理に使われ，もう一方の経路は行為の統制に使われるというものである。腹側経路は顔知覚に対して特別な領域を持ち，背側経路は眼球運動，リーチング，把握をコントロールするシステムを持つことから，私たちはこれらのシステムを"who"システムと"how"システムに改名できる。1つのシステムは私たちが何を見ているのか，誰を見ているのかを決定し，もう1つのシステムは私たちがこれらの対象に試すべき適切な反応と行動を決定する。Milner and Goodale [§1] は異なる経路というよりもむしろ，2つの広範囲にわたる処理経路の中で，ゆるやかに関連し，各々は内部で協調しながら働いている多重モジュールを考えたのだ。比較的伝達速度の速い背側の「行動」経路は，ちょっとした短期記憶を持ち，自動的で無意識的な即座の反応に役立つ。一方，腹側経路は「意識的」な覚醒状態をコントロールし，より長期にわたる精緻化された記憶貯蔵庫と相互作用する。

　Milner and Goodale のモデルをうけて，今や霊長類における様々な独立したモジュールについての多くの重要なことがわかっている。これらの膨大な文献を要約しようとすることはたいへんな仕事であるが，ここに霊長類での発見を基にした重要と思われる脳のコネクションを図式化してみた（図3.2）。このコネクションはヒトの成人では様々な皮質モジュールにとって重要なものであり，また乳児期に発達するだろうと考えられているものである。さらにこのモ

---

§1　もちろん，皮質と皮質下領域のリンクから成る多重皮質モジュール（multiple cortical module）の考え方は新しいものではない。例えば，子ネコとサルを用いたより過去の研究において，視覚運動性の行動は，すでに様々な行動システムのための個別の神経基盤を持つ独立の視覚経路として扱われている（例えば，Hein and Held, 1967；Trevarthen, 1968；Vital-Durand et al., 1974）。

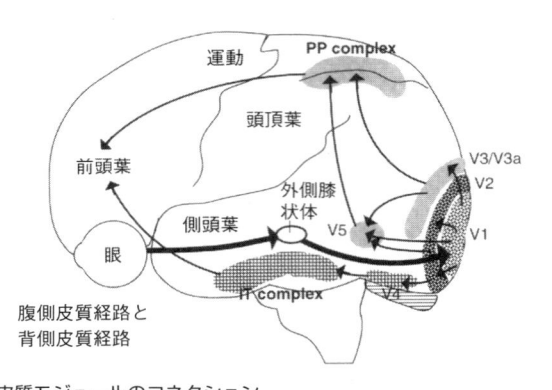

図 3.2 皮質モジュールのコネクション
外側膝状体（LGN）；下側頭葉（IT：inferior temporal）；後頭頂葉（PP：posterior parietal）

ジュールの詳細は，8章，図 8.4 に描かれている。

　この本が出版されるまでに（もちろんこの訳本が出版される頃にはさらに），ある部分は疑いなく修正される必要があると思う。また私が Goodale and Milner や Jeannerod（1997）の広範なレビューに恩を受けていることをここに記しておく。リーチングと把握に関して，Jeannerod は背側視覚経路が第 1 次視覚野から分かれて第 1 次運動野（MI）へといたることについて議論した。1 つの経路は，頭頂 - 後頭野（PO）と第 6 野の背側運動前野の間を連結している。この経路の一部は運動前野に直接達し，一部は頭頂間溝（intraparietal sulcus）の領域で中継されている（時として，上頭頂モジュールと呼ばれる）。この 2 つの部分システムは，対象へ向かう運動の方向性を符号化する際に重要である。V1 から運動野への第 2 の経路は腹側運動前野まで，有線外皮質（extrastriate cortex）を経由する。この連結は前頭頂間野で中継される。またこのシステムは対象の視覚本来の特性を運動指令に変換する役割を果たしている。

　このモデルがヒトの発達に適用されるとき，2 つの主な皮質経路間には，機能の発達に異なるタイミングがあるばかりではなく，各々の経路の異なるモジュールはそれぞれに固有の異なった発達のパターンを持つ可能性がある。背側経路にあり，頭，目，腕，手など，乳児の身体の動きをコントロールしている様々

な「行動」のモジュールは，各々が異なった発達のタイムコースを示す。最初に機能する行動モジュールには，探索的眼球運動を引き起こすために使われるものや，おそらく「意図的」に頭や眼球を動かして，1つの物から別の物へと注意を切り替えるために使われるものがある。このような頭部と眼球運動の基盤は，すでに誕生のときに働いているのだが，生後数か月で劇的に変化し改良される。この能力に続いて，探索的リーチングや把握をコントロールしている行動モジュールが，機能し発達していくことになる。

　次に，自立歩行をコントロールする行動モジュールが機能しはじめる。もちろん，この各行動モジュールの早期の機能は成人と同じではない。これらのシステムが成人の脳モジュールと同じになるには何か月，あるいは何年もかかる。すべての行動プログラムは視覚的な位置関係について空間の分析を行なっていると思われるが，様々なシステムに使われている空間表象は，全く異なる尺度であるかもしれない。たとえば，リーチングや把握のために，乳児は比較的身体に近い場所の空間表象のみが必要である。

　しかし，もし子どもが，遠くにある対象を操作するために，手でコントロールできる空間領域を広げるような道具を使い始めると，この空間は拡大されるにちがいない。たとえば，生後2, 3か月の比較的年少の乳児が，モビールに付いている糸を操作し，糸が動くとモビールが動くということを学習できることはよく知られている。これは乳児がすでに，間接的な因果関係を理解し，身体の近くで操作する動き（糸を動かすこと）が，より遠い場所の動きを引き起こすことを関連づけることができる，ということを意味している。しかし，手とモビール間の距離を広げたとき，乳児にとって行動と関連づけできる手とモビール間の距離がどの範囲までなのかは，この研究からは知ることができない。自立歩行のためには，腕の長さよりももっと離れている空間的位置であっても，子どもが対象を見つけることができるように，周辺視野と，子どもから少しばかり離れた場所の空間的配置の双方が，表象されていなければならない。　この理解に制限があることはわかっている。しかしながら霊長類の研究から，初期の視覚的な分析は，視覚による探索，手による探索，移動による探索に共通する能力であるように思われる。視覚分析の初期段階は，V1と腹側経路の初期の部分へとつながる共通の経路が関与しており，この腹側経路からの情報が

統合されることになる。背側経路の適切な運動プログラムとより完全な空間表象は，このような初期の処理に続いて起こる。様々に異なった行動モジュールに対して，発達が遅れるのはこの統合であるようだ。

　もう1つ考えられることとして，遅れて発達するモジュールの空間表象は，ある意味でさらに複雑であるか，あるいはかなり多数の下位システムの統合が関わっているのかもしれない。このことは，私たちが自立歩行のためのモジュールと，リーチングや把握のためのモジュールを比較するとき，確かにあてはまる。ターゲットまでの歩行を成功させるために，前庭神経情報と周辺の光学的流動情報は，中心視野で見るときの奥行きや距離を分析するメカニズムとあわせて，巧みに協調する下肢運動と統合されなければならない。一方でリーチングや把握の場合，すぐ近くの空間で奥行きや距離の情報を使用しているので，周辺の光学的流動情報と前庭神経情報はほとんど無視されている可能性がある。リーチングや把握をするときに，対象となる物のすぐ近くの配置に関する空間表象が，物を発見してつかまえることを成功させる。

　これに対し，子どもにとって，詳細な奥行きと距離についての地図や，部屋中にある物体についてのより大きな規模の空間的地図は，空間の特定の場所に移動し物をみつけて手に入れる（つまり位置を特定し，動きまわり，手を伸ばして，把握するという一連の行動）ために必要であろう。しかし，奥行きや距離が簡単にわかるような目盛りつきの表象を使って，探索的なサッケードを行ない，視覚目標を選び出している，と考えることは難しい。また，1つの物から他の物に注意を切り替えるようなときには，同じ奥行きや距離の手がかりの情報は，正しく解釈し直されなければならない。そのとき，対象までの位置や距離は正しく見積もられ，焦点は網膜に合い，物を中心視野で見るための眼球運動が行なわれる。このように，眼球運動のコントロールシステムは非常に複雑なので，なぜ，生後1か月の乳児は，相対的に視覚入力が少なく発達に必要な学習がほとんど行なわれていないのに，成人が持っている成熟したシステムと時間変数の点で非常によく似ている精緻な眼球運動機能を持っているかについて，生態的妥当性の点から理解するのは難しい。

　このような顕在的な（overt）行動システムの他に，内部の潜在的な（covert）注意と記憶のシステムがあるに違いない。入力された感覚や知覚情報を解読す

る視覚皮質モジュールと，情報を分類し貯蔵する視覚記憶バッファー領域には，仮想の線が引かれてきた。この線は，時には「知覚」と「認知」の間に引かれている。しかしながら，私たちが神経生物学的アプローチを取り，異なるモジュール間の解剖学的および機能的な連結や相互作用を考えれば考えるほど，線を引いて区別するのは難しくなってくる。それ故，私たちは，「感覚」「知覚」「認知」「運動」へと，発達過程を区別しようとするのは諦めることにした。例外的に，この境界線がもっともイメージしやすいように思えるのは視覚的注意の領域である。

## *4* 節
### 視覚的注意の発達

　伝統的に成人の視覚的注意は，感覚と知覚の処理を行なう解剖学的に独立したシステムによって支えられた，単一で特定の感覚モジュールを超えた（supramodal）メカニズムとしてみなされてきた。（例えば，Posner, 1980；LaBerge and Brown, 1989；Posner and Peterson, 1990）。最近になって，2つの注意システムが仮定されるようになったが，それによると，後頭部のシステムは空間的注意に役立ち，前頭部のシステムは様々な複雑な認知課題に関連している，とされている（Posner and Dehaene, 1994）。

　いくらか異なるモデルでは，同じ回路が注意と感覚運動処理の両方に関連するものもある。注意の研究方法の1つは，注意を「行動に対して選択」できるメカニズムと考えることである（例えば，Allport, 1989）。その行動とは，興味のある物に向かって，その対象を凝視するサッケードや，リーチングなどの直接的な運動のことである。このような運動行為は"顕在的"注意（overt attention）が移動したことの指標として理解されるが，これに対して私たちが興味のある物を凝視したり中心視野で見たりしないで，視野のある部分に注意を払うような場合は，"潜在的"注意（covert attention）という。空間位置に対する選択的注意は，眼球運動，リーチング，把握，歩行のような多くの運動行為モジュール内の活動と関連があるようだ（例えば，Rizzolatti,

1983；Rizzolatti and Camarda, 1987；Berthoz, 1996)。また，物体認識に対する選択的注意は，物体の分析に反応する領域と関連があるだろう（例えば，Desimone and Duncan, 1995；Duncan, 1996)。注意に関する Rizzolatti の前運動理論（premotor theory）は，空間の符号化に関する神経生理学的研究と，注意と定位の心理学的研究に由来している。頭頂野と前頭野は空間表象，行為のコントロール，注意に関連する表象を含み，この部位の切除は空間の特定の部分に対する不注意（無視）の原因となるものもある。不注意は運動障害，特に空間の特定の部分に関係する運動の障害をともなう。特定の運動を処理する皮質領域は他の領域（例えば，補足運動前野）や，ある皮質下領域（例えば，大脳基底核（basal ganglia）[#5]の一部）によってコントロールされる。

　視覚的注意の反応時間の研究も，また前運動理論を支持する。成人が水平と垂直の経線をまたいで彼らの注意を向け直さなければならないとき，同じ象限空間の中での注意の切り替えに対する反応時間でいえば，被験者は，余計な反応時間のコストを支払わねばならない。これは注意が，運動プログラミングと関係していることを示唆している（例えば，Downing and Pinker, 1985；Rizzolatti et al., 1987)。他の発見としては，サッケードの反応時間は，刺激が提示されるときにどこに注意が置かれたかに依存する，などのものがある（Sheliga et al., 1995)。サッケードが向けられた方と同じ半視野に注意が置かれているとき，サッケードが注意とは反対側の半視野に向けられたときよりも反応時間が長かった。これは2つの運動プログラムを実行する際の干渉として理解される。すなわち，1つは被験者にとって，潜在的に刺激の方へ目を向けさせようとする運動プログラムであり，もう1つは，サッケード眼球運動を引き起こす運動プログラムそのものである。

　前運動理論に対する支持は同じグループの後の研究でも明らかになった（Sheliga et al., 1997)。その研究では，空間的注意が，指差し行動とサッケードによる再凝視の両者に対して与える効果を，周辺視の刺激を視覚的に識別する課題によって測定された。もし注意がシステムを超えたもの(superordinate)ならば，同じように両方の運動システムに影響を及ぼすだろうと私たちは想像した。反対に，もし前運動理論が正しければ，注意の影響は，計画された前運動活動のタイプに依存するだろう。課題が中心視を引き起こすものであるなら

ば，この場合注意は，視覚運動性システムの制御を受け，指差し課題には影響を与えないであろう。こうして実験を行なったところ，結果は前運動理論を強く支持するものであった。

　発達的文脈では，2つの対立する成人の注意の理論を，どちらかに決定することは現時点ではありえない。しかしながら，いくつかの点で注意の前運動理論は，発達的に支持されやすい理論であると思われる。私たちは，新生児と生後3か月児の比較で，視覚運動性の眼球運動の反応時間が減少したことから，注意が改良されることを立証した（Atkinson et al., 1987）。もちろんこの月齢では，リーチングと把握システムが全く発達していない。乳児で見られる選好注視と，同じ対象への選好リーチング両者に対し，注意がそれぞれ異なった効果を示すとする情報も集められている（8章を参照）。これは予備実験の結果であるが，もし実証されれば注意の前運動理論を支持するだろう。現在のモデルでは，図3.2の成人のモデルにはすでに含まれているが，注意システムは，運動の準備と実行に関して同一のシステムとして考えられることになるだろう。

　このように私たちの視覚発達理論では，特定の皮質チャンネル内で発達機能の第1段階が起こり，続いて起こる単一経路内のチャンネルを越えた統合処理の発達によって，完全な物や人が内部表象となっていく。物や人に対して，行動を起こさせるコネクションの発達が，これに続くことになる。発達プロセスの第1および第2セットは主に腹側経路で起こると考えることができるが，背側経路からくるダイナミックなオンライン情報が適切な行動の実行に貢献している，と考えることができる。もちろん，他の物から1つの物を分離し，その背景から各々の物を分離できるように（図と地の分離），色，形，肌理（キメ）に関する情報と，運動に関する情報の統合は，比較的早期の段階で起こるに違いない。ダイナミックに変化する視覚世界に対して，円滑に連続する処理を行なうために，統合と分離という2つの過程は連続して同時に起こる。成人や乳児の視覚では，処理過程に関する完全な神経生理学的モデルはまだないが，「奥行きからの構造」と「運動からの構造」に関する最近の研究結果は，この問題について取り組みはじめている（例えば，Kellman et al., 1987）。

## 5節
### 発達モデルの要約

モデルを裏づける証拠は，発達研究からとられていたり，損傷を持つ成人のシステムについて最近になってなされた，より推測に基づく研究からとられていたりするので，私のモデルは上記で検討した過程と重複して構成されているところもあるだろう。発達モデルは図3.3に描かれている。各プロセスはおおよその開始時期に合わせて，生後の年齢で示される。次の要約でこのプロセスについて記述する。

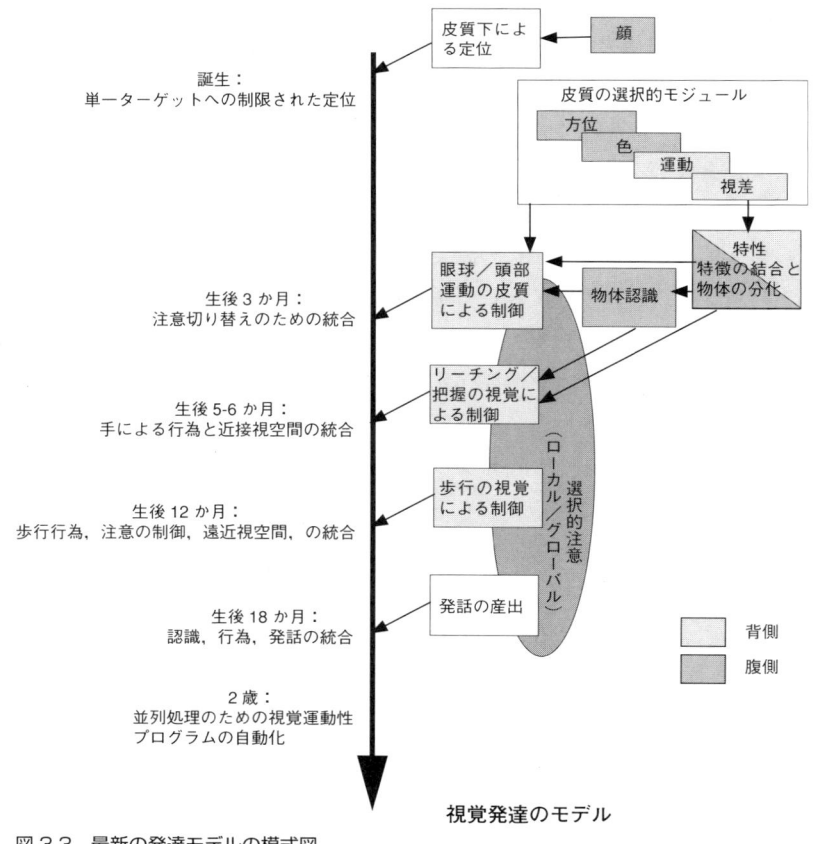

図3.3 最新の発達モデルの模式図

## 3章　視覚発達のモデル

### 1. 原始的な定位に関する注意システム

　このシステムは視覚世界の突然の変化に対して，頭や目を一定方向に向けるときの乳児の無意識な皮質下の"where"システムである。また，このシステムは感覚モダリティを超えて働くので，特定の感覚様式や視覚運動システムに関連する特殊なシステムではないようである。多くの皮質下経路は様々な反応に関連があるようだが，上丘はこのシステムに深く関係している。例えば，大きな視野での方向性のあるパターン移動に対して，自然発生的に起こる新生児の反射的視運動性眼振（reflexive optokinetic eye movements）は，サッケード眼球運動の回路に加えて，部分的には視蓋前野（pretectum）[#6]を含んでいる皮質下の回路で生じると考えられる。

### 2. 特殊な皮質モジュールの機能開始

　ここでは選択的な反応を示すある皮質ニューロン集団が，相対的な大きさ，形，色，パターン，奥行き，運動のような，独立した視覚特性の処理を行なえるようになる。タイミングに関しては，機能開始の時期によって特徴づけられるものや，異なるモジュールに対して年齢が上昇するにつれ感受性が相対的に改良されることによって特徴づけられるものなど，両方の場合がありうる。このタイミングの違いは，様々な下位システムについての様々な年齢での可塑性の違いに関するモデルがありうるということを示唆しているのかもしれない。また，このようなタイミングの違いは，主に腹側経路と背側経路の機能に関連した特性の発達に違いがあることを示唆しているのかもしれない。

### 3. 統合（バインディング：binding）と分化のプロセスの発達

　ここでは，皮質下と皮質のモジュールどうしの間やモジュールの内部で，統合と分離が起こり始める。これは，皮質の異なったニューロン集団からの情報を結びつける統合過程に関わっている。このニューロン集団は，動き，方位，視差に関する「コヒーレンス」の指標を提供し，物体の表面や形状をはっきりとしたものにする。これらの統合過程において，乳児は物を全体として認識するようになり，視覚世界の動的な空間配置を理解するようになる。

## 4. 眼球と頭部運動の方向性をコントロールする皮質注意システムと，原始的な皮質下定位システムの統合

　この過程の発達は，1つの物から他の物への注意の切り替えを可能にする（頭頂前頭：parietofrontal）。この能力により乳児は，2つの物がおおよそ同じ奥行きの水平面に提示された場合，1つの物への注意や処理を停止し，他の物へ注意を自由に切り替えることができるのだろう。おもしろいことに，生後約3か月児は，大きさと形の恒常性メカニズムに基づいて，物体を弁別することができる。大きさの恒常性メカニズムが働くために，乳児は物体の距離を判断し網膜像の大きさを大きく見積もったり小さく見積ったりできるような，ある種の奥行き手がかりを使えなければならないし，空間内の2つの異なる位置に置かれた物を同じ物として認識できなければならない。実験データが示すところによれば，生後3か月で，腹側の物体処理経路内の比較的精巧なメカニズムは，眼球運動をコントロールする背側経路のメカニズムとすでに統合されるようである。

## 5. リーチングと把握行動モジュールの発達

　この処理過程はリーチングと把握に対する近距離の注意システムの発達に関係する。乳児は最初に，原始的なやり方で腕を伸ばして手全体で物をつかむようになる。この運動システムは，空間に存在している物体の位置に関する視覚情報を用いていなければならない。この情報は，初期には両眼よりも単眼奥行き手がかりを弁別することによって得ることができる情報だが，それは，少なくとも距離の情報の認識に関わっているだろう。生後約4か月で，最初の両眼立体視による奥行き手がかりの弁別が発達するが，この時期は，より正確な方向性を持つリーチングや把握が開始される時期と，不思議なことに一致している。このことは，1つのシステムが他のシステムとすばやくリンクされるということを示唆している。両眼視差情報を使用しているということは，手をのばそうとしている物を中心視野で見ることができるということを意味し，つまりは，腕と手の運動をコントロールする行動モジュールと，視覚運動性の輻輳眼球運動システムの隣接的な統合が行なわれていることを意味している。この段

階では乳児が必ずしもリーチングしようとする物を中心視野で見るのではないとする研究もある。おそらく，近くの場所に乳児が大雑把にリーチングするためには，必ずしもこの統合が必要というわけではないのだろう。6～9か月までに健常乳児は，リーチングする手に最も近い物へと否応なしに手を伸ばそうとするようになる。しかしその後すぐに，つかめない物（大きな面のようなもの）へのリーチングを示さなくなると思われる。物体認識と行動システムが同期していない時期も多少はあるが，最小限に見積っても，物の相対的大きさや物体までの距離，さらには乳児の手の大きさなどに関する大雑把な物体情報は，リーチングのための運動プログラムが開始される直後に統合されるに違いないと考えられる。ちょうどこの時期に，乳児の物体認識システムは，リーチングや把握行動システムよりも洗練され発達するようである。この精巧な識別については，生後約3～6か月の乳児における選好注視法によって証明されているが，精巧な選好リーチングについては同じ月齢では証明されていない。

## 6. 異なる距離における空間表象に関する様々な尺度と，その尺度間の注意の切り替えをともなう移動の発達

　生後数か月で，乳児は1つの物から他の物へ注意（サッケードシフトで測定されたように）を切り替えるが，この場合乳児は，異なる奥行きの面に存在する物から物へと注意を切り替えるだけである。例えば，もういくらか月齢を重ねると（もし空間的に近い所と遠い所をつないでいる一続きの視覚刺激でなければ，6か月を過ぎると）近くからより遠い所へ注意を切り替える。1歳になる頃に，大人の指差しに従うことができるようになり，乳児は共同で興味の対象を参照できる。これは大人の手から，離れた空間にある物へと尺度を切り替える乳児の能力の立派な証拠になるようである。加えて乳児は，1つの物についてなら，処理の水準と尺度を，様々に切り替えることができるようである。たとえば物全体よりも特定の特徴に注意する際の，ローカル対グローバルな処理などである。

　強制されたリーチングの場合と少し似ているが，ハイハイが強制されたものであるとき，初期のハイハイと歩行には1つの段階がありそうだ。一方で非常に離れた空間にある物への物体認識メカニズムがあり，他方でハイハイするた

めの移動プログラムがある。これらの間に本当に統合があるのか否かは、いまだ答えのない問いである。遠くの物に対する乳児の空間的表象は、同じ空間領域に目立つ目標物があると、その物体の処理によって弱められたり傷つけられたりする、ということを示すいくつかの研究がある。12～18か月の乳児は、目標物を利用して遠い空間の隠された物を見つけることはできないが、近くの空間にある物を探すことができることがわかった（Bushnell et al., 1995；Hermer and Spelke, 1994, 1996）。離れたところにある物と目標物とを一緒に扱うために必要な、注意の前運動プログラムの歪みが、この結果についての部分的な説明になるのかもしれない。部屋の反対側から物を発見するには、少なくとも次の4つの視覚運動性注意モジュールからの情報を処理し統合する必要がある。①中心視野で見るための視覚運動性システム、②対象が何であるかを知るための大きさと形の恒常性の物体認識メカニズム、③対象に到達するための移動プログラム、そして④目標地点に到着したときの、リーチング、把握行動の実行である。乳児はだいたい15か月までには、これらのすべてのことができるようになる。ただし、このメカニズムが同期して起こる時期はもう少し大きくなってからであり、完全に正確というわけではない。親たちはしばしば、外を通過する車に窓から手を伸ばそうとしたり、部屋の反対側にある欲しい物を通り越してハイハイしたりする1歳児の不適切な統合について説明してくれる。将来の研究においてこの統合処理を詳しく調べることは、これからの研究のために残された挑戦である。

### 7. 物体認識，行為，発話の統合

ずっと遅れて発達する行動経路（action stream）として、子どもが対象を名づけたり、自分自身や他人の行動を説明したりすることを可能にする、発話の産出のためのものがある。初期の発話、特に前発話（pre-speech）では乳児は声を出しながら、何度も続けて対象を操作し探索する。あるいは歩行やジャンプのようなリズミカルな体の運動を実行する。前発話について私の最良の実証の1つは、私自身の子どもの1人、Hugoが彼の小児用ベッドの中で飛んだり跳ねたりしているときに繰り返している喃語である。これは前発話であって、他には誰もいないので本当の会話（もし寝室の壁と話していないならば）では

**3**章　視覚発達のモデル

なかった（私は彼の発話を記録するためにテープレコーダーを持ってワードローブに隠れていたが，マットレスのスプリングのリズミカルな音のせいで，とてもはっきりと彼のジャンプを聞くことができただけだった）。

　私は，発話に関する行動モジュールの開始について議論するつもりはないが，発話をともなうとても精巧な視覚的処理に関して論評することには価値がある。乳児が，大人の発話音声を含む，表情の原始的な模倣ができることはよく知られている。複数の表情や複数の発話音声の弁別はかなり早期の月齢で実証されているが，表情の模倣のもっと精巧な形態は1歳くらいで見られる。この早熟さを考えると，人間の発達の最も不思議な事実の1つは，リーチングや歩行のような他の行動システムと比較して，発話の開始が遅いことである。言語発達についての議論は本書の範囲外であるが，視覚発達に関する神経科学の一般理論においては，2つの経路が完全に独立して発達するわけではないので，コミュニケーションなどの他の重要な行動経路を完全に忘れるべきではない。

## 8. 視覚運動プログラムの自動化と並列処理

　発達全般にわたって，視覚運動プログラムは成人と同じようになるにつれてさらに自動的になってくる。このことは子どもに2つの行動を同時に，ほぼ独立して実行できるようにする。例えば話すことと走ること，玩具を操作することとそれについて話すこと，などである。このモデルでは，この処理はおおよそ2歳で始まるようである。あるタイプの並列処理には，もっと早い段階の例もあるが，ある行動は半自動的であり，別の行動は実行と同時に計画されているのかもしれない。

　このモデルの短い討論を通して，「意識」とその発達についてほとんど記載がないことに，気づくかもしれない。最初の意識の徴候は，自分自身の身体的行動がまわりの物の動きから離れているという乳児の認識にみられると議論する心理学者もいる。Piagetにとってこれは，意識的自我と自我存在の第一段階であり，独立した実体としての物体のことであった。意識は，より成長した年齢における，「心の理論」の「メタ認知」課題によってさらにうまく立証されると議論した心理学者もいる（例えば，Wimmer and Perner, 1983）。盲視の患者によって，成人の「意識」について議論しているすべてのことが明らか

になってきたように，多くの背側系メカニズムの働きは，主に「無意識」に行なわれているようだ。すなわち，私たちは対象を描き人々を認識して初めて明確な「意識的自覚」を示す。このような議論が成人の視覚でも充分に解決されていないことを考えれば，発達的に詳しくそれを考えることは時期尚早であろう。

## *6* 節
### 結 論

以下の章では，このモデルの最初の5つの発達過程のみが考慮される。というのも，私たちのグループは，つい最近まで，これらの過程の研究に集中していたからである。私たちは4章で，プロセス1──乳児の原始的な定位システム──を議論し，眼球運動コントロールに関連する多くの皮質下の視覚システムは，乳児期にすでによく発達していると結論づける。しかしながら，私たちが皮質下よりも皮質と関連づけることができるような微妙な弁別行動の多くに対して，信頼できるような機能システムを，乳児は欠いているようである。顔知覚の領域では例外があるかもしれないが，乳児の原始的な形態識別は，皮質を必要としない生得的な特定の脳のメカニズムが関わっているかもしれない。このような領域はまだ皮質下システムでは見つけられていないが，その領域とは，上丘や視床枕と関連しているかもしれない。5章では少し話題を変えて光学と屈折について記述する。それは私たちが視力とコントラスト感度を測定する際のパターン識別の能力を制限する要因であるし，皮質の活動なしに発達し続けている視覚脳システムでもある。6章はあるモデルと，プロセス2──特定の皮質モジュールにおける皮質機能の開始──に戻る。これは長い章で，1970年代と1980年代における私たちの研究の大部分の要約を含んでいる。乳児によってなされる物体認識の多面的な統合には，完全な説明はまだないが，7章では自然に，プロセス3──統合とバインディング──が続く。行動を実行するために必要なシステムと関連する注意のプロセスは，8章で討論されるプロセス4とプロセス5である。これもまた長い章で，注意の切り替えにおけ

## 3章　視覚発達のモデル

る眼球運動や，手を伸ばして把握する対象を選択する際の，手や腕の運動の行動システムに関する研究を議論している。この研究の多くは1980年代後半と1990年代に行なわれた。

　9章はこの5つの初期過程の多くにみられる異常と回復に対する可塑性を考える。過去20年間で，私たちは常に臨床的研究とアセスメントを，健常な乳児の基礎的研究と結びつけてきた。早期の皮質機能における何らかの発達の遅れについて，またその他に皮質と皮質下の注意と行動モジュールについて，私たちは幅広く臨床的な事例を取り上げている。

# 4章

# 新生児の視覚

　空気中で動き反応している新生児と比べ，羊水中にいる胎児の行動は，ずっと制御され，協調して動いているようにみえる。とはいえ，発達全般において新生児の行動は，妊娠後期の胎児とよく似ている。少しだけ早産の新生児，満期産の新生児，そして生後3週児の行動はいずれもよく似ており，視覚反応はやや限られている。視線をあわせることが難しく，視覚刺激にすぐ微笑んだりしない。いまだに多くの教科書で，新生児は「盲目」で生後1か月くらいになってから見えるようになると書かれているほどだ。実際ある新生児学者たち（例えば，Prechtl, 1974）は，ヒトの進化過程で，生存の可能性を高めるために，早産になったと主張する。進化のある時点で，胎児の頭蓋骨が母親の骨盤よりも大きくなりすぎてしまったということだ。大きな脳をもった胎児の出産は，胎児にとっても母親にとっても生存上の危機となる。こうした危険を回避するため，妊娠期間を縮め早産を誘発する遺伝子の変異が，生存に役に立ったとも考えられている。とはいえ，有史以前の胎児の頭の大きさと母体の骨盤の大きさについての証拠はない。しかしそれでも，現存する霊長類の中で，ヒトほど骨盤と乳児の頭の大きさが接近しているものはないし，野生の健康なメスでヒトほど早産の数が多い種もいないということがいえる。はっきりしているのは，他の霊長類と比べ，ヒトの新生児の運動能力は極端に未成熟であり，出生後の発達速度もゆっくりしているという点である。ヒトの発達速度は，マカクザルと比較して，およそ4分の1である。つまり，ヒトの1か月間はマカクザルの1週間にあたる（例えば Teller, 1983）。

## 1節
### 新生児の視覚の状態：未熟な定位反応

　新生児が，基本的空間表象を生まれつき持つことは，一般に認められている。適切な刺激条件のときには，未熟ながらも視聴覚刺激に対して定位運動が起こることが一貫して示されているからだ。新生児は，空間内の左か右に提示される音や光の刺激の方向に向けて，頭や眼をゆっくりと的確に動かすことができる。ある研究者たちが主張してきたこととして，新生児は，自分の腕の長さで届かない範囲にある物体よりも，届く範囲にある物体に対し，より頻繁にプレリーチング[*1]運動を行なうということがある。さらに，物体が空間的に身体の左側にあれば左手で触ろうとする頻度が多くなり，右側にあれば右手で触ろうとする頻度が多くなる。もちろんこれらの空間定位は，新生児の不安定な動機づけ状態と，未熟で不正確は運動制御に依存しているという限定条件の中での話である。


## 2節
### 視力とコントラスト感度

　視覚発達をはかる最も基礎的な尺度は，視力である。均質な背景から区別できる最も細い線と小さい点を計測することによって，「検出視力（detection acuity）」は計測される。検出しようとしている線に鋭いエッジがあるなら，多少ぼけて見えていても検出可能だ。エッジがぼけて見える原因には，眼の中で光学像が形成されるプロセスと，網膜像を劣化させている神経システム内のプロセスの2つの可能性がある。標準的な小児科臨床視力テストであるSTYCAR（Screening Tests for Young Children And Retardates）[#1]などのテストでは，単一の点やボールといったものがよく使われる。こうした特定の刺激を用いることで，子どもたちにとって，小さな物体を検出するために現実の生活の中で必要な条件が何であるのか，という問いに大雑把に答えることができる（Sheridan, 1969）。

**4**章　新生児の視覚

「解像視力（resolution acuity）」測定によく用いられるのは，縞パターン（grating pattern）である。鮮明なエッジのある縞パターンをぼかしたならば，ぼけるに従い，線は曖昧に見える。輝度が正弦波状に（sinusoidally）変わる縞パターンを光学的にぼかした場合，縞はぼけていくに従い背景と同化し，ついには完全に見えなくなり，均質で一様な領域のように見える。どこまで光学的にぼかしたら均質に見えるようになるかを調べるため，正弦波状に変調された黒と白の縞パターンと，白黒のちょうど中間の明るさの一様な灰色の領域とを対で提示し，2章で説明した選好注視法（preferential looking method：PL法）を用いて計測を行なう。乳児が縞模様のパターンと均質な領域とを区別できない最も縞模様の細かい線を解像視力の推定値とする。通常，正弦波パターンの縞模様の中に含まれる，単一の線の網膜像における大きさを，空間周波数として測定する。つまりそれは，眼球の底に広がる網膜の角度1度に含まれる周期（1周期は黒と白の縞を指す）の数である。表4.1は，空間周波数の測定値と，対応する視力を表したものである。1つはスネレンの公式（Snellen notation）[#2]に

表4.1　様々な測定尺度間による視力値の対応

| | 視力 | | |
|---|---|---|---|
| スネレン<br>(non-metric) | スネレン<br>(metric) | 空間周波数<br>(cycles/degree) | シマの幅<br>(min arc) |
| | 6/3 | 60 | |
| | 6/4 | 45 | |
| | 6/5 | 38 | |
| 20/20 | 6/6 | 30 | 1 |
| | 6/9 | 21 | |
| 20/40 | 6/12 | 15 | 2 |
| | 6/18 | 10 | |
| 20/100 | 6/30 | 6 | 5 |
| 20/200 | 6/60 | 3 | 10 |
| 20/400 | 6/120 | 1.5 | 20 |
| 20/600 | 6/180 | 1.0 | 30 |
| 20/800 | 6/240 | 0.75 | 40 |
| 20/1200 | 6/360 | 0.50 | 60 |
| 20/1800 | 6/540 | 0.33 | 90 |

よるものであり（European metric と USA non-metric の両方），もう1つは1度あたりの空間周波数（周期／度）を示してある。大雑把にいうと，腕を伸ばした距離で見える最も小さい指の爪の幅が視覚にして約1度ということである。

多くの選好注視法（PL法）を用いた研究によれば，乳児の視力は，加齢変化に基づくある大雑把な法則によってうまく求めることができる。すなわち，視力（周期／度）は，出生月齢（post term）に等しい。この経験則は少なくとも12か月児まで当てはまる。図4.1は，私たちの実験室で集められたデータをもとに，加齢による視力の向上についてメタ分析したものである。この結果は，上記の大雑把な法則とあっている。誕生後の第1期間（誕生から2か月まで）と第2期間（6か月から9か月まで）そして第3期間（9か月から4〜6歳まで）をカバーする，時間定数が異なる3つの線形関数を示唆する研究もある。いつ頃成人と同じ（50 - 60周期／度）になるのかについては議論があるが，おそらく，3歳児の単一の文字マッチング視力の値は，スネレンの文字（幅1.5分の文字）である6/9に対応することが多い。自動的選好注視法（PL法）

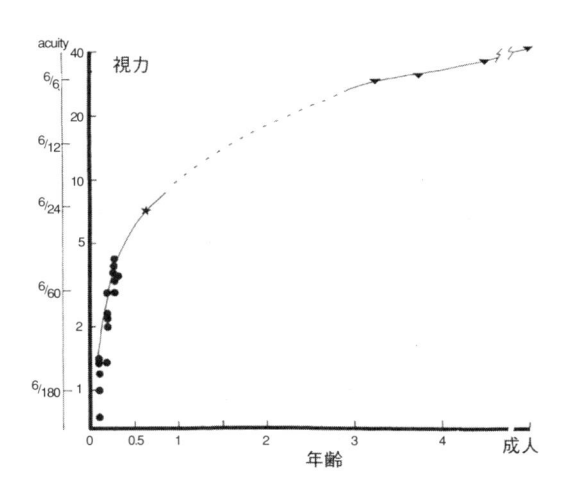

図4.1 私たちの研究室で得られた，視力測定結果の年齢別平均
黒丸印は，選好注視法からのデータである。星印は，ガウス変調された（Gaussian-modulated）縞を用いたトラッキング課題（画面上をランダムに動き回るターゲットを追随する課題）で得られたデータである。三角は，operant alley-running task での縞の方位弁別からのデータである。

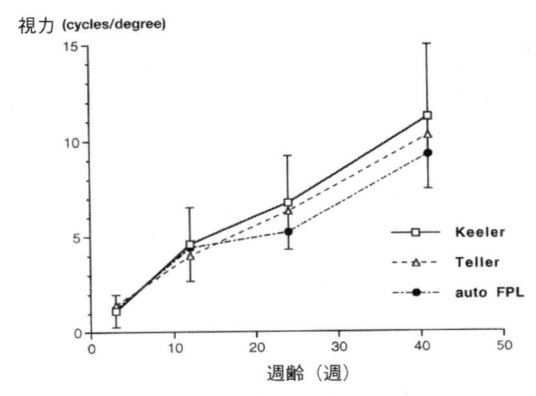

図 4.2　自動的選好注視法と Teller カード・Keeler カードで調べた，週齢別の平均視力テスト
順序は，乳児間でカウンタバランスされた。139 人の乳児がテストされた。0-6 週齢（平均 4.29 週齢）と 8-17 週齢（平均 13.81 週齢），18-29 週齢（平均 22.37 週齢），32-52 週齢（平均 39.82 週齢）からなる 4 つの週齢群をテストした。全般的に得られた平均は Teller カードで公刊された標準より高い。

と Teller カードそして Keeler カードを用いて，生まれてから 1 年間の乳児の視力を比較したデータを示す（図 4.2 参照）。すべての測定は同じ 3 名の観察者による強制選択選好注視法（FPL）を用い，方法間で観察距離は標準化して行なった。3 つの測定はいずれも類似し，測定間に有意差はなかった。

　乳児の空間視覚能力をより広く測定する指標として，コントラスト感受性関数がある。コントラスト感受性関数は，異なる空間周波数の縞パターンに対するコントラスト（Michelson contrast）感度をプロットしたものである。解像視力はこの曲線の中の 1 つの値で，最大のコントラストにおける検出可能な最大の空間周波数のことである。

## 3節
### 視力とコントラスト感度，年齢による変化を測定する

　視力やその他の様々なコントラスト感度の推定が，健常児と視覚異常児を対象として，多くの研究室で行なわれてきた。ここでは私たちの研究結果を紹介

する。

　コントラスト感度の最初のデータは，当時生後2か月だった私たちの第一子 Fleur Braddick を対象とし，2章で述べたように Teller が考案した「強制選択選好注視法（FPL）を最初に用いたものである（Atkinson et al., 1974）。コントラスト感度関数を図4.3に示す。両親である Braddick と私が，娘の機嫌の良いときに入念に観察した成果だ。2か月児のコントラスト感度のピークは成人の20%ほどで，この図から解像視力を推測すると，成人の解像視力よりもかなり低い。屈折力を計測したところ乱視がほとんど見られなかったことから，コントラスト感度の低い原因は，屈折エラーのような光学的要因である可能性はない。私たちが視力の低い原因として考えているのは，網膜と皮質の神

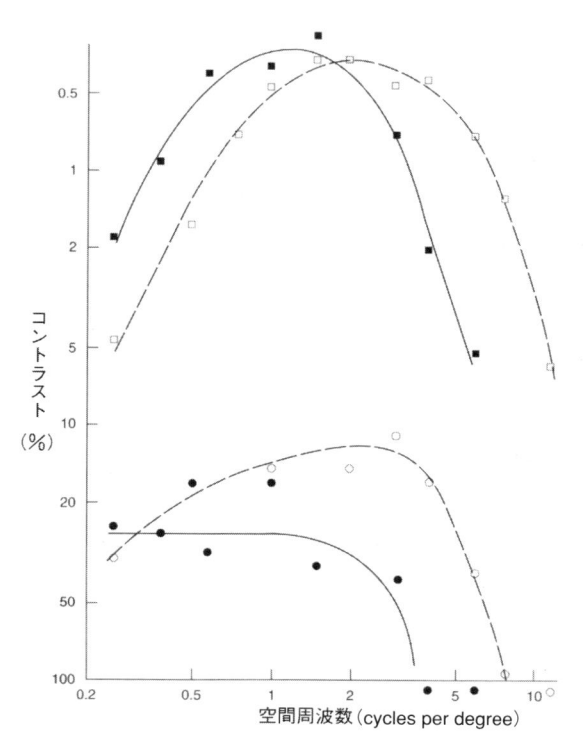

図4.3　乳児 Fleur Braddick（○と●）と成人（□と■）のコントラスト感度
○と□は移動する縞，●と■は静止した縞に対しての結果を示す。

経処理の未熟さである。これ以降,「強制選択選好注視法(FPL)」を用いてコントラスト感度と視力の測定を数多く行なった。

視運動性眼振(optokinetic nystagmus：OKN)と,視覚誘発電位(VEPs)の振幅と潜時を測定項目とした研究もある(レビューとしては,Dobson and Teller, 1978；Held, 1979；Atkinson and Braddick, 1981a；Norcia and Tyler, 1985)。

これらの研究からの結論として,誕生から生後6か月までに視力とコントラスト感度は急速に向上し,その後の5～6年間で成人のレベルにまで徐々に発達すると考えられる。しかし,刺激・方法・統計尺度によって,視力は,いずれの年齢でも2オクターブくらいは変動することがある。

## 1. FPL(強制選択選好注視法)とVEP(視覚誘発電位)——測定による視力推定の違い

VEPとFPLの比較についての議論は長年続いている。VEPによる測定の方が行動を指標としたFPLよりも,視力を高く推定するというのである(例えば,Banks and Bennett, 1988を参照)。仮に2つの測定法の比較が統計的に意味のあるものになる可能性があるにしても,テストされるグループや人数,刺激のはじめの偏心度を決める視野中の位置,刺激画面の大きさなどが,比較される研究間で異なっているということはよくあることである。被験児・手続き・刺激の要因を統制して,2つのテクニックによる違いだけを比べると(Harris et al., 1976；Atkinson et al., 1979),誕生時から7か月齢時までの視力の推定値は類似している。とはいえ,こうした要因を統制しながらも,2つの方法間で異なる値を示した研究もある(Sokol et al., 1983)。

刺激の性質が視力の推定値を左右することは明らかである。例えばAtkinson et al.の研究(1983)では,1～2か月児では,10度よりも19度の大きさのスクリーンで計った方が,視力が高くなった(すべての乳児が双方のスクリーンでテストされ,テスト順序はカウンタバランスされている)。被験児によっては,2あるいは3オクターブも上ったほどである。しかも興味深いことに,3か月児では2つのスクリーン間で統計的有意差はなかった。その一方で,画面の中心からスクリーンの内側の縁へと刺激の偏心度を3度から10度へと変化させても,1～3か月児の視力の推定値は変わらなかった。研究を

比較する際に考慮すべき，要因間の交互作用があるのだ。

それでもなお，考慮すべき制限要因が同じではないことを意味しているような，いくつかの明確な相違が，2つのテクニックの間にはある。選好注視法で推定値を算出するためには，何度も刺激を提示してそれに対する頭と眼の運動を繰り返させる必要がある。そのため乳児は平静で覚醒した状態でいる必要がある（通常15〜40回ほど提示する）。選好注視法ができるために乳児は，頭の向きを変えられるくらい首の筋肉のコントロールができている必要があるし，左右に確実にサッケードできる必要がある。つまり，乳児は視野の中で完

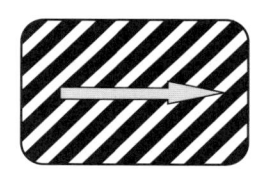

### 強制選択 視運動性眼振（OKN）

フルスクリーンの縞模様が10.5度/秒で流れる。すなわち，斜めの0.2周期/度の縞模様にとって，時間周波数＝1.5 Hzとなる。流れる方向は左/右でランダム化された。実験の目的を知らない判定者が乳児の視運動性眼振の方向を強制選択で判断した。コントラストは判定率に従って階段法（staircase rule）によって修正され，コントラスト閾が決定された（70%正答率として内挿）。

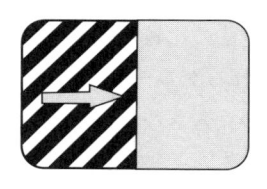

### 強制選択選好注視法（移動）

視運動性眼振の場合と同様に，画面の半分に動く縞模様を映し出す。ターゲットは左右ランダムに配置する。判定者は，選好注視行動の強制選択判断を行なった。コントラスト閾値は，視運動性眼振の場合と同様の階段法（staircase）によって決定された。

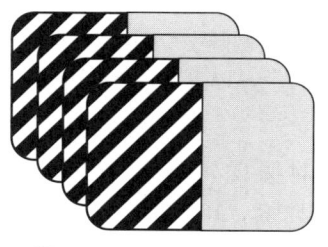

### 強制選択選好注視法（位相－反転）

縞が視覚誘発電位（VEP）の場合と同じく1.5Hz（3 reversals/秒）で位相－反転したことを除いて，強制選択選好注視法（移動）と同じである。

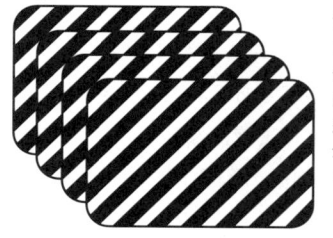

### 位相－反転 視覚誘発電位（VEP）

スクリーンは，3反転/秒で位相－反転する縞で満たされた。視覚誘発電位（VEP）は，中心線の電極で記録された（後頭部と前頭部との間の双極；indifferent on vertex；50 Hzノッチフィルタで0.2-100 Hz通過帯域）。信号は，コントラストの各範囲について75-300周期を平均した。対数コントラストに対してプロットされた信号の振幅は，ゼロへ外挿され，その切片をコントラスト閾値とした。

全な「定位」反応をしなければならない。左右どちらの視野に注意をひくべき事象が提示されているかを行動反応と結びつけることができなければ，実験は成り立たないのだ。乳児の状態の信頼性，筋肉運動の制御，そして彼らの「有効視野」（刺激自体がどんな大きさであっても確実に定位反応できる最大の偏心度），これらすべては加齢とともに，主としては解像度の改善とともに向上する。しかし，私たちはどうやってこれらの要因を分離すればいいのだろうか？それは本当に可能なのだろうか？

　臨床的な場面では，これらの要因を分離することは不可能である。重い脳性麻痺のために頭と首と眼球運動を制御することができない子どももいる。こうした子どもに対して，数秒間のうちに確実な反応を求める強制選択選好注視法で視力を測定するのは，不可能である。確実に頭で定位（眼ではなく）ができるなら，眼球運動を無視して強制選択選好注視法を用いることができる可能性がある。しかし，こうした子どもは言語的に意思疎通ができないため，頭部運動ができるかどうかを，チェックすることが困難である。私たちは臨床場面で，このようなジレンマに何度も陥ってきた。目立った物体を目の前の中心線から外に向けて動かし，これを確実に追う眼球運動が見られるかを調べることによって，対象児童の頭部運動能力をチェックすることができる。この課題を達成できなければ，眼球運動が不正確であり，選好注視法では眼球運動を無視すればよいという目安になる。次のチェック項目としては，親しい成人を周辺視野内（スクリーンの場合と同様の偏心度）に立たせ，被験児がこれを見ようと頭を動かすかを調べる。たとえゆっくりでぎこちなくても，左右双方に正確に定位できるなら，視力推定に頭の運動を用いることができると判断できる。通常，これは何度かやる必要があるが，最大でも，10～15試行程度行なえればよい。脳性麻痺の多くの子どもたちは，頭での定位運動も眼球運動もできないので，選好注視法を通常通りに実施することは不可能である。そうした場合，「はい」「いいえ」を意味する手のタッピングを習得している場合が多いので，これを言語伝達の手段として利用し，縞模様が見えるかを尋ねることができる。

　健常新生児について考える際にも，こうした議論を全く考慮しなくていいというわけではない。新生児の気分の状態は絶えず変化し，覚醒と筋肉の変化が並行して起こっている。そのため強制選択選好注視法から得られた測定値は，

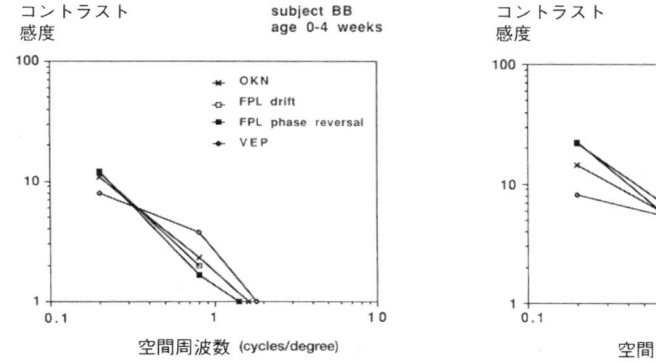

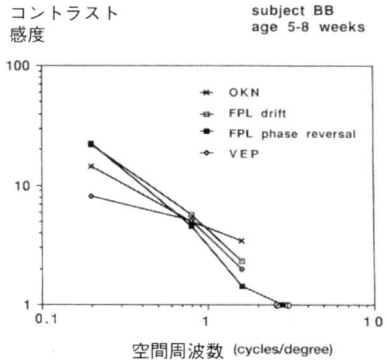

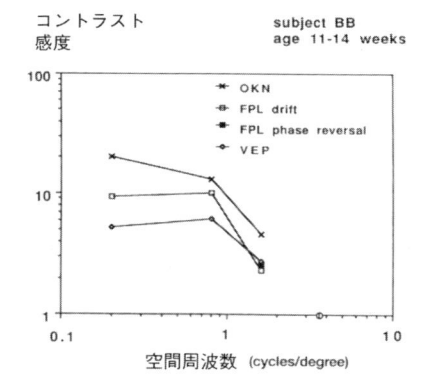

図 4.4

視力とコントラスト感度を，娘 Ione で生後 3 か月間，縦断的に異なる計測方法で計測した。強制選択選好注視法（FPL），判定者に強制選択された視運動性眼振反応（FOKN），視覚誘発電位を比較した。これら異なる方法を，同じ乳児・同じ刺激・同じ視野の位置で行なった。刺激は斜めの縞模様（45 度，基本空間周波数は 0.2，0.8，1.6 周期/度，3 rev/秒と 8 rev/秒で位相一反転するか，動かす）であった。コントラストは 1.5 から 96% まで変えた。ビデオ画面は，40cm の観察距離から見て 58 × 47 度である。FPL の動く刺激は，FOKN に用いたものと時空間的に同一で，FPL の位相一反転刺激は視覚誘発電位測定のために用いた。15 週間のテスト期間に，条件間でバランスされた約 250 の短いテストセッションを交互に行なった。外挿された視覚誘発電位の振幅を閾値の測定として用いた（視覚誘発電位の振幅と心理学的閾値の間の良い相関が見られた成人の測定で用いられてきたように）。3 つの年齢における結果を図示してある。いずれの推定値も年齢にともなって向上すること，異なる方法間でも全般的な相違はないということがわかる。小さな違いが，行動的測定（FPL と OKN）が，低い空間周波数（0.2 周期/度）において視覚誘発電位の測定よりも少し高い推定値を産出し，視覚誘発電位の推定が，0.8 と 1.6 周期/度の縞で，新生児期間において全体的に少し高くなった。

神経学的に障害のある年長児と同じように,生後数週間の乳児では変動は大きいものとなる。生後数か月児に対して,特に片側麻痺のような潜在的な神経学的障害のある子どもたちには,行動指標よりも視覚誘発電位を用いるべきだという議論も,再び可能かもしれない。

とはいえ,視覚誘発電位(VEPs)では,考慮すべき別の要因が出てくる。視覚誘発電位を記録するために,刺激を動かさなければならない。視覚誘発電位は,動いた刺激を見た際に生じる脳波を計測するためである。一方で強制選択選好注視法では,静止した刺激を使用する。そのため,視覚誘発電位(VEP)と強制選択選好注視法(FPL)のデータを比較するには,時空間的なパラメータを一致させる必要があり,時空間的なコントラスト感度関数は年齢にともなって変化することを考慮に入れなければいけない。

私たちは第四子(Ione Biba Atkinson Braddick)で,生後数か月間のコントラスト感度の発達を計測するテクニックを比較する研究を行った。データと結論を図4.4に示す。

## *4*節
### 発達途上にある視力とコントラスト感度を制限する要因

視力とコントラスト感度の向上に重要と思われる,基礎的な処理についての4つの主な変化がある。眼の特性と眼の焦点化能力における変化,光受容器(photoreceptor)の構造と密度に関する中心窩の分化,視覚経路の髄鞘化(myelination)[3],視覚システム特に脳皮質のメカニズムにおけるシナプス結合数の増加である。

視力とコントラスト感度の主な制限が,眼そのものの光学的諸特性によるということはもちろんあり得る。新生児の角膜あるいは眼のレンズにおいて,像の画質を劣化させるような著しい収差(aberrations)はない上に,光学的媒質は誕生時にはクリアである。一方,焦点能力(調節)も,光学上のボケを作り出す原因となるだろう。Braddick et al. (1979) や Banks (1980) の研究から,新生児でも,近くや遠くのターゲットに焦点を合わせるために眼を調節できる

ことがわかっている。とはいえ，この時期の調節は遅く不正確であり，精度は生後数か月で急速に改善するのである。新生児の瞳孔は小さいため，眼の焦点深度で正確に調節することが不可能である。さらに多くの乳児がある程度の乱視である，つまり網膜の上で焦点があっている像は円柱面状（cylindrical）になっており，ある軸に沿った線に焦点が合っているときは，その軸に直行する（orthogonal）軸に沿った線には焦点があわなくなる。度の強い乱視（3Dを超える乱視）は，コントラスト感度と視力を下げうることが予測されるが，たいていの乳児の乱視は比較的軽いため，乱視そのものが視力を制限する要因とは考えがたい。眼の調節の発達については5章で詳しく説明する。

網膜の形態学的構造と網膜全体での受容体細胞（receptor）の分布は，生後数か月間で劇的に変化する（Youdelis and Hendrickson, 1986）。既存のデータを用いて，形態学的変化から生じる「制限」を算出することを試みた研究がある（例えば，Banks and Bennett, 1988）。これらの精密なモデルによれば，こうした網膜の変化は，視力を制約する周辺的な要因ではあるが，それが単独の要因となって新生児から2〜3か月児で見られる低いコントラスト感度と視力値を生み出しているとはいえないようだ。

ヒトの視覚神経の髄鞘化（myelination）は，出生後しばらく続き，生後数か月間に急速に変化し，2歳で成人とほぼ同等になる（Friede and Hu, 1967）。髄鞘化は皮質下の視覚経路が皮質経路より先んじ，生後3か月までに完全になることが示されている（Yakovlev and Lecours, 1967）。外側膝状核（LGN）の樹状突起（dendrites）の形態は，約9か月齢で成人のようになる（Garey and De Courten, 1983）。発達初期では，シナプスの数はおよそ8か月齢まで増加し，その後数が減少しはじめる（Huttenlocher et al., 1982）。この減少はゆるやかで長期にわたり，約10年で成人の数に到達するほどだ。もちろん外側膝状核と皮質の処理の強さは，シナプスの数だけではなく結合状態に依存する。視覚野にある単一細胞の最大感度に視力が依存していると論じることは，たとえ関係があるようにみえたとしても，単純すぎることを意味する。様々な研究者が，行動的に測定した視力の向上に対応する単一細胞の感度の全般的な増加が生じると示してきた（例えば，Blakemore and Vital-Durand, 1986による外側膝状核（LGN）についての研究がある）。

結論として，年齢にともなって改善されるのは眼の光学的特性というよりは，光受容体の特性と中枢神経系の結合ということが言えそうである。網膜，外側膝状核（LGN）と視覚皮質は並行して発達する。これは，視覚経路のすべての領域で，細胞の成熟が相互依存的であり，システム低次の細胞の特性が皮質の細胞を制約するということを意味している。視力とコントラスト感度の発達は，サルの行動反応によって測定されたように，加齢にともなう外側膝状核と視覚皮質の細胞の最も高い空間周波数に対する反応と比べられてきた（Blakemore and Vital-Durand, 1986）。誕生時に行動学的に測定された視力は，ニューロンの最も良いパフォーマンスより約2倍悪いが，次の数か月でしだいに追いつく。約1歳の，すべてのレベルにおけるシステムの上限は類似しているようである（Jacobs and Blakemore, 1988）。単一ニューロンの感度と視覚システムの全体的な出力反応の間の関係が単純に一対一対応するという議論を受け入れることは，もちろん危険である。これらの比較は単に，システムのすべての段階で相互に作用する制約があるということと，網膜から視覚皮質への入力信号も，皮質内でのシナプスの処理も，誕生時において成人のようではない，ということを説明するにすぎない。ヒト乳児の場合，限られたデータではあるが，シナプスの数が生後2か月から6か月間で増加することが知られている（Garey and De Courten, 1983）。視力とコントラスト感度が成人値に達するような，精細な受容野の構造をつくるには，さらにニューロンが減ることにともなうニューロン間の幅広い相互結合が，当然のことだが必要である。ヒトの乳児と幼少の子どもの視力とコントラスト感度の発達に関する行動指標から，この過程は少なくとも3〜4歳まで続いているらしいことがわかった。

# 5節
## 顔知覚

新生児の視覚行動の多くが皮質下のシステムによって説明されると論じられてきた。しかしながら皮質が機能しないという説に反する証拠の1つに，「顔パターン」（2つの目と口の配置パターン）と配置を変えて作った「非顔

パターン」刺激を，新生児が弁別するという発見がある（Goren et al., 1975；Dziurawiec and Ellis, 1986, de Schonen and Mathivet, 1989；Morton and M. Johnson, 1991）。Goren et al. は顔に対してヘッドターン行動を示すことを発見し，M. Johnson and Morton は新生児が顔の配置パターンを非顔パターンよりも追視することを発見した。標準的な選好注視法の手続きを用いた場合には，顔配置パターンへのはっきりした選好は発見されなかったが，Bushnell et al. (1989) は生後数日の新生児が既知顔に選好注視を示すことを発見した。この事実は，誕生後，少なくともいくつかの顔の特徴が急速に学習されることを示すものである。他のグループもこの結果を追認している（例えば，Pascalis et al., 1995）。一方で，髪型といった顔の外部特徴が，発達初期の顔認識のためには重要なこともわかっている。Bushnell (1982) は顔写真を用いた実験を行ない，いわゆる「外枠効果（externality effect）」[#4] を最初に示した。髪型・眼・口といった複合的な特徴を使えるようにして，馴化脱馴化法を用いて2つの顔の弁別を調べたところ，6週児は髪型の違いに基づいて既知顔に脱馴化し，再認できた。しかし，こうした髪型の手がかりが図4.5のように取り除かれると，2つの顔の弁別は3か月齢になるまでできないことがわかっている。この結果は de Schonen and Mathivet (1989) によって新生児でも確かめられた。

　顔認識のレビューは，Maurer (1985) や Nelson and Ludemann (1989) のものが優れている。Nelson は，生後数週における顔の認識が顔の「スナップショット」を提供する海馬に基づく初期記憶によって媒介されることを示唆している。このシステムでは，成人のシステムとは異なり，プロトタイプ顔を用いて，1つ1つの顔を比較するということはできない。8週齢になってようやく側頭葉システムは機能し，成人と類似した方略で顔を認識することが可能となる。近年の研究（de Haan et al., 1998）では，3か月齢になってようやく顔のプロトタイプを形成することが示されている。

　新生児で生じる定位反応が，成人では顔刺激の処理に特化している側頭葉領域で処理されているかどうかについては議論が残る。顔認識における皮質特化の証拠は，相貌失認患者の神経心理学的データからも示されている。相貌失認とは，顔を顔以外の物体から区別・認識できるが，既知顔を認識できなくなるものだ（例えば，Farah, 1994）。また機能的脳画像研究から「紡錘状回顔領域

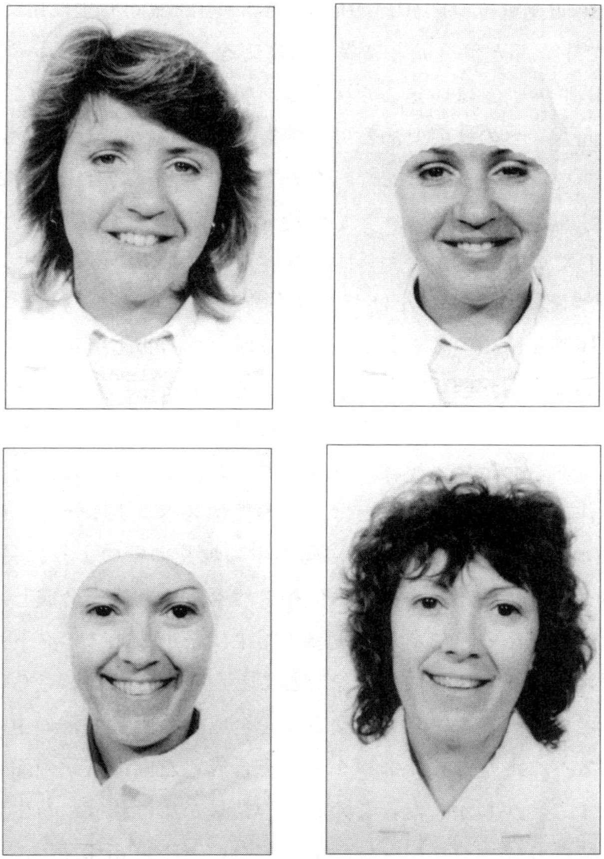

図 4.5　乳児における「外枠効果」の実験で用いられた数組の顔写真の例

(fusiform face area)」の処理が示され（Kanwisher et al., 1997），ヒト以外の霊長類での電気生理学的記録からも同様の証拠が得られている（Baylis et al., 1985, Desimone, 1991）。

　興味深いことにRodman et al.（1993）は，マカクザル乳児の側頭葉における顔に敏感な神経細胞の発達が，約2か月で開始することを示した。生態学的妥当性からみて，顔認識とりわけ既知顔認識は，誕生後に急速に発達することが適応的だと思われることから，この発達はかなり遅いと思われる。さら

に，近年の事象関連電位（ERP）の研究では，顔認識固有の反応である P400 が，6 か月児で正立顔と倒立顔とに異なる反応を示すことがわかっている（de Haan et al., 印刷中）。とはいえこの反応は，顔認識によるものではなくて，単に"よく見る向き"への反応である可能性もあり，議論が待たれるものである。

新生児は，顔をごちゃまぜにしたパターンと顔パターンを比べると，顔パターンへの選好注視がみられない。多くの研究が，このことを標準的な選好注視法を用いて示しているにもかかわらず，知覚対象としての顔に対して新生児がバイアスを持つ証拠も，少しだけだが存在する。あらゆるパターンを，コンポーネントの振幅と位相のスペクトルへと分離できる線形解析システムを用いて，Kleiner（1987）は 4 つの異なるパターンを作成し，そのうちの 2 つをペアとして用いて新生児の好みを調べた。彼女は，スキーマ顔のパターンと煉瓦の壁パターン（あるいは格子模様）を元刺激とし，フーリエ変換を用いて 2 つの合成画像を作成した。その 2 つとは，顔の振幅スペクトル情報と格子模様の位相スペクトル情報を合成したもの（霧の中の煉瓦の壁のように見える）と，顔の位相スペクトル情報と格子模様の位相スペクトル画像を合成したもの（画質が悪いが，顔に見える）である。実験の結果，格子振幅スペクトル合成画像よりも，顔振幅スペクトル合成画像を好むことが発見された。さらに，顔の振幅スペクトルと格子模様の位相スペクトルを合成した画像（霧の中の壁）よりも，顔の位相スペクトルと振幅スペクトルを合成した画像（元の顔画像）に顕著な選好を示すことがわかった。この第 2 の結果がなければ，新生児が振幅パターンに敏感であり位相パターンには敏感でない（Braddick et al., 1986b）ことを支持することになるのだが。

この後者の実験結果は，もし振幅スペクトルが元の画像と一致していれば，新生児はスキーマ顔の位相スペクトルを好む，ということを意味している。これら多くの結果と，異なるパターン間で振幅スペクトルを正規化してある範囲内に一致させるにはどうすればいいのかについて，議論がなされてきた（さらなる議論のために，Badcock, 1990 を参照のこと）。結局，合成画像（振幅コンポーネントでなく位相コンポーネントによって表現されたこの合成画像は，成人にとっては低コントラストで画質が悪いように見える）に対する，新生児の見えの実験結果を解釈するのは難しいように思われる。

**4**章　新生児の視覚

　結局のところ，視床枕（pulvimar）[#5]のように，眼球運動の定位に関する回路を含んでいる皮質下領域が，誕生時に働き，新生児における選好定位反応の基礎となるかどうかは，現在のところわかっていない。刺激をずっと眼で追い続けること，つまり，（左右の目，口）の3つの点によって構成された顔のような図形に対する新生児の選択的反応は，目立つものに注意をむけるシステムの発達初期のバイアスを示しているのかもしれない。あるいは逆に，もっと後になって，年長の乳児の顔認識システムが，顔や表情を細かく識別できるようにするために，バイアスがあるのかもしれない。

## **6**節　結　論

　この章では，新生児の視覚発達の出発点について議論した。新生児は，運動学的にかなり精巧な眼球運動を行なうことができ，優れた定位システムを持っている。中心視野で刺激を捉えることができるように，皮質下で制御される。このシステムは自動的に機能し，脳の配線回路に"生まれつき"備わっているようである。こうした新生児のシステムは，顔の配置パターンのような生態学的に妥当な刺激に対して，すばやく反応・細かく処理することに適応しているのかもしれない。とはいえ，急速に変化し，すぐに消えたりする不連続な光源や，高いコントラストパターン（黒と白の同心円図形など）も新生児の注視をよくひきつける。

　5章では，特殊化された皮質メカニズムの視覚発達が，生後6週間以降に急速に発達することについて述べよう。いくつかの実験データから新生児期の安定性が示唆されている。それはあたかも，脳が誕生時の外傷的な経験から数週間かかって回復するかのようであり，この結果，後の数か月間に，入力される視覚情報をより複雑なレベルで使用することがスタートできるようになるのである。

# 5章

# 発達する光学系——屈折と焦点化もしくは調節

　2章で，乳児から成人まであらゆる年齢に適応可能な，調節と屈折エラーを測定する写真屈折法（photorefraction）やビデオ屈折法（videorefraction）という新しい方法について議論した。調節能力の年齢的変化を調べる最近の研究は，この種の技術を用いる。しかしながら，加齢にともなう屈折の変化（遠視と近視）を調べる研究では，眼の調節をゆるめた安静位で見るために毛様体筋麻痺薬（cycloplegia）を使用し，眼科医と検眼士にとって伝統的な方法である検影法が一般的に用いられてきた。現在のスクリーニング・プログラムでは，写真屈折法やビデオ屈折法，あるいは検影法を含めた様々な技術が用いられ比較検討されてきた。検影法は眼鏡での屈折補正について考える際の「黄金の基準（gold standard：金本位制）」となる方法ではあるが，すべての年齢の乳児と子どもの調節能力を調べるために，私たちは方位が等しい等方性写真屈折法（isotropic photorefrection）を用いている。

## 1節
### 加齢にともなう調節の変化

　生後数日の新生児でも，異なる距離にあるターゲットに焦点をあわせて調節変化を行なうことができる（Braddick et al., 1979；Banks, 1980；Brookman, 1983；Howland et al., 1987；Aslin et al., 1990；Hainline et al., 1992）。しかし

ながらこうした焦点変化をみるためには,ターゲットは,視角10度ほどと大きく目立ち,乳児から約1メートル以内の比較的近い距離になければならない。一貫して正確に調節を行なう能力は,生後はじめの数か月間で急速に改善し,6か月齢になるまでに広い範囲の距離のターゲットに対して調節ができるようになる。こうした調節能力の正確性は多くの要因に依存する。網膜と神経における視力の制限,バージェンス反応(vergence responses),視差検出(disparity detection),そして色収差(chromatic aberration)[*1]などである。それぞれの段階で何が決定的な制約であるかはわかっていない。年少の乳児の瞳孔は成人の瞳孔よりわずかに小さいので,焦点深度が少し深い。乳児は成人と比べて視力が弱いので,像のボケや自分の調節の不十分さに,しばしば気づくことができないようだ。6か月齢までの調節反応が悪いのは,自分の見ている映像がボケているかどうかフィードバック情報が不足しているせいかもしれない。実際,生まれて間もない頃でも,調整するための筋肉上の制約はない。筋肉が焦点変化を可能にする調節範囲は,かなり広範囲(少なくとも30D)である。視覚刺激が遠くにあるときでも,1か月児の眼は約50cmの距離に焦点を合わせることが多く,年少の乳児は「近視的」であると考えられている。調節を毛様体筋麻痺薬(cycloplegia)でゆるめた場合,乳児の眼の平均的な安静状態は,多少乱視をともなう軽い遠視(1-2 D)である(乱視は網膜像の焦点化のための円柱成分,つまりレンズ面上の1つの軸に沿った線に焦点があっている場合,軸に直交する線は乱視の程度によって焦点がボケる)。

年長の乳児や幼少の子どもが焦点を合わせるよう調節する際に見られる焦点化のエラーは,屈折異常や注意障害の強力な指標として捉えることができる(Braddick et al., 1988;Anker et al., 1995;Atkinson et al., 1996)。脳損傷児の多くは(例えば,焦点化障害(focal lesions)のある子ども),毛様体筋麻痺(cycloplegic)によって顕著な屈折エラーがないことが示されていても,異なる距離にある対象に焦点を合わせる調整ができない。こうしたケースでは,皮質システムに関連した調節メカニズムのネットワークが,乳児期に正常に発達しなかったようだ。これが,調節システム自体の損傷によるのかどうか,あるいは,より中枢の損傷が皮質性の注意のシステムに及んでいることによるのかどうかは,上記の指標だけからは決定できない。8章で,調節の測定を,他の

5章　発達する光学系——屈折と焦点化もしくは調節

注意機能の測定とあわせて議論する。

## 2節
## 加齢にともなう屈折の変化

　乳児と幼少の子どもの加齢にともなう屈折変化に関する研究レビューは多数ある（Baldwin, 1990；Howland, 1993）。しかし多くの研究は、臨床目的の集団や特定の集団についての横断的研究が多いため、健常児やすべての子どもたちに一般化することは難しい。多くの新生児の屈折の研究で、屈折エラー値が平均すれば軽度の遠視であることが報告されているが、この傾向は生後2, 3年間は変化しない。この屈折の平均値に対する考え方は、健常児集団の一部で数か月までに屈折の著しい変化がみられることや、乱視の健常乳児では著しく屈折が減少することがあることなどを覆い隠してしまう（Howland et al., 1978；Mohindra et al., 1978；Atkinson et al., 1979）。比較的大きな集団内でこうした屈折の発達的変化を観察するため、公的な機関と眼科医との協力を得て、ケンブリッジ健康局（health District）でこの10年間に2度のスクリーニング・プログラムを行なうことができた。つまり、出生集団の70〜80％に詳細なスクリーニング測定を施したのである。ただし、そのほとんどが白人の子どもであったため、人種を超えて一般化するには不十分である。分析途中ではあるが、スクリーニングされた母集団は、総計して約6,000人の乳児（7〜9か月児）となり、健常児・異常児を含めそのほとんどが、第1期のプログラムでは4年間まで、第2期のプログラムでは6年間まで追跡調査された。これらの研究の詳細は、文献を通じて公表してある（Atkinson et al., 1984, 1996；Atkinson, 1993, 1996）。このスクリーニングにおいて、9か月齢で発見された屈折エラーと調節遅延の発生率を図5.1に示す。

　妹のSue Atkinsonの協力で、ブリストルで同様のスクリーニングを行なったところ、第1期の発生率と類似していることがわかった（Atkinson and Braddick, 1986；Atkinson et al., 1987）。第1期にケンブリッジでスクリーニングした、平均8.5か月齢3,166人の乳児の毛様体筋麻痺薬による平均の屈折

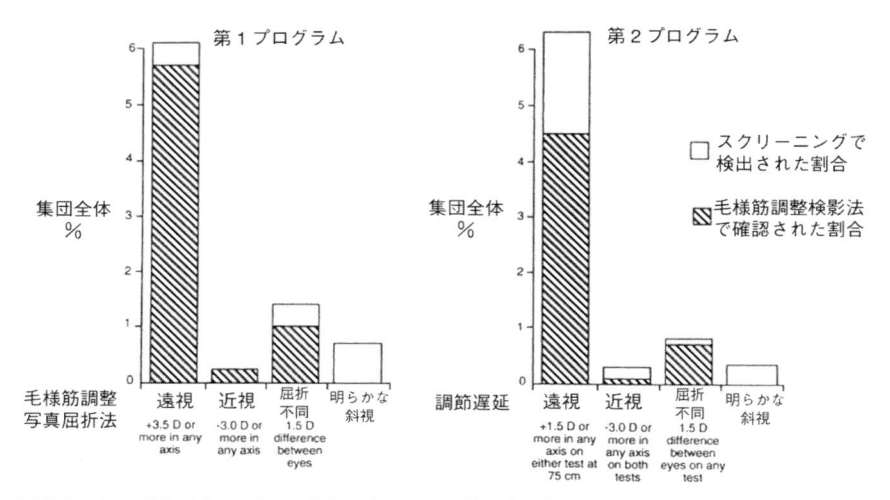

図 5.1 ケンブリッジでの2つの集団スクリーニング・プログラムにおける屈折エラー（第1プログラム）と調節遅延（第2プログラム）の発生率
屈折不同 Anisometropic　明らかな斜視 manifest strabismus

値は，遠視の 1.5 D あり，その半数の乳児は乱視であった。また，大きい近視の屈折エラーを示した乳児はほとんどいなかった（1％ より少ない程度）。母集団の 4.6％ は，毛様体筋麻痺のもとで顕著な遠視屈折エラー（少なくとも1つ以上の検査軸において 3.5 D 以上）を示し，顕著な乱視で遠視でもあった。斜視の乳児はほとんどおらず（全母集団の 0.7％），5 歳までの斜視の発生率は 1.5％ ～ 2.5％ であった。乳児と子どもの調節反応は，年齢や遠視屈折エラーの程度によって変化する。調節力をほとんどもっていない一部の乳児は，遠視屈折エラーのためにいつもボケた入力をしているため，弱視となりやすい。また発達初期にもう少し程度の弱い遠視になった他のグループの乳児は，高い AC/A 比（accommodative convergence ratio）[*2] を発達させてしまい，その結果輻輳の障害と内斜視（esotropia）[#1] をもたらすかもしれない。しかしながら，遠視が感覚－運動両眼ループの阻害を導く詳細な働きは，まだほとんどわかっていない。他の乳児は，適応性のある低い AC/A（調節／輻輳）比を発達させ，問題なく調節を行なうかもしれない。その際，視覚はうまく発達し，悪くとも軽い弱視を示す程度かもしれない（多少の乱視を含むかもしれない）。

## 5章 発達する光学系——屈折と焦点化もしくは調節

　遠視の子どもにおける大きな調節の必要性からくる調節－輻輳の相乗作用は，発達初期に発現する斜視をともなう遠視性屈折の臨床報告の中で強調されてきた。この遠視と屈折との関係の「視覚の可塑性」については，9章で論じる。

　初期の遠視が斜視を引き起こしてしまうことを阻止できる可能性については，私たちのスクリーニング・プログラムで検討された。遠視を眼鏡で矯正する処置を無作為に選んだ乳児に行なった結果，遠視を矯正された乳児では矯正されない遠視の乳児と比べて斜視が有意に減少することがわかった。

　様々な屈折率がどのような視覚システムの結果をもたらすのかについてのより詳細なデータと議論は，9章で可塑性について考える際に議論する。ここでは様々なタイプの乳児における屈折変化の追跡調査についてのみ解説する。9か月から20か月の間に起こる屈折の変化は，これまでにある程度詳細に分析されてきた（Ehrlich et al., 1997）。この過程では，眼球が「正常眼化（emmetropization）」に向かう強い傾向があり，遠視性の屈折エラーは減少する。初期の遠視が大きいほど，平均減少量も大きい。このように屈折は通常の正常眼の値（common emmetrropic value）に向けて収束する傾向にあるが，この平均値には大きい変動がある。もちろんスクリーニングで同定された統制群の子どもの多くは，9か月齢でこの正常眼の値にとても近く，乳児期にわたって屈折は少ししか変化しない。

　生後9か月児は全体的に遠視であり，いくらかの乱視がある子どもも発生するのだが，これらは加齢とともに減少する（Atkinson et al., 1980）。正常眼化のメカニズムを考えるにあたって，データを表す適当な方法は何かを問う必要がある。たとえば垂直軸上に +4D で水平に +2D という値を持つ子どもの場合，+3D の「平均化した球面成分（mean sphere）」で 2D の乱視があるというようにも記述できる[*3]。Ehelich et al. の論文では，これらの測度における変化の間の相関が検討されている。2つ目の記述（球面＋円柱，sphere plus cylinder）において，これらの2つの量の変化の速さは互いに独立しているようである。言いかえると，2D の乱視が減少するかどうかは，この乱視の値が，平均化した球面成分の値が大きいということと関係があるかないかに依存しないということである。これは，正常眼化のメカニズムが垂直軸と水平軸に別々に作用すると仮定した際に予測されるだろうこととは違う。この分析は，眼の

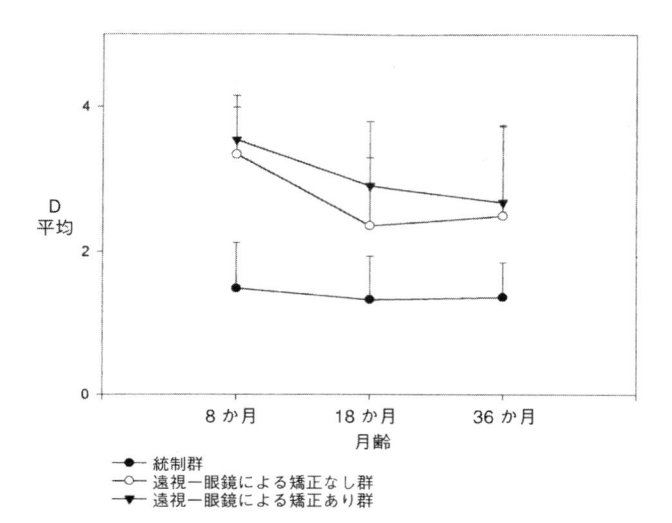

図5.2　検影法を用いて測定された，加齢にともなう毛様体筋麻痺下の屈折の球面成分平均値の変化　(a) 8〜9か月齢において正常屈折であった乳児。(b) 8〜9か月齢において遠視で部分的な眼鏡での矯正をしていなかった乳児（非常に重い遠視（どの軸においても +6D あるいはそれ以上）の乳児はこの群に含まれない）。(c) 8〜9か月齢において遠視でぼけているはずの視覚を一部補正するために部分的な眼鏡による矯正を適切に受けた乳児。

　全体的な大きさと屈折力を支配し，球面成分による遠視を軽減しようとする単一の過程があることを示唆している。これはボケた像を検出することによって駆動されているのかもしれない。さらに，別の独立した過程が眼の形をより球状に，そして乱視を少なくするように変化させているようである。第1回スクリーニング・プログラムからのデータは，この第2過程が，最も遠視である軸が，レンズの水平軸であるほうが垂直軸であるよりも，より急速に乱視を補正するように働くことを示唆している。

　眼鏡による矯正を行ない像のボケを少なくすることで，正常眼化の過程が減るかどうかに関しては多くの議論がなされてきた。この疑問に答えるべく，私たちの第1回スクリーニング・プログラムでは，異なる屈折群を比較することとした。加齢にともなう屈折変化をみるため，統制群（8か月で顕著な近視あるいは遠視屈折がない乳児）と屈折エラーのある群の両群の屈折の変化を生後3年間にわたって比較した。

# 5章　発達する光学系——屈折と焦点化もしくは調節

　すべての群において加齢にともなう乱視の有意な減少はあったが，8か月齢と3歳との間の統制群の屈折の球面成分の平均値に有意な変化はなかった。小さい近視屈折エラーがある乳児と（Ehrlich et al., 1995 を参照），大きい遠視屈折エラーがある乳児，それぞれグループの多数の乳児が乳児期を通じて正常眼となった。少しだけ近視の乳児は3年間で正常群と同じ程度になる一方，中程度の遠視屈折エラーがある乳児は3歳になってもまだ統制群より顕著に遠視であった。これらの遠視の子どもは3歳までに完全に正常眼にならなかったようであるが，母集団の大多数はこの年齢までに正常眼になった。正常眼化の速さにおいて，眼鏡で部分的な矯正をした遠視の人と眼鏡をつけなかった遠視の人との間に有意な差はないようである。後者は，「眼の成長（そして正常眼化）の速さにおける変化が，視覚刺激における光学的なボケの程度に依存する」という理論に関する興味深い否定的な知見である。理論的立場からは，眼の成長は視覚的フィードバックによって大きく左右されることが示されてきた。このことはつまり，矯正された遠視の人は，矯正されなかった遠視の人と比べて，正常眼化が（もし起こるとしても）遅くなるはずである。レンズ着用することで引き起こされる近視および遠視は，多くの異なる種で報告されてきたが（例えば，Schaeffel, 1993；Hung et al., 1995），ヒヨコのような多くの種の結果と比べ，霊長類における結果は，個体間や着用したレンズの度によって変化するようだ。

　眼鏡をつけることがなぜ，乳児の遠視の正常眼化の速さに影響しないのかについて，いくつかの推測が可能だ。最も簡単な説明は，矯正が部分に限られることによって起きることである。矯正が部分的なため乱視は非常に大きくない限り矯正されない。このことにより，シャープな像を得るために大きく調節を行なう必要がなくなるが，部分的な矯正で補正されずに残るボケのために，まだいくらか調節を行なう必要性がある。私たちの研究では，部分的に眼鏡によって矯正された乳児においてシャープな像を得るために必要な調節は，同じ母集団の中で大多数の正常屈折の子どもの場合とほとんど同じであった。4歳での斜視や弱視の発生率についての私たちの測定結果から，部分的に矯正された（眼鏡をつけた）乳児の遠視は，矯正されなかった乳児の遠視と比較して，有意に発生率が下がったことをすでに述べた。そのため正常眼化は処置によって

あまり影響されなかったようであるが，斜視や弱視などの視覚的能力は処置によってとても改善された。なぜ乳児期に遠視の乳児が，3歳の時点でまだ正常眼の統制群より遠視であるのかに関して推測することも興味深い。ほとんどすべての遠視の乳児は乳児期初期に調節反応が不十分で（私たちの第2回ケンブリッジ・スクリーニング・プログラムの結果から発見），乳児期を通して調整の正確性が変動しやすいままである可能性がある。この変動しやすさのため視覚的フィードバック信号は統制群より劣悪で，正常視のための信号も不十分である。この悪い調節が，他の領域（認知と言語）における脳発達における全般的遅延を示す「兆候（soft sign）」であるかどうかはまだわからない。現在行なっている，第2回のスクリーニング・プログラムでは，毛様体筋麻痺薬なしの調節パフォーマンスをスクリーニングの測度としている（Anker et al., 1995を参照）。このプログラムの結果が将来利用できるようになれば，斜視を生み出す恐れのある，調節と屈折の相互作用と，初期の視覚発達と他領域における運動，認知，そして言語的発達との関係を明らかにする助けになるかもしれない。

## 3節
### 結論

眼の屈折と他の視覚発達の側面の相互作用に関して，興味深い，しかしいまだに答えられていない疑問が多くある。たいていの乳児が生後数か月間に完全に焦点の合ったパターンと物体の像を持たないことは明らかであるが，解像の神経システムもまた成熟していないので，この網膜における光学的ボケは視覚伝達経路におけるノイズの1つの原因にすぎない。もちろん焦点をあわせられないこと（近視も遠視も）は，子どもが発達していき，広範囲な視覚距離の中で行動を決定していくために必要な情報をどんどん用いるようになるにつれて，徐々に大きな制約となっていくだろう。

乳児期における乱視のエラー（それはとても普通のこと）は，特定の方位における線分処理を劣化させ，形の歪みをもたらすかもしれない。こうした歪み

# 5章　発達する光学系――屈折と焦点化もしくは調節

やボケは，形と大きさの恒常性メカニズムの働きを妨げることになるかもしれない。網膜像における物体の大きさや形の（見る角度や距離による）変化は，恒常性によって相殺され，恒常的な大きさや形の物体を知覚できる。形と大きさの恒常性メカニズムは，非常に年少な乳児（新生児でさえも）でも機能しているという説もある。恒常性が幼い乳児でも機能するならば，視覚像に歪みやボケのある重度の乱視の乳児で，いったいどのように恒常性メカニズムが機能しうるのか，理解することは難しい。

　成人は，非常に微細な光学的ボケにもすぐ気づくので，こうした状況には耐えられないだろう。しかしながら私たちは，光学的ボケが，初期の視覚解像能力への制限要因になりにくく，生まれて数か月の乳児は実際そのボケを検出すらしないのかもしれないと論じてきた。システムの他の多くの神経系の制限は生まれて間もないときに存在し，初期の調節における不正確性につながりやすい。さらに，物体のエッジの明瞭さやその詳細そして全体的なコントラスト（それらはすべてボケによって影響される）に比べ，物体の多くの他の視覚属性，例えば色や動きは，乳児の注意階層の上層になりやすく，よって乳児の物体に対する反応を制御する上で重要なものになりやすい。

# 6章
# 特定の皮質モジュールの機能的はじまり

　誕生から3か月齢になるまでの間，乳児の視覚は急速な変化が起こり，親もこうした変化に気づくことがある。親にしてみれば，今まで眠そうにしていた赤ちゃんが，6～8週齢になった頃，あたりを見回しはじめ，本物の笑顔を見せたり目が合うのを突如観察することになる。こうした発達的変化は，広範囲にわたる視覚による探索と，前言語的コミュニケーションの試み，目の前を横切る物体を手で叩こうとする運動，などへと続いていく。多くの研究グループが，このような乳児の変化について研究してきている。

　私たちは，皮質機能の指標となる行動を特に研究してきた。皮質が機能すること（cortical functioning）は，行動における多くの変化がそのもとになっている皮質の機能化と特定の皮質モジュールによる意志決定実行の引き継ぎに関係している，と信じられているからである。このことについて図3.3（方位・色・運動・視差の皮質の選択的モジュールの機能的はじまり）に示そう。

　視覚皮質発達の主な証拠は，霊長類研究における皮質ニューロンですでにわかったように，特定の種類の刺激選択性を必要とする能力の発達の考察からもたらされた。例えば，ある細胞は特定の傾きや方位をもった線に最大の反応を示す。こうした方位に選択的に反応するニューロンは一次視覚皮質に見られるものの，視覚経路の皮質下では見られない。方位を持つ線刺激は，特定の発達段階の乳児が，このような選択性を持つニューロンを持っているかどうかを調べるために用いられる。乳児が異なる方位の線を弁別できることが示されたなら，方位に選択性を持つニューロンが反応に関与することと，これらの多くの

細胞を含む皮質の部分が働いていることを示唆すると言えるだろう。これは，刺激が細胞の特定の母集団から反応を引き出すために特別に構造化されているので，「デザイナー」刺激と呼ばれてきた。似たようなものとして，「マーカー」課題がある。この課題の失敗は，成人の臨床患者，あるいは損傷のモデル動物において，脳の特定部位の損傷を示すマーカーとなる。

　類推を用いて，こんな風に考えてみよう。もし健常に発達している乳児が，脳損傷の成人の損傷経路をチェックする臨床課題と同じような課題に失敗するならば，成人の患者で損傷のあった経路が，その子どもでも同じように未発達か，まだ機能していないと推測することができる。例えば，バリント症候群(Balint syndrome)[#1]とよばれる患者たちは，ある物体から別の物体に視線を移動し，注意を移動することが難しい。こうした患者の多くは，両側の頭頂葉に損傷があることがわかっている。もし乳児がバリント症候群と同様の課題で同じような問題を示すならば，頭頂葉を含む回路に問題があると仮説を立てることもあろう。もちろん，こうした考えは仮のものでまったくの推測かもしれず，他にも説明可能な考えはありうる。乳児がいわゆる「マーカー課題」で失敗することから，特定の皮質モジュールについての探求を始めることもできるが，その回路あるいはモジュールを機能させることに失敗していることを正確に指摘するためには，さらにより特定化するための課題を考案することが必要である。もちろん，乳児がある課題（ある皮質モジュールに特化するように特別に考案された課題）で成人のような行動を示し，別の課題（異なる皮質領域に特化するように特別に考案された課題）で失敗するような，乳児課題における「二重解離現象」を示すのが理想であろう。こうした結果は，異なる皮質モジュールの成熟が同期していないことを示すだろう。子どもがすべての課題で成人より悪い結果を示したときには，成人と比べて乳児が全般的に未成熟であるという説明になるが，それだけではないことになる。後者の場合，発達における全般的な遅延かもしれないし，動機あるいは注意の問題かもしれない。さらにいえば，2つの課題における一般的な課題要求を理解できなかったのではないか，という可能性さえ考えたくなる。

　私たちは，「デザイナー刺激」を理論的根拠にし，方位あるいは傾きの弁別，視差検出，相対運動，そして対象から注意をはずす過程，など様々なシステム

6 章　特定の皮質モジュールの機能的はじまり

の発達を研究してきた。それらの領域における私たちや他のグループの研究は，広範囲にわたって以下の論文（Braddick et al., 1989；Atkinson, 1992；Birch, 1993；Braddick et al., 1993, 1996a, 1996b）で概観されてきたので，ここでは主な点だけを考察する。私たちは乳児の色弁別の発達について研究しているわけではないが，成人では色処理の大部分が皮質で行なわれることが知られているため，皮質を扱うこの節で取り上げることとする。その際，Teller たちのグループの研究から多くの示唆を受けたことをここに記しておこう。

## *1* 節
### 色の視覚

　Campbell は，高名な色の専門家の Rushton が存命中は，同じ研究室内で色視覚の実験ができなかったと言っていた。Campbell によると「彼は私に色研究の免許をくれず，私にとっての研究世界は色の無い黒と白だけだった」そうだ。Rushton は，色視覚を研究する若輩に対して極端に冷酷なことで有名だ。私は Campbell の警告を心に留めたため，私たちは乳児の色視覚発達に関する研究を一度も企てなかったのかもしれない。

　成人では，視覚信号は網膜内の桿体と 3 つのタイプの色光受容体（長（L），中（M），短（S）波長錐体）によって処理される。錐体に入力された情報は，3 つの受容体チャンネルに結合される。この 3 つのチャンネルは，L と M 錐体から入力を受ける輝度チャンネル，L と M 錐体から反対色入力を受ける赤／緑チャンネル，そして S 対 L + M 錐体から反対色入力を受けるトリタンチャンネル（tritan channel）[*1] である（この分野のレビューとしては，Boynton, 1979 と Lennie, 1984 がある）。色のついた物体が知覚されるときには，最終的な知覚を得るために輝度（achromatic）システムと色（chromatic）システムの両方が働くため，物体の明度は色相から意識的に区別されることはない。これは，もし 2 つの異なる色相のパッチが色に基づいて弁別されているのならば，まずこの 2 つの輝度が一致している必要があるということを意味する。初期の研究の多くは，使用した刺激が等輝度でないため，乳児が色度よりも明度に基

づいて色弁別している可能性を排除することに失敗している。最近になって，様々な方略を使って，輝度の問題をうまく避けるようになってきた。例えば，まず初めに各年齢の各乳児の等輝度点を測定しておくやり方や，あるいは広範囲にわたって様々な周波数の刺激を結合する際，輝度をばらつかせ，うまく等輝度点がその範囲に含まれているようにする，などのやり方である。Anstis and Cavanagh（1983）は等輝度点を測定する巧妙な技術を考案した。コンピュータで作られた特別な画面が，仮現運動を作り出す。その方向は，1つの色の縞模様が他の色の縞模様よりも明るいか（luminous）否かに依存していた。仮現運動は眼球運動を引き起こし，この反応は乳児で観察できる。2つの色が等輝度であるときに，動きは知覚できない。この技術を用いて Maurer et al. のグループは，同じ方法で測定された等輝度が，健常な成人と2～3か月齢児でよく似ていることを示すことができた（Maurer et al., 1989）。後の研究でも，この結果は確認されている（Teller and Lindsey, 1993；Brown et al., 1995；Teller and Palmer, 1996）。

最近のいくつかの文献では，数多くの乳児の色知覚研究が要約されている（例えば，Teller and Bornstein, 1987；Brown, 1990；Teller, 1997 など）。ほとんどの研究では，異なる月齢の異なる条件のもと，健常の成人の色弁別能力と乳児の能力を比較している。そしてすべての研究で，生後1か月の乳児では年長乳児と比べ，色弁別がうまくできないことが示されている（Hamer et al., 1982；Packer et al., 1984；Varner et al., 1985）。テスト領域の大きさは重要な変数で，いつから色弁別ができるようになるのかについては，刺激のサイズが小さければ小さいほど，より年長の乳児でなければできないようである。新生児期における色視覚に関しては，いまだ議論中の段階である。Adams et al. (1990) は，新生児が一様な灰色よりも灰色と色のチェッカーパターンの方をよく見ることを発見した。ただし，青色のテスト刺激ではそのような弁別はなかった。この結果から彼らは，新生児が短波長ではなくて長波長での色視覚をもっていると結論づけている。とはいえ，Adams et al. の研究では，限られた範囲の輝度を用いているため，Brown（1990）はこうした議論に懐疑的だ。Brown によれば，Adams et al. の実験での新生児の弁別で，桿体のシステムが作動していたかもしれないというのである。

## 6章 特定の皮質モジュールの機能的はじまり

　Banks and Bennett（1988）は，新生児の輝度と色度の感度についての研究から，また理想的な観察者モデル（ideal observer model）[#2]から，乳児の赤／緑の違いの検出は輝度変調（luminance modulation）の閾値から予想可能だとしている。赤／緑系の場合，輝度感度に対して色度の差分情報に損失はない。しかしながらトリタン刺激（tritan stimuli）[*2]の場合，S錐体に基づく感度に差分情報の損失がある，と彼らは議論した。この結果は，皮質内神経システムの色度チャンネルにおける発達の違いを説明するのに用いることができる。

　Tellerのグループが実施した初期の強制選択選好注視法（FPL）を用いた研究から，2か月児が白背景の中にある赤の刺激を選好することがわかった。この赤の刺激の輝度は小さな段階で変化し，そのうちの1つの刺激は輝度の違いだけに基づいて弁別できないものであった（Peeples and Teller, 1975）。この結果は，こうした弁別行動をもたらすために，少なくとも2つの光受容体のタイプが機能することを示している。別の研究では，2か月児が赤・オレンジ・緑・青・紫を白から弁別できたが，緑・黄・中間色の紫では弁別できなかったことがわかっている（Peeples and Teller, 1975；Hamer et al., 1982；Clavadetscher et al., 1988；Allen et al., 1988）。赤／緑チャンネルとトリタン（青／黄）チャンネルの両者は，2か月齢以降に機能することが示されている。Dobson（1976）の分光感度（spectral sensitivity）[#3]についての研究では，乳児は桿体の貢献を減らすことで明るさに順応することがわかった。1～3か月の乳児は，分光視感効曲線（spectral luminous efficiency functions）を測定する際，短波長に対する感度を（成人と比較して）向上させる。Werner and Wootten（1979）は，乳児の暗順応について調べ，590nm以下の波長の分光視感効曲線は，成人の暗所曲線の形に類似していることを示した。しかしこれらすべての測度は，単一の機能を持つ錐体の型で説明できるかもしれない。Pulos et al.（1980）は，青と黄の背景に順応させて460nmと560nmの閾値を測定した。青い背景では560nmの感度が高く，黄色の背景では逆に460nmの感度が高かった。この結果は，少なくとも2つの錐体が活動していることを示唆するものである。Pulosは，3か月児が460nmに対して感度上昇を示すことを発見し，乳児はこの時期までに三色型になると主張している。

　数週齢から数か月齢まで，色視覚の発達の時間的過程を縦断的に見たいくつ

かの研究がある。Morrone et al.(1990, 1993)は，6～8週齢より年少の乳児で，赤／緑の反対色コントラストパターン（時間的にも空間的にも低い周波数）からなる等輝度刺激に対しての有意な視覚誘発電位（VEP）反応を発見することができなかった（Allen et al., 1993では，こうした反応がより幼少児で出現することを示しているのだが）。Morrone et al.の結果は，異なる錐体の型からの信号が，約2か月齢までに色選択メカニズムを作り上げないことと，全般的に低い空間周波数刺激に対する色反応が，高い空間周波数に対する反応よりも前に成熟することを示している。

動いている，または位相反転する赤／緑縞刺激に対する強制選択選好注視法（FPL）による結果から，3か月齢の時間コントラスト感度関数が帯域通過型であることがわかり（Dobkins et al., 1993），成人における低域通過型のtCSF（時間コントラスト感度関数）とは異なることがわかっている。このことは，時間変調された赤／緑色変調縞が，3か月齢では，成人で色弁別に用いられる小細胞系システムではなくむしろ大細胞系システムによって処理されているかもしれないことを示唆する。色視覚弁別における年少の乳児と成人との違いを理解するためには，より年長の乳児や子どもを対象とした研究が必要である。少なくともこうした結果は，年少の乳児における動く色刺激に対する処理が，広視野の静止した色刺激に対する処理と異なる可能性があることを示唆している。この結果は，静止・動的縞パターンの方位弁別に関する私たちの結果とよく似ている。

結論としては，輝度のアーチファクトと色収差（chromatic aberration）を適切にコントロールした場合，新生児と1か月齢児の色弁別力は弱いかあるいは全くないということが，行動測定とVEP測定の双方の結果で得られている。赤／緑弁別は生後2か月目で可能になり，トリタン視覚はより遅く，少なくとも3か月齢以降で可能になる。幼少期のデータはほとんどないものの，感度は少なくとも生後1年の間で全般的に改善されるらしい（Crognale et al., 1997の研究を参照）。

心理学者や小児科医によるおもしろい強固な見解として，4歳未満の子どもでは，原色でさえ，色ネーミングが一貫しないということがある。にもかかわらず，色の名前は，2歳程度が学習し始める200語の語彙に入っていることが

多い。色の名前は，注意の向きやすさのマーカーとして使われることが多いようで，子どもがすべての「興味深い」物体をたいてい「赤」あるいは「黄」というような特定の色の名前でラベル付けする時期があることが親によって報告されている。なぜ幼い子どもがそのような特徴を示すのかはわかっていない。今後の研究の課題はそれがなぜなのかを理解することである。4か月齢の乳児において，色恒常性メカニズムが働いており，細かいトリタン弁別ができるという証拠はある。この高度に発達した弁別システムと言語コミュニケーションシステムとの結合には，何年にもわたる発達が必要だろう。

## 2節　方　位

Hubel and Wiesel（1977）によるネコと霊長類を用いた先駆的な研究の後，様々な種の動物を用いた電気生理学的研究で，皮質ニューロンの方向選択性が示されてきた。信号が皮質内の選択性によるフィードバックによって取り出される場合を除いて，方位の違いは皮質下では処理できないと信じられている（例えば，Sillito et al., 1993）。

生後数週齢の健常児が，異なる方位の静止した縞パターンを弁別できることは，乳児研究では今や広く合意されているところである。そしてこの結果は，誕生直後に皮質が機能していることの証拠とされている。方位弁別に関する私たちの最初の実験は，これらの研究とは少し異なる結論で，相対方位の弁別は生後約6週齢で発達し始めるというものである。定常状態型のVEPの記録をとるために，これらの研究では，45度と135度という2つの方位間ですばやく交替する（8反転／秒）縞パターン刺激を考案した（このVEP反応を図6.1に示す）。

有意な定常状態型のVEPは，2つの刺激パターン間の遷移と同じ周波数で位相関係が合っている反復的な信号として同定できる（Wattam-Bell, 1985）。方位変化の周波数（あるいはこの周波数の高調波）における，統計的に信頼できる反応は，方位選択メカニズムのための証拠となる。方位変化（方位反転視

動的な方位反転刺激

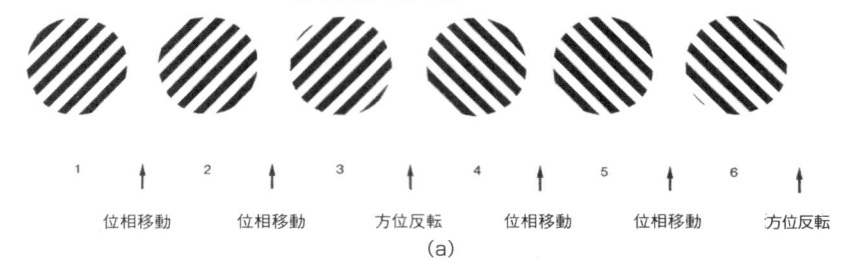

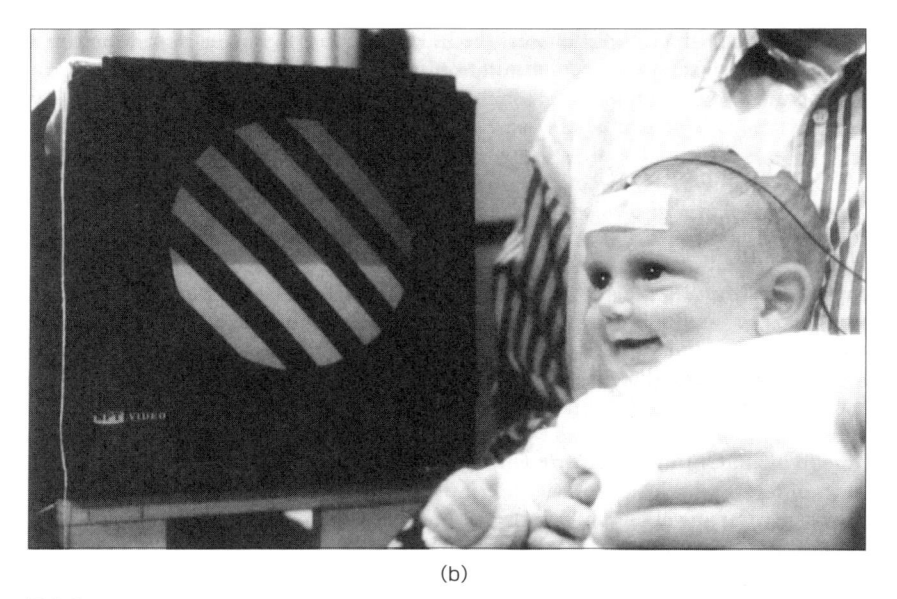

```
  1      2      3      4      5      6
位相移動  位相移動  方位反転  位相移動  位相移動  方位反転
```
(a)

(b)

図 6.1
(a) 方位反転刺激系列の概略図
(b) 方位反転刺激を見て，VEPs を測定する準備がととのった乳児

覚誘発電位：OR-VEP) へのそのような反応は，6〜8週齢でみられ，新生児においてはみられない（Braddick et al., 1986a）。

しかしながら，急速に交替して動く縞パターンではなく静的な縞パターンを用いた場合，インファントコントロール（infant control）による馴化パラダイムを用いた Slater et al.（1988）と私たち（Atkinson et al., 1988b）の研究の

**6** 章　特定の皮質モジュールの機能的はじまり

両方で，新生児が45度と135度の方位の縞を弁別できることが示された。これらの研究では，乳児ははじめに，比較的低い基本空間周波数で45度あるいは135度の方位の静的な縞パターンを繰り返し見せられた。前もって決められた馴化基準に注視時間が達したとき，テストでは双方の方位刺激を横に並べて乳児に見せた。馴化した方位刺激よりも新しい方位刺激の方を平均的により長く見ることがわかり，新生児の相対方位弁別が示されたのである。興味深いことに，馴化後の刺激を順に提示した場合，つまり提示された方位を記憶して次の方位と比較する必要がある場合，新生児は方位を弁別できなかったのである（Atkinson et al., 1988b）。

さらに私たちは，方位変化への反応が空間周波数と時間周波数でどのように変化するかを調べた。なぜなら，これらのメカニズムは年齢によって異なる方位同調曲線と時間同調曲線を示すらしいからである。2つの方位間の反転つまり交替の速度が急速で（例えば，8反転／秒），基本空間周波数が0.5〜1.0周期／度くらいの場合，有意な反応は生後2か月目までみられない。よりゆっくりした交替（例えば，3反転／秒）に反応し始める時期の中央値は，生後3週

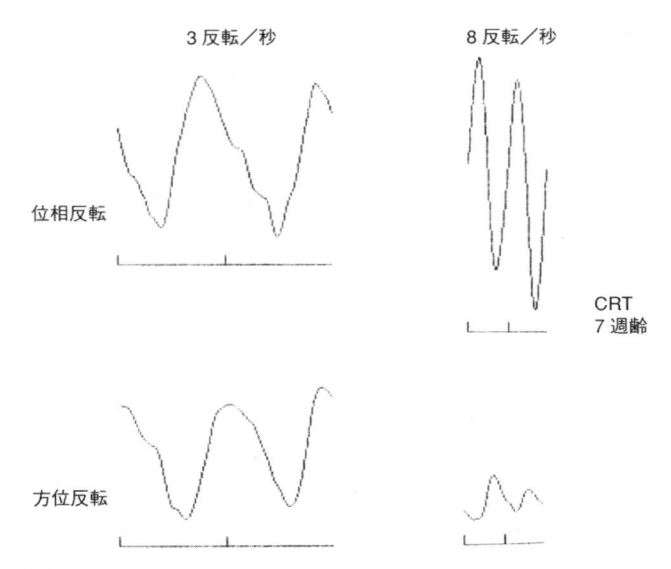

図6.2 (a)
3反転／秒と8反転／秒における位相反転と方位反転のVEPsで，時空間的な同調を示す

**1週間おきに同じ乳児で測定した VEP の記録**

2 週目 ·····································

強い位相反転信号が
3 反転／秒で生じた

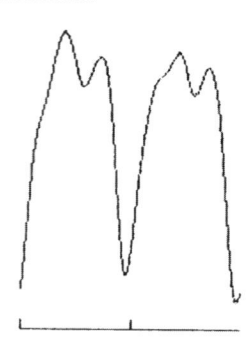

しかし，同じ周波数での方位
反転信号は有意でなかった

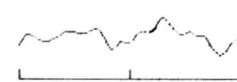

3 週目 ·····································

位相反転反応はなお強いまま
であった

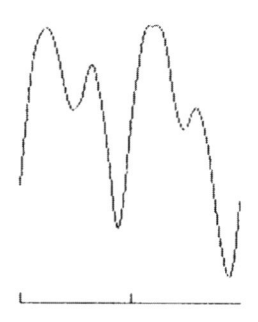

さらに，この週齢では，方位
反転反応も有意となった

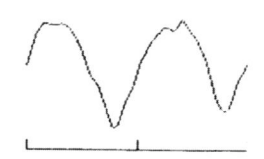

図 6.2（b）
3 週齢の 3 回／秒の反転に対する相対的方位感度のはじまり

**6**章　特定の皮質モジュールの機能的はじまり

齢である（Atkinson et al., 1990；Braddick, 1993）。典型的な結果を図6.2（a）に示す。縦断的に調べた乳児における方位への感度がいつはじまるかが図6.2（b）に示されている。おもしろいことに，時間感度における急速な改善は方位反応に限って起こり，非方位的メカニズムでは起こらない。乳児が位相反転（PR）縞を提示された場合，つまり，縞は一定の方位のまま黒と白が8反転／秒あるいは3反転／秒で周期的に入れ替わった場合，有意な位相反転視覚誘発電位（PR-VEP）が誕生時から記録可能である。このことは，方位反転視覚誘発電位（OR-VEP）が，通常の位相反転反応のためのメカニズムとは異なる，特定の急速に発達するメカニズムによってもたらされるという見解を支持する。実際に大細胞経路と小細胞経路の細胞の特性において，時空間感度の範囲が異なることが知られている（Derrington and Lennie, 1982）。もっともらしい解釈は，大細胞経路が速い時間分析にかかわり，小細胞経路はゆっくりした時間情報だけを運ぶというものである。この解釈は，乳児における大細胞系に基づいた経路（速い時間分析のために必要）の発達が小細胞系に基づいた経路（ゆっくりした時間分析に適している）の発達より，遅いことを反映しているのかもしれないと考えている（Atkinson, 1992）。この考えは以下に記述するように，運動と視差に対する乳児の感度の始まりを測定することでさらに支持される。

　もちろん，異なる方位の線を弁別する乳児の能力は，物体分析におけるはじめの段階の1つにすぎない。新生児は傾きの変化を見分けられるシステムを持っているが，方位チャンネル間でその情報をうまく結びつけて，ある物体を背景あるいは他の物体から切り分けることができないのかもしれない。こうした二次的な発達は7章で考察する。異なる角度への方位変化に対する乳児の感度は，様々な相対的斜線が作り出す縞模様の交替運動を乳児が見ているときの，視覚誘発電位によって測定された。全般的に方位の差が大きいほど，有意な視覚誘発電位を示す乳児の割合が高いということがわかった（図6.3を参照）。この結果は，方位感度が生後3か月齢以降に急速に増加することを示唆する。

　さらに私たちは，いつ有意な方位反転視覚誘発電位（OR-VEP）が測定され始めるのか，ということを用いて，低体重早産児や周産期無酸素症（perinatal asphyxia）[#4]などの疾患のある乳児の，皮質の統合性の指標とした。この結果については9章で議論する。

週齢にともなう方位に特異的な VEP 反応

有意な方位反転
VEP 反応を示した割合（％）

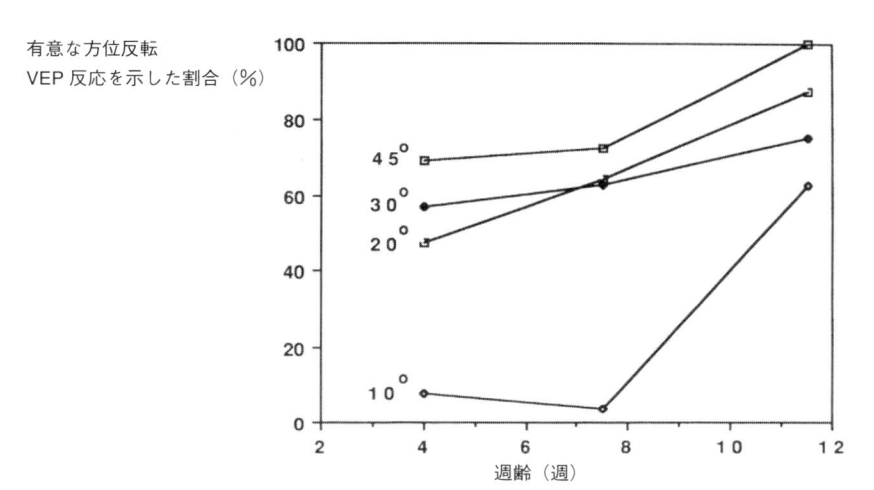

図 6.3　2 つの縞模様間の角度による相対的な方位への感度の加齢による変化

# *3*節
## 方向性のある動き

　動きへの感度は最も原始的なものから最も高度なものまでのすべての視覚システムに共通する特性である。実際，進化の上で，相対的な動きの検出はカモフラージュを見破って視覚場面の分化を可能にする原始的な方法であると指摘されてきた。その普遍性から考えて，相対運動に対する感度は，最も初期に機能し始める視覚機能の1つであると思われる。実際，年少の乳児の視覚に関する最も初期の主張の1つは，止まったものより動いているものの方を好んで見るということであった（例えば，Volkmann and Dobson, 1976）。しかし，そのこと自体は，本当に動きのメカニズムが働いている証拠とはならない。動く刺激はすべて時間変調をもたらし，乳児が全画面のフリッカー，すなわち，一方向への動きのない時間変調を選好することはよく知られている。一般に，もし異なる方向の動きに対する異なる反応が示されるなら，それは本当の動き検

**6**章 特定の皮質モジュールの機能的はじまり

出器の証拠となる。

では，新生児の動き検出メカニズムについて，何がわかっているだろうか。

## 1. 視運動性眼振——初期の方向性の証拠

新生児の段階から方向検出システムは，原始的ではあるがすでに機能していることが，視運動性（optokinetic）システムによって示されている。この視運動性システムは，すべての種の視覚システムにおいて何らかの形で存在している安定化メカニズムである。視運動性反応を示す最も小さい生き物は，体長1mmほどのゼブラフィッシュである。特定の遺伝子の欠損によって視運動性眼振（OKN）反応を示さない個体が，突然変異のゼブラフィッシュにおいて発見されている（Chung and Dowling, 1997）。ヒトの両眼視では，高いコントラストで低い空間周波数の反復パターンが全画面刺激で用いられた場合，誕生時でも視運動性眼振（OKN）がみられる。

眼球の動きの方向は刺激の方向と一致しており，それは方向運動検出メカニズムが誕生時にあることを示している。新生児に刺激を単眼提示した場合，単眼の視運動性眼振（MOKN）は，こめかみ側から鼻側の方向へ動く刺激パターンだけに生じ，その反対側の鼻側からこめかみ側の方向への動きには生じない（Atkinson, 1979；Atkinson and Braddick, 1981b）。この2つの異なるメカニズムに関する仮説は，ネコを用いた研究成果によって立てられている（Hoffmann, 1981）。網膜から視蓋前域核（pretectal nuclei）への皮質下のシステムは，鼻方向への動きのための視運動性眼振（OKN）を作り出し，こめかみ方向への視運動性眼振（OKN）を作り出すためには，皮質を経由する経路が必要とされる（図6.4に示す）。すなわち新生児では，皮質下のシステムだけが働いていると推定され，約3か月齢で皮質システムが補われるようになるのである。

最近の多くの研究成果から，皮質下から皮質への発達的移行が，こうした現象を説明する唯一のものではないことが示唆されている。それは，大脳半球切除術（hemispherectomy）を受けた子どもを対象とした研究と，方向性のある動きへの反応を調べる視覚誘発電位研究からもたらされている。これらの証拠のどちらも，（鼻側とこめかみ側への）対称な反応が発達していると考えられ

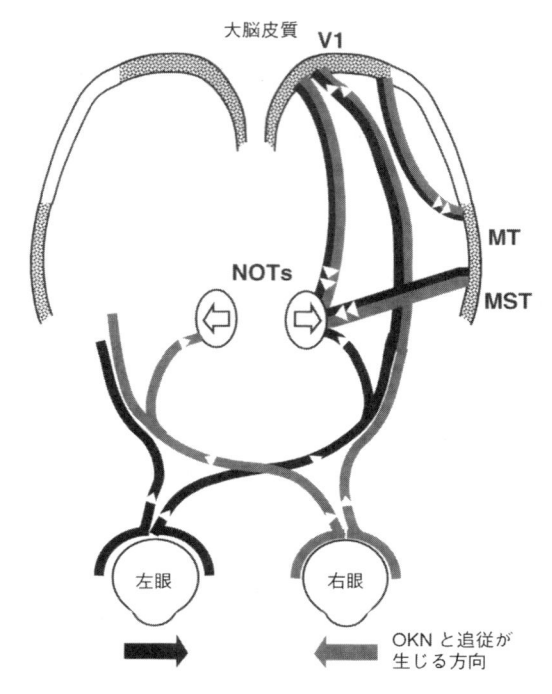

図 6.4　OKN の経路の概略図
視索の核（NOT）への神経経路（脳を下から見た図）。わかりやすくするために，左半球を通る経路は省略しているが，実際には左右対称である。右目からの情報を運ぶ経路は灰色で示され，左目からの情報を運ぶ経路は黒で示されている。それぞれの視索の核（NOT）は反応する動きの方向の矢印で示してある。この矢印の方向は，乳児あるいは斜視の者で反対の眼を経由する OKN を起こしうる方向である（下に示しているように）。

るよりも早い段階で，皮質メカニズムは視運動性眼振（OKN）を制御している可能性があることを示唆しており，初期の OKN の非対称性の一部が皮質下と同様に皮質のメカニズムにおいても見られるということも示唆している。

　大脳半球切除術（hemispherectomy）を受けた子どもに関する私たちのはじめの研究（Braddick et al., 1992）は，先天的な一側性の良性大頭症（megalencephaly）[#5] によって引き起こされたひどいてんかんを軽減するため，9 か月齢で大脳半球切除術を受けた 2 人の乳児を対象に行なわれた。どちらの

6章 特定の皮質モジュールの機能的はじまり

乳児も，両眼刺激と単眼刺激双方で顕著な非対称性の OKN を示し，皮質を除去した半視野に向かう方向への動きに対してのみ活発な反応を示した（すなわち右の大脳半球を除去した子どもは右から左へ動く刺激にだけ良い反応を示した）。図 6.5 に 1 名の非対称性のデータを示す。健常である半視野への反応において，長い追従眼球運動や逆転した OKN 反応は，たとえあったとしてもまれであった。対象乳児の皮質下のシステムは両側で損なわれていないので，もし皮質下のシステムだけがこの月齢乳児の OKN に有効であるならば，両眼の刺激での OKN は両方向で可能となるはずである。この結果は，皮質下反応が，いったん皮質が機能しだすと働かなくなるようにプログラムされているか（たとえ皮質に欠陥があっても），あるいは機能している反対側の皮質からの抑制があることを示唆している。

最近，イタリアのピサとの共同で，より年少の時期に大脳半球切除術の手術を受けた子どもを研究する機会があった（Morrone et al., 1999）。この患者も先の損傷乳児と同様に，生後 10 か月齢では，損傷のある半視野に向かう OKN が優位であった。しかしながら生後 3 か月では，鼻方向への OKN 反応は双方

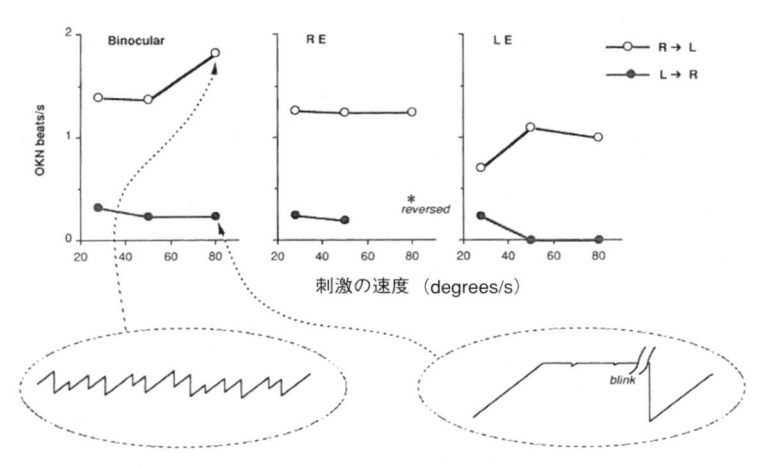

図 6.5 右半球切除の半球切除手術を受けた子どもでみられる OKN の対称性

の眼とも，健常新生児と同じようであった。この結果は，年少の段階では，未成熟あるいは損傷のある皮質から影響を受けずに，単に皮質下の方向性メカニズムが働くという考えを支持する。しかしながら，これは一過性のものである。つまり，生後1年目の節目の前に，OKNは皮質の方向性のメカニズムに依存するようになり，たとえ皮質が働かなくなったとしても皮質下のシステムはOKN反応を持続させることができなくなる。

OKNと関連する皮質のメカニズムについての証拠は，単眼運動のVEPの非対称性に関連している。Norcia et al. (1990, 1991；Norcia, 1996) は，垂直の縞の変動する変位（90度の位相変化）に対するVEP反応を記録してきた。単眼視において，年少の乳児のVEPsは顕著な基本周波数による応答を，つまり左／右方向への非対称性を示す（図6.6 (a) に図式化されている）。この周波数成分の位相は2つの眼の間で反転しており，単眼の視運動性眼振（MOKN）の場合のように，耳側に向かう方向と鼻側に向かう方向との間の非対称性を示す。私たちは広範囲の年齢にわたって類似した反応を記録した（Braddick et al., 1998b）。これらの結果は，図6.6 (b) に示したように，かなり大きな個体差がある。しかしながら，テストされた最も年少の乳児で，平均すれば明確な非対称性があり，用いられた特定の刺激周波数に対しての非対称性は，5か月齢までには消失する。

VEPの非対称性は高頻度の交替運動に対しては，年長まで残る。この結果は，速い速度に対するOKNの非対称性は，より年長の乳児でみられるものの，遅い速度ではみられないことを示したMohn (1989) による知見と同様であった。少なくともMOKNの非対称性の一部は，皮質処理の欠如のためではなく，動く刺激に対する非対称的な皮質処理のためであると示唆できよう。しかしながら，ここでもこれらの類似性はあてにならない可能性がある。私たちの研究室におけるMasonによる最近の研究では，VEP振幅を2つの運動方向に対して別々に測定した場合，MOKNの非対称性に対して正反対の非対称性が見られた（図6.7に示す）。この場合，刺激が耳側から鼻側に向かうときではなく鼻側から耳側に向かって動くときにより大きいVEPが単眼視においてみられた（Mason et al., 1998）。さらに，この発見で重要なのは，交替運動する刺激がOKNを誘発するために良い刺激ではないということと，その結果が追従眼

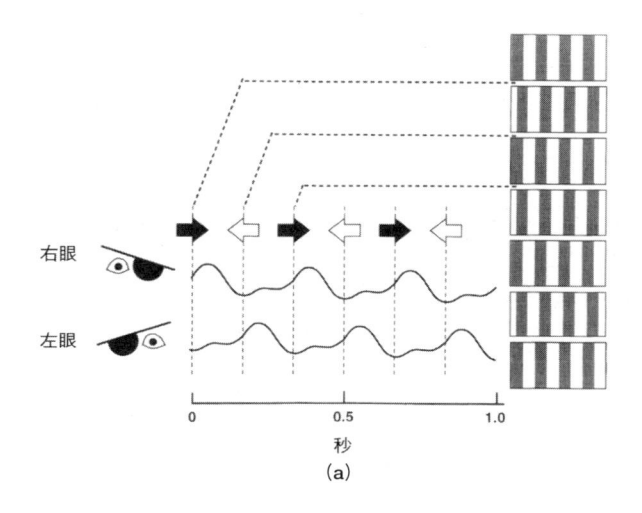

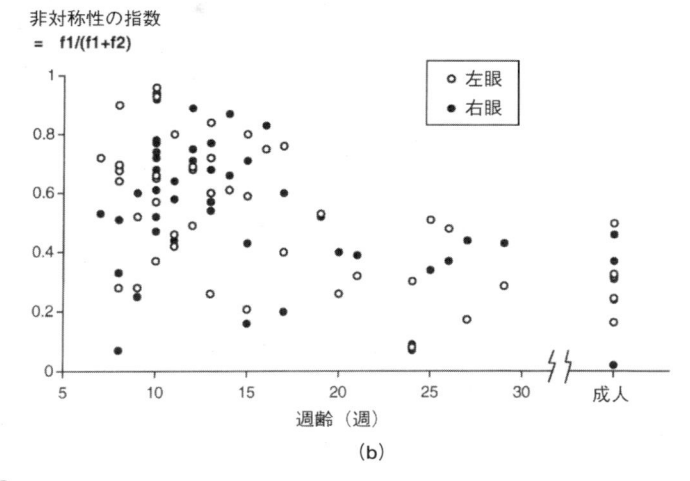

## 6章 特定の皮質モジュールの機能的はじまり

図6.6
(a) 年少の乳児の単眼視でみられる VEP の運動非対称性の概略図。
(b) 年少の乳児でみられる VEP の運動非対称性。各丸印は個々の乳児で測定された VEP を示す。

球運動の非対称性によるものでもないということがある（一方向に逆方向より多くの網膜上のスリップをともなうため）。MOKN と単眼視の誘発電位，双方の非対称性はいまだ謎である。それらはお互いに相反しており，現時点では発

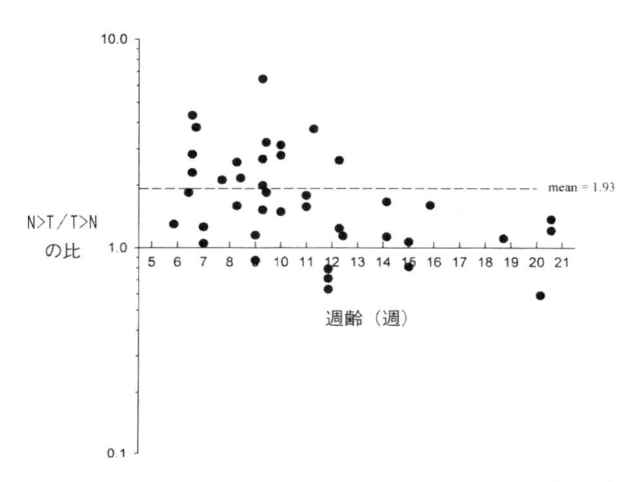

図 6.7　鼻から耳側に向かって動く刺激（N＞T）と耳側から鼻に向かって動く刺激（T＞N）のf1高調波のVEP振幅の比

その振幅は鼻から耳側に向かう動きの場合に有意に大きい（$p=0.0001$，対応のある両側t検定）。単眼視での記録は5〜21週齢の乳児27人から得た。刺激は，一方向に動く縦の正弦波縞であり，1秒間に3.125回，位置が置き換わるような速度であった。

達における単純な皮質引き継ぎ仮説（cortical take-over hypothesis）によっては説明することができない。皮質のVEPの非対称性が，生後間もないときのMOKNの非対称性を打ち消すためのメカニズムになっているのかもしれない。そして後者が減少にするにつれて，皮質の非対称性も減少し，制御が皮質下から皮質に完全に引き継がれるとともに結局は両方が消失する。

## 2. 方向の弁別と感度

　動きの方向への感度を調べるため，垂直に行き来し，方向が1秒間に4回反転するランダムドットのパターンからなるデザイナー刺激が考案された。パターンが変わらずに方向だけ反転した刺激には，動きに感度を持たないメカニズムも応答する可能性があるので，方向が反転するたびに新しい相関のないパターンが元のパターンに取ってかわり，コヒーレントでない（運動方向性をもたない）ドットのジャンプを生み出すようにした[*3]。これらのジャンプは特定できない反応をもたらすので，パターン変化に対する反応と本当の方向反転に対

**6**章　特定の皮質モジュールの機能的はじまり

する反応を計測中に分離するために，反転と反転の間に追加のドットジャンプ（コヒーレントでないパターン変化）が加えられた。これは，毎秒8回のパターン変化の中に4回の反転が埋め込まれることを意味する。私たちは，パターン変化（8Hz）と方向の反転（4Hz）に対するVEPを分析した。この刺激を考案したWattam-Bell（1991）は，健常児において10週齢（中央値）で最初の有意な方向反応を発見した。

　この研究以来，私たちの研究室ではWattam-Bellを中心に，FPLと馴化法の両方による方向の感度の行動学的測定を基にたくさんの研究を行なってきた（Braddick, 1993；Wattam-Bell, 1996a のレビューを参照）。その結果をまとめたものが図6.8である。方向感度の始まりは，先に行なわれたVEP実験では約10週齢であったが，行動学的測定では約7〜8週齢と早くなった。この年齢より前に，乳児の弁別行動が動きの方向に対する感度の証拠を示すことはなかったが，OKNなどの反応にはその証拠が得られる可能性もある。様々な疑問が持ち上がったが，最終的には方向弁別が7〜8週齢より以前には欠如しているという結論にすべて終ったようである。乳児が方向を弁別できる速さの範囲は，8週齢から年齢にともなって最高速度と最低速度の両方において広がる（Wattam-Bell, 1992, 1996a）。したがって非常に幼い乳児では，大変狭い速さ

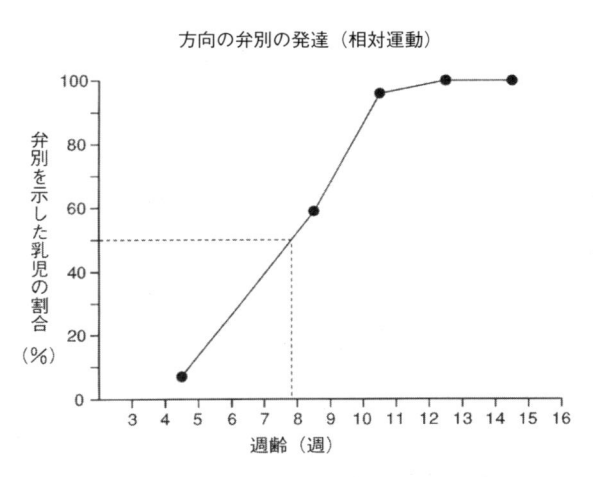

図6.8　年少の乳児における方向性の感度の始まりを示す研究結果をあわせたもの

の範囲だけに感度があるのかもしれない。とはいえ，広範囲の速度を体系的に調べても3～5週齢で方向の感度をみつけることはできなかった。

　Wattam-Bell（1992）による行動的指標は，エッジでの運動対比によって作られる図をモニターに配置し，このモニターの場所に対する選好注視行動によって計測される。8週齢以前にはこの選好は見られないが，その元になる方向感度は存在している可能性がある。しかし，もし静的な領域と動く領域，あるいは一貫した動きと動的ノイズによって作られる刺激を同じようにモニターに呈示したならば，乳児は領域に分けられたディスプレイの方に選好を示した（Wattam-Bell, 1996b）。これらの弁別は，動的刺激の処理と背景から切り分けられた図を好むことの両者を必要としているが，方向感度がない場合でもこの弁別は可能である。

　馴化法は，生まれつき備わっている選好から独立に行動を測定できる方法である。この馴化法も用いて，Wattam-Bell（1996c）はさらに方向弁別を調べた。この実験で再び彼は，8週齢で運動方向を弁別できること，3～5週齢ではたとえ弁別できた場合でも運動方向に基づく弁別ではないこと，などの証拠を得た。運動分割ターゲットを用いたFPLあるいは馴化の実験は，2つの隣接する領域における相対的に反対の動きを，見比べることができるような視覚システムの能力に依存する。モニターの各領域における絶対的な運動方向を処理することはできるが，領域を切り分けるために必要な2つの領域を比較する能力が発達していないようなシステムを想定することはできるだろう。

　しかしながら，馴化実験（Wattam-Bell, 1996d）は，それが正しくないことを示している。8週齢で弁別を示した馴化実験は，動きの境界を検出することに依存していた。方向そのものへの感度を必要とする馴化実験（すなわち馴化段階において上向きに動く領域を呈示し，テスト段階で下向きに動く領域を呈示する）において弁別が示されるのは，もう数週間後のことである。方向の違いは，方向自体が乳児にとって興味のある知覚特性になる前に，知覚された境界線を作りだすことができる。この知見は，物体の（背景からの）分化が，運動知覚システムの最初の機能であるという見解を強化する。

## 3. 一次運動と二次運動

　一般的に運動方向の弁別は，運動エネルギーへの感度と考えられている（Adelson and Bergen, 1985）。この発想は，時間と空間における線形フーリエ分析に基づいており，運動エネルギーとは，視野にわたる明暗パターンの移動に対応する。しかしながら方向運動エネルギーがないときにも運動を知覚する可能性がある。例えば，もしランダムにフリッカーする領域が他の止まった黒白パターン中を動いていくならば，輝度の山と谷はどの方向にも一貫して動くことはないが，動いていくフリッカーは明らかにある方向を示す。この知覚された運動は，線形システムによって検出される運動エネルギーがなく，二次運動と呼ばれる（Chubb and Sperling, 1988 ; Cavanagh and Mather, 1989）。

　二次運動を見る能力を説明するためにどんなメカニズムが必要かについては今でも多くの議論がされているが，たいていの研究者は，一次の運動エネルギーとは別の処理レベル，あるいはチャンネルが必要であることに同意している（Wilson et al., 1992）。十分な証拠はないが，神経生理学的データが示唆するところによれば，二次運動の感度には，V1よりもV2やV5のような有線外領域において働く非線形メカニズムを必要としているようである。このような二次運動の処理は，基本的な方向感度以上の発達を必要としているのだろうか？——私たちは，フリッカーで作られた，動く領域と止まっている領域に対する乳児の選好を検討した（Braddick et al., 1993, 1996b）。一次運動による統制実験の場合，ドットがフリッカーしている領域もフリッカーしていない領域もあったが，フリッカーしていない後者のドットパターンはコヒーレントな運動を行なっていた（刺激の概念図は図6.9に示す）。

　8〜10週齢の乳児は，16〜20週齢の乳児と同様に，一次運動と二次運動ともに，動く領域の方に選好を示した。この選好は加齢とともに増加し，すべての年齢において一次運動の方が強かったものの，一次運動と二次運動の間で感度の発達が異なることは全く示されなかった。一次と二次の運動のために異なる経路が必要であるという成人の心理物理学的証拠はたくさんあるが（例えば，Ledgway and Smith, 1994 ; Mather and West, 1993を参照），発達的にはそれらは同じ過程をたどるということである。このことは，もし乳児の運動感

二次運動の方向

ドットパターンが同じため動きはみられない

ドットパターンが変化するためこの領域では動きがみえる

(n) フレーム目　　(n+1) フレーム目　　(n+2) フレーム目

二次運動の刺激例

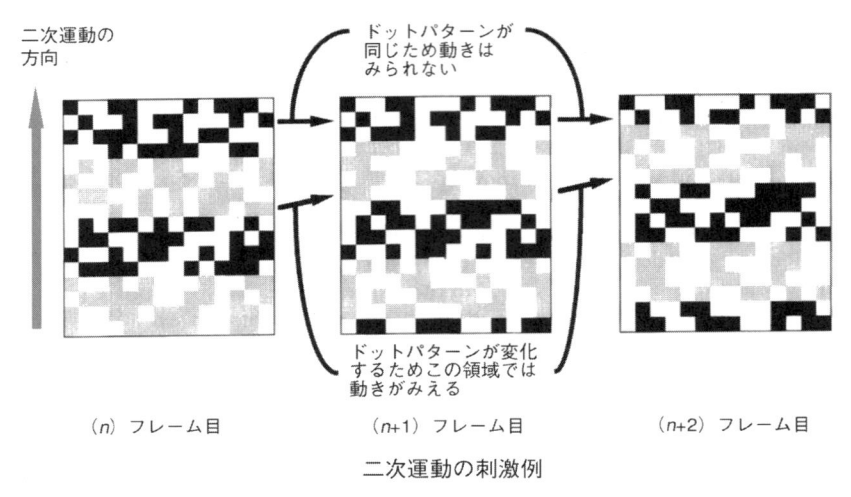

図 6.9　私たちの乳児実験で用いた二次運動刺激の概略図

度の行動的測定結果が，2つの運動信号が個別に処理される初期の段階ではなく，2つの運動信号のための共通の経路によって制限されるならば，次のように説明できるだろう。つまり，乳児の行動的な運動感度に関する実験は，一次視覚皮質の方向感度ではなく，そこから信号を受ける有線外野（extrastriate）の運動経路の発達を明らかにするかもしれない，というものである。もしそうなら，一方でOKNと運動非対称性の証拠における矛盾，他方でOKNと方向性の弁別における矛盾を，それぞれが理解しやすくなる。この2つの種類の処理はV1から分岐する別の経路を用いるのかもしれない。しかし，fMRIのデータからわかるように，皮質運動経路は複雑であり，複合的な機能的領域の発達が完全に理解されるまでには長い道のりがある。

## 4. 運動についての結論

相対運動情報の主な用途の1つは，背景から対象を分化し，ある物体を別の物体と見分けることである。そのため，相対運動を検出するメカニズムの発達についてのセクション全体は，物体知覚に関する章に入れることもできただろう。しかし，より複雑な視覚情報処理を支える一次皮質システムとして，ここ

で考えるほうがより適当に思われる。運動情報処理の話をもう少し取り上げるが，その一方で，局所的かつ大域的な処理が広範囲の視野にわたって起こっていると思われる運動コヒーレンスへの感受性の発達を，7章（物体知覚）では考えていくことにする。視覚の発達において視覚情報の観察者は，ある領域の中での要素のランダムな運動を無視することと，要素を融合することを学習しなければならない。これらのコヒーレンス閾については，ウィリアムズ症候群の子どもの特異な発達について9章で考えるときに再考する。

## 4節
### 両眼視

　両眼間の相関あるいは両眼視差に依存する反応は，皮質下のメカニズムより皮質メカニズムの働きに依存する。猫や霊長類に関する詳細な神経生理学的研究から，外側膝状体から視覚皮質への入力信号が，2つの眼で分かれていることがわかっている。皮質の第Ⅳ層にある細胞は眼優位コラム（ocular dominance columns）として組織化されている。眼優位コラムはV1の中で縞を形成する。コラム内の細胞群は片方の眼によって単眼視的に駆動され，その隣のコラムの細胞群はもう片方の眼によってこれも単眼視的に駆動される。他の皮質の層にある第Ⅳ層以外の細胞は，ほとんど両眼視的に駆動される。眼優位コラムは誕生後間もない霊長類で報告されてきた。しかし両眼のコネクションは，ヒトを含むすべての霊長類において，生後に機能するようになると一般的には考えられている。皮質の両眼視コネクションの可塑性は，初期の臨界期に関する基礎的な基準となってきた。この可塑性については，9章でさらに論じる。

　ヒトの乳児における両眼視反応の開始にかかわる研究は非常に多い。Lipsittの実験室での私たちの最初の研究では，私たちはサッキング馴化パラダイム（sucking habituation paradigm）（Atkinson and Braddick, 1976）を用いて，この両眼視反応を明らかにした。2～3か月齢児のうち何人かは，視差検出によって認識される正方形を含んだランダムドットステレオグラムに対し，サッ

キングの脱馴化を示した。乳児の両眼視に関する研究を行なった第2の主要な研究グループで，私たちはJuleszのすばらしい技術を用いた。動的ランダムドットコレログラムを見た乳児のVEPを記録したのである（Braddick et al., 1980；Julesz et al., 1980）。このときの画面は，赤と緑のドットからなるランダムパターンからなっており，そのドットパターンは各ビデオのフレーム（コマ）ごとに完全に入れ替わる。つまり，2つの相が交替するのだ。その1つは赤と緑のドットパターンが同じもので（相関したもの），もう1つは緑のパターンが赤のネガだったものである（逆相関したもの）。乳児は特注の赤と緑のゴーグルを着用した（図6.10（a））。

各々の眼は，それぞれに交替するパターンを見るが，その交替は検知できない。なぜなら交替のパターン変化が他のすべてのフレームにおいて起こるパターン変化と違いがないから検知できないのである。しかしながら，2つの眼からの信号を統合した皮質ニューロンは，完全に両眼融合（fuse）できる相関画面と両眼融合（fuse）できない非相関画面との間の違いに反応するだろう。この反応は，交替する周波数で周期的な（periodic）VEPとして検出されうる。その発現が，それぞれの乳児で縦断的に追跡調査された（Braddick et al., 1983；Wattam-Bell et al., 1987）。コレログラムに対するVEP反応は，8週齢から20週齢の間のどこかで最初にみられるが，11週齢と16週齢の間でみられるのが通常である（図6.10（b）を参照）。

この知見は，相関−逆相関に対する乳児の反応の測定方法にほとんど依存しない。例えば，類似した刺激画面をFPLテストで用いたのだが，このとき，画面の半分は均一に逆相関にしたままにし，もう半分は相関と逆相関が交替する大きいチェック模様からなるようにした。同じ乳児をVEPとFPLの方法を週交替させてテストした縦断研究を，私たちの研究室のSmith（Smith et al., 1988；Smith, 1989）が発表している。その結果，VEP反応とFPL反応が検出された日齢について，強い相関があった。反応が検出された日齢は，統計的に信頼できる方法で算出した。反応が見られた平均週齢は，VEPと比べるとFPL法で約2週間遅かった（図6.11）。

厳密にいえば，コレログラムテストへの反応が即立体視を意味しているというわけではない。立体視は非相関から相関を区別するだけでなく，異なる視差

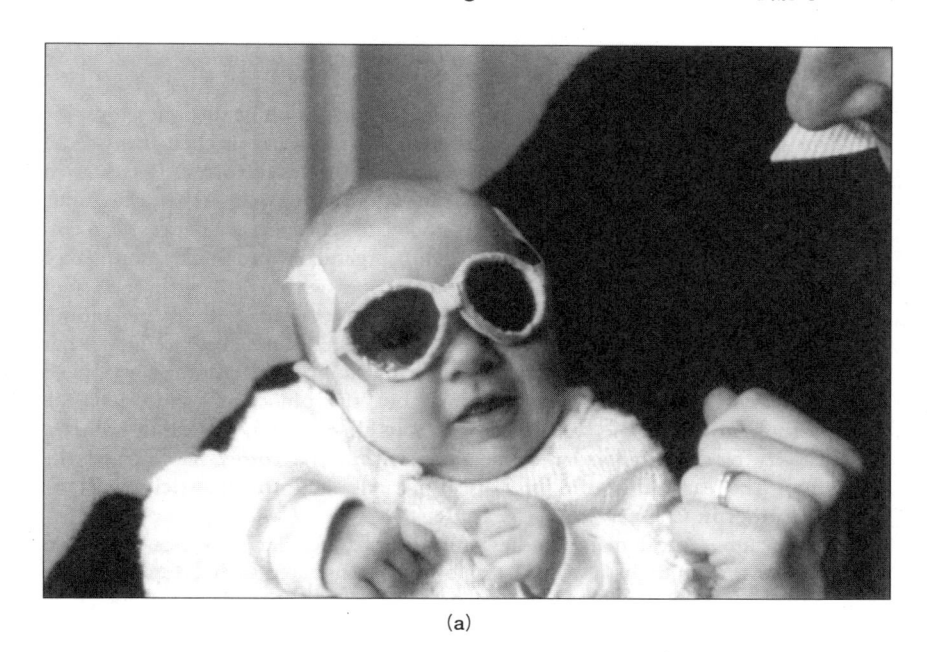

**6**章　特定の皮質モジュールの機能的はじまり

(a)

両眼での VEP の開始

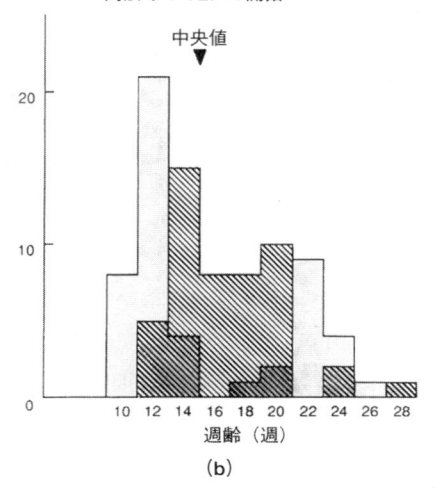

中央値

(b)

図 6.10
(a) 赤／緑の動的ステレオグラムを見るために赤／緑ゴーグルをつけた乳児
(b) FPL と VEP の両方の方法から得た両眼の感度の始まりを示す，多数の乳児からなる群（$n=104$）での縦断的データ

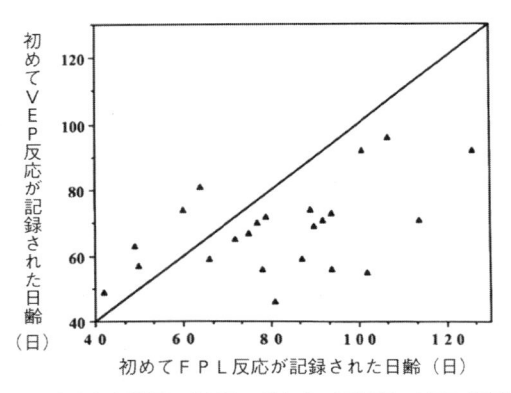

図 6.11 縦断的にテストされた乳児における，はじめて両眼視の VEP が記録された日齢とはじめて両眼視の FPL 反応が記録された日齢の比較

にある相関を区別する能力を必要とする。そこで，Smith の縦断的研究においても，2つの異なる刺激を用いて乳児をテストした。ここで用いられた刺激は，前述したコレログラムの刺激と，背景が相関しており視角 42 分のチェック模様のパターンが周期的に出現したり消失したりした両眼視画像の，2つからなるものであった。その結果，VEP と FPL の両方で，両眼視差に反応し始める日齢は，個々の同じ乳児がコレログラムへ反応し始める日齢と，平均すれば数日以内しか違わなかった。この結果は，共通したメカニズムが，両方の反応の基礎にあることを示唆している（図 6.12）。

　他のグループ（Fox et al., 1980；Held et al., 1980；Birch et al., 1982；Birch, 1993）は両眼の相関よりもむしろ立体視に注目してきた。Birch et al. の測定は，ランダムドットではなく線ステレオグラムを用いた FPL 法によるものである。彼らは，3本の垂直のバーの中で中央のバーが，他の2つと比較して交差性の視差を持つような刺激を呈示した場合，単一の両眼視平面にある1セット（3本）の棒よりも，乳児の選好がみられることを発見した。視差感度の始まる週齢（典型的には 12 〜 16 週齢）は，刺激が違うにもかかわらず，ランダムドット刺激で報告されたものと近かった。

　行動学的であり，また電気生理学的な方法を用いたこれらの研究から，ヒト乳児では約3〜4か月齢のときに両眼視差への感度が始まることを示すことが，

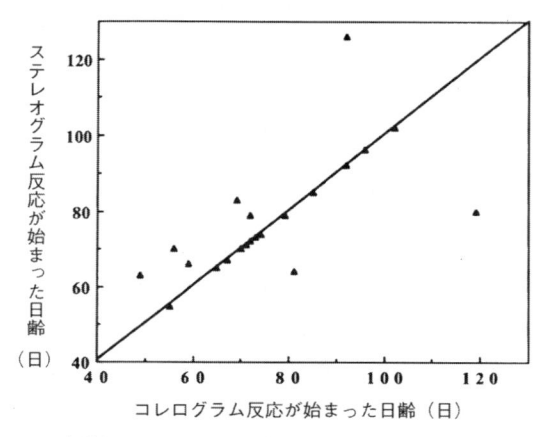

# 6章 特定の皮質モジュールの機能的はじまり

図6.12 各乳児におけるコレログラム反応とステレオグラム反応の比較

共通した見解となりそうだ。このことは，両眼相互作用を伝達する視覚皮質のいくつかのメカニズムは，生後約4か月齢までに機能することを意味する。しかしながら，8〜20週齢の範囲内でかなりの個体差があるようだ（Braddick et al., 1983；Wattam-Bell et al., 1987）。Birch et al.（1982）は，乳児が選好を示す最小限の視差を調べた。それらの結果，いったん視差への感度が生じると，立体視力の値は急速に増加し，およそ4〜6か月齢で視角80分から1分になる。

　立体視力（stereoacuity）とは，検出可能な最小視差を指し，$D_{min}$と呼ばれる。両眼視機能を理解する上で同じように重要なものとして，両眼間の相関が検出されるための最大視差があり，これは$D_{max}$と呼ばれる。私たちのチームのWattam-Bellは，非相関のドットの背景上にある大きい視差のランダムドットの帯を含むパターンへの乳児たちの選好を通して$D_{max}$を調べてきた（Wattam-Bell, 1995）。この$D_{max}$測定値は，16週齢と22週齢の間でほぼ倍となる。このように，乳児の視差感度の範囲は，上限と下限の両方で拡大する。Wattam-Bellによると$D_{max}$の増加は，$D_{min}$や両眼立体視差の増加よりも緩やかなものであった。

*111*

## 5節
### 眼位調節（eye alignment）

　乳児の眼球は初期の不十分な眼位調節（eye alignment）のために機能していないが，両眼視のための中枢メカニズムは幼少ですでに成熟しているという可能性がある。これは両眼視が機能しはじめる時期が，眼位調節できるようになる時期と独立であるということを意味している。

　一般的な知見として，かなりの割合で新生児の眼はうまく眼位調節され，同期して動く。この割合は月齢にともなって増加する。外斜視（exotropias）[#6]が大きいことが新生児の共通した特徴と報告されてきたが（Archer, 1993），これらの観察は，新生児におけるバージェンス性の眼球運動と $a$（視軸と眼の光軸の間の角度）のコントロールが不適切であると批判されてきた（Hainline and Riddell, 1995, 1996）。さらに，目標までの距離に応じたバージェンス（vergence）の適切な変化が12週齢より前の乳児の大多数において観察された（例えば，Aslin, 1993；Hainline and Riddell, 1995, 1996 を参照）。ほとんどでないにしても多くの乳児は，両眼の弁別が示されうる年齢の前に，両眼視のための眼位調節の必要性に直面する。両眼機能の始まりが眼位調節に無関係であることの証拠は Birch and Stager の研究（Birch and Stager, 1985；Birch, 1993）からさらに明らかにされている。彼女らは，角度のズレを補うプリズムを着用した斜視の乳児を対象に，縦断的な FPL 両眼立体視テストを実行した。その結果，4か月齢までに視差への感度を示す内斜視の乳児の割合が，健常児の群の割合に類似していることを見いだした。しかしながらこの月齢を超えると，視差感度についてポジティブな結果をもたらす数が，健常群では増加したが，内斜視群では急速に減少した。言いかえると，バージェンスのエラーを内斜視群で光学的に補正した場合でさえ，視差への感度は約4か月齢で発現した。しかしながら，その後の内斜視を持つ乳児の発達はバージェンスに異常な影響を与えた。このように眼位が合っている両眼入力が，初期発達のためには必要でなかったにしても，内斜視群で両眼のメカニズムを長く維持するためには，この入力が必要であった。

　正確なバージェンスが制限要因でないとする証拠は，Birch et al.（1983）の

研究からも明らかである。彼らは，広い範囲のバージェンス全体にわたって両眼立体視が生じていることを示すために，3本の棒刺激を用いた。視差の違いに反応し，同じような反応が生み出されることを意図して，この刺激を周期的バージョンで呈示した。この刺激画面を用いた FPL テストの結果，両眼立体視の始まる年齢の分布は，通常のバージョンと同じであった。

要約すると，両眼視差への感度の始まりを決める制約要因は，眼位調節に関する運動機能の側にはないだろう。両眼視のシステムの可塑性は9章でさらに論じる。

## 6節
### 視差弁別を用いた奥行きと距離の知覚

これらの実験結果は，視差への異なる感度を持つ細胞集団からなる皮質モジュールを用いて，視差の違いを乳児が検出できることを示しているにすぎない。これらの結果は，乳児が両眼立体視による奥行きを経験するかどうかや，乳児が行動を導くために，両眼立体視による奥行きの情報を用いるかどうかについては，何も語られていない。乳児が奥行きを経験するという考えを支持しているいくつかの実験もある。第1に Held et al.（1980）は，水平な視差を含む垂直な線のパターンにはっきりと選好を示す乳児が，刺激が90度回転したときには，はっきりとした選好を示さなかったことを見つけた（成人にとっては競合するように見える）。第2に Granrud（1986）は，両眼視差への感度を示す乳児が，視差への感度のない乳児よりも，2つの物体の近い方に頻繁に手を伸ばすことを示した。第3に Yonas et al.（1987）は，視差への感度がすでに発達した乳児は，物体が両眼視差によって規定された場合と運動の情報によって規定された場合に，同じ物とみなせることを示した。もちろん後者の結果は，情報の特定化を主張しようというわけではなく，同じ皮質回路によってなされたものと考えている，として解釈される。8章では，選択的注意に関係する様々な行動経路の発達について考え，リーチングの運動が，両眼立体視による情報を乳児が使用することによって修正されるということを示す研究について論じ

る（Braddick et al., 1996a）。この研究成果は，視差への感度が，正確なリーチングと把握の発達のために，4～5か月齢で獲得された有用な情報であるという付加的証拠となるだろう。

# 7節
## 両眼視機能の始まりの前後における皮質の組織化についての理論

　解剖学的に，誕生前には両眼からの信号を運ぶ神経繊維は有線皮質で終端を形成しているが（Rakic, 1977），眼優位コラムへの分離は生後数週間では完成されていない（Hubel and Wiesel, 1977 ; Horton and Hedley-White, 1984）。もし神経繊維が皮質に結合しているにもかかわらず，両眼の相互作用の基礎を供給しないならば，両眼立体視の始まりの前に両眼の関係がいかに組織化されるのだろうか？　簡単な仮説として，皮質の個々の細胞が2つの眼からの信号を混ぜ合わせない，ということが考えられる。霊長類の発達に関する生理学からこの点における直接的な証拠はほとんどないらしい。しかしながら，幼少の子猫での証拠は，この考えに反している（LeVay et al., 1978）。眼球優位性コラムの分離の前に，成人とは違い，多くの第Ⅳ層の細胞が両眼性なのである。Held（1993）は，そのような情報の集中が，両眼からの入力を単に初期の皮質の段階で合わせた「原始的両眼視（primitive binocularity）」の最初の段階を特徴づけるということを提案した。この考えによれば，視差への感度の発達は，第Ⅳ層において左と右の眼の信号を分離できるかどうかに依存していることになる。このことにより，皮質のより上層にある，視差を特定化するためのニューロン集団と，相互作用することができるようになる。

　しかしながら，「原始的両眼視」がランダムドットコレログラムへの感度の発達と，いかに折り合いをつけていくのかはよくわからない。2つの眼からの信号を合計するニューロンのシステムは，逆相関したドットと相関したドットの間の移行によってとても強く刺激されるだろう。その刺激の移行は，高コントラストのドットと低コントラストのドットの間の移行に似ているだろう。実際，ドットパターンの提示が両眼間で分離していない場合，つまり両眼立体視

**6**章　特定の皮質モジュールの機能的はじまり

がまだできない乳児で強い VEP を引き起こす条件の場合，予想どおりの結果となる（Braddick et al., 1980, 1983）。このように，行動と VEP 双方でのコレログラムへの反応が，「原始的両眼視」段階で観察され，しばらく後に，視差への感度を示す反応が見られるようになることが予測できるかもしれない。しかしこの両者を直接比較した結果，このような時期の分離は見られなかった。つまり，コレログラムへの感度は個々の乳児のステレオグラムへの感度を示す年齢と同じ年齢で見られたのである。おそらく，両眼立体視のまだできない乳児においても両眼の入力は融合しているが，それは空間的に特定化されたような，1 点ずつを対応させるようなやり方ではない。現在，両眼立体視以前の両眼視の存在や性質については不明確なままである。

　もう 1 つの謎は，3 か月齢までの乳児が眼位を維持し，近いターゲットに輻輳を調節できるという事実である。これを成し遂げるためにどんな信号を用いているのだろうか？　成人のシステムにおいて，視差の信号は眼位調整を成し遂げるための主な入力を供給するが，これらの乳児は視差への感受性がない。Held（1993）は，初期の両眼入力ニューロンの信号の最大化がバージェンスを導くかもしれないことを示唆している。しかし，すでに論じたように，それはまさに，私たちがコレログラムの VEP で観察を期待している信号であり，4 か月齢より下の年齢の乳児では見られないであろう信号である。あるいは，分離した単眼視の信号がまだ両眼立体視のできない乳児の視覚システムで使えるのであるならば，ターゲットを中心窩で凝視することにより，それぞれの眼を別々に制御しているかもしれない。この結果，二次的に両眼の眼位調整が導かれる。凝視を導くことにおける上丘の重要性を考えると，単眼視の信号が視覚皮質で分離しているかどうかについての問題とは区別すべきかもしれない。最終的には，レンズ調節によるバージェンス（accomodative vergence）（Judge, 1996）が，乳児のバージェンスの制御に貢献するかもしれないことを示唆している。Aslin and Jackson（1979）は，レンズ調節を行なおうとさせると，生後 2 か月ほどの年少の乳児でもバージェンスの変化をもたらしうることを示唆した。しかしながら，レンズ調節に関与する信号が眼位を維持するために必要な正確さを提供しうるということはありそうにない。そして，もしそれが初期のバージェンス制御の主な源と考えられるとしたら，そもそもレンズ調節とバ

ージェンスの関係がいかにして調整されるようになるのかという謎が生じる。

　もう1つの理論的な疑問は「両眼立体視力と$D_{max}$の増加の基礎となっているのは何なのか？」ということである。もちろん$D_{max}$の方は少なくとも推測としては理解しやすい。視差検出は，両眼視野による連続的で位相関係の保たれた空間表象内での，近傍点からの信号の相互作用を必要とする。皮質内の横方向の結合の成長が進むことが相互作用を支えると考えてもよい。両眼立体視と運動検出のための$D_{max}$が並行して発達的に増加すること（Wattam-Bell, 1995）は，コネクション拡張の一般的なパターンが両方の原因であるということを示唆している。

　しかし，両眼立体視力は$D_{max}$よりも一層急速に増加すると報告されてきた。この増加はまた，加齢にともなう視力（解像視力）の増加よりも何倍も速く，副尺視力の増加よりもより速い（それ自体は視力の増加よりも速い）（Shimojo et al., 1984）。両眼立体視の急速な発達を説明するための，いくつかの可能性がある。1つには，視差に特化した発達過程によって，非常に速いペースで生じる，一連の精細に調整された皮質の視差検出器が存在する可能性が考えられる。あるいは，検出器全体が両眼立体視の始まるときにすべて一緒にできあがり，乳児が出力のパターンを組織化して解釈するために，時間があまりかからないという可能性もある。現在ではこれらの可能性のどちらもが道理にかなっていない。だからなぜ両眼立体視力が年少の乳児の生活で，そんなに早くにそれほどに良いのかについてはうまく説明できないようである。もちろん，進化の上で，かつて私たちの先祖は，木から木へ飛び移ることが日常生活の一部であった。こうした環境の中で生存を確実にするために，とても幼いときから両眼立体視力を必要としていたのかもしれない。このような説明は，生態学的な必要性からするともっともらしい。しかしながら，高度に調整された視差システムの発達に関する正確な過程は，ほとんどわかっていない。

## 6章 特定の皮質モジュールの機能的はじまり

## *8* 節
### 初期の皮質発達についての結論

結論において,生後数か月間の乳児でみられる視覚の弁別を支えるため,少なくともV1とV2とV3の皮質ニューロンの集団は機能する。図6.13に,方位,方向性のある運動,両眼視,各々に特定化されたチャンネルの発達に関する全体的な枠組みを示す。方位と色弁別を支えるシステムは,相対的運動と視差検出のためのシステムよりも幾分早くに働くようだ。これは,少なくとも小細胞系に基づくシステムのある側面が,大細胞系に基づくシステムよりも先に成熟している可能性を示唆しているともいえる(Atkinson, 1992)。もっともらしい説明であるが,皮質領野間の様々な相互結合は,異なる成熟の仕方をするかもしれないし,それは異なるレベルの機能化と異なる時間変化過程を引き起こすかもしれない。例えば,方向性のある運動の分析に関して,V1の反応における方向選択性は十分に成熟しているが,2つの(1つではなく)異なる方向

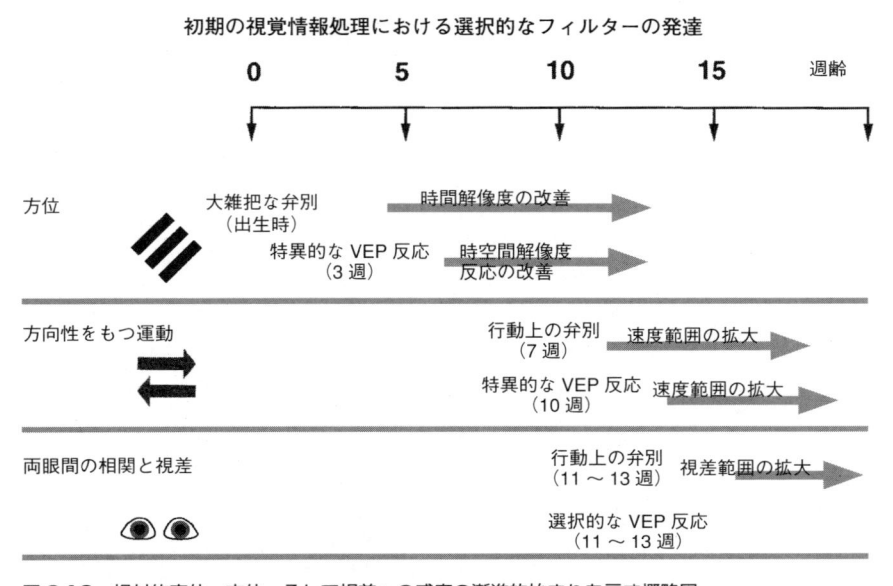

初期の視覚情報処理における選択的なフィルターの発達

|  | 0 | 5 | 10 | 15 | 週齢 |

方位:大雑把な弁別(出生時)、時間解像度の改善、特異的なVEP反応(3週)、時空間解像度反応の改善

方向性をもつ運動:行動上の弁別(7週)、速度範囲の拡大、特異的なVEP反応(10週)、速度範囲の拡大

両眼間の相関と視差:行動上の弁別(11〜13週)、視差範囲の拡大、選択的なVEP反応(11〜13週)

図6.13 相対的定位,方位,そして視差への感度の漸進的始まりを示す概略図

性の運動からなる刺激の弁別反応を，可能にするような反応システムへのコネクションが機能していないのかもしれない。もう1つの可能性は，高次の皮質領野からの抑制メカニズムが，皮質下で制御されるOKNシステムを抑制しないかもしれないということである（このOKNシステムは片側方向の運動への自動的で単純な反応をもたらす）。結局，現在までのところでいえば，初期の可塑性にかかわる多くの可能性がある。7章では，物体知覚がいつ始まるかということについて考える。物体知覚の際には，様々な奥行きの面における方位や相対運動，そして色弁別に関するより単純なメカニズムが，適切に結びつけられなければならない。

# 7章

# 物体知覚を導く統合（バインディング：binding）と分化の処理過程の発達

　6章では，視覚シーンの中にある，方位，色，運動，奥行きの弁別に関与すると考えられるシステムについて考察した。次の段階は，個々の要素というよりも，乳児が表面や物体を知覚できるための，多次元のユニットを結合する段階についての話である。とはいえ物体知覚の発達特性だけで本1冊分の分量を必要とする内容があるため，物体知覚発達のすべてを説明することはできない。したがって，物体の分化（segmentation）の初期の処理過程に焦点をあてることとする。物体のカテゴリー化という，より認知的な側面については，この領域の研究を専門としているその他の研究者たちにゆだねることにする（例えば，Yonas, Carey, Spelke, Kellman, Baillargeon, そして S. Johnson たちの研究を参照）。

　物体とは，私たちがそれによって物理的な空間を分けるユニットであり，広大な面や背景と対照をなす。知覚の生じる基本的な処理過程では，まず物体はその背景から分離され，その後物体がそれぞれ分離されなければならない。分化（segmentation：ある物体がその他の物体と分離されること）やバインディング（binding：共通の特徴がある物体の中で一緒に組み合わされること）の処理過程に関する成人の視覚研究では，かなり多くの論争が行なわれている。実際，これらは同じ処理過程を表している2つの方法ということができる。

　Gibson（1950）による空間知覚の理論的な説明の中で,彼は空間的な広がり，時間的持続，物理的な力と関連のある凝集性（coherence），などによって制限される物理的なユニットとして物体を説明している。物体として記述される

ものは，観察者の視覚認知的な情報処理に依存すると論じる人もいる。例えば，遠く離れた場所から地球を見ると，丸い物体として現れるが，実生活で私たちは地球を広大な面として考えている。成人の場合，観察距離が変化しても，日常，知覚する物体や面についての固定した表象をもっている。飛行機の中で床を見る場合，面として見ることもできるが，それと同時にその床が大きな物体（飛行機）の一部であるという知識を持っているし，操作可能な物体ではないということも知っている。物体に基づいてうまく行動を起こすためには，私たちは物体とその背景を分割する方法，その物体のエッジの正確な位置（すなわち，その大きさ）や表面特性（例えば，その表面が粗いか滑らかか）を知る必要がある。したがって，物体知覚の最初の処理過程はエッジの検出であり，それは基本的な図と地の処理過程として考えられ，分化と呼ばれているものである。

「分化」あるいは「エッジ検出」は，刺激の視覚的な情報の中に不連続性（discontinuity）を検出することに基づく。物体は，色，テクスチャー，輝度といった特定の表面特性をもった固有な性質から形成される傾向にある。したがって，私たちはある物体と別の物体を分割するために，これらの属性内にある不連続性を用いることができる。もちろん，日常の視覚において，輝度やテクスチャーのすべての不連続性が個々の物体と一致するというわけではない。例えば，影や表面上のテクスチャーの変化はかなり際立った不連続性であり，もしそれが間違って解釈されるなら，私たちは物体間の境界を誤って割り当てることになる。このような刺激のあいまいさを取り除くために，特定の面にある目に見えて明らかな不連続性を無視して，ある物体と別の物体を分割する運動や奥行きにおける不連続性を利用する。

現実の視覚シーンではほとんどの物体が別の物体によって部分的に遮蔽されている。物体の境界は，同一の輝度領域を横切っていることがよくあるので，それらの多くが完全な物体であると理解するためには，物体が遮蔽されているところではその輪郭を補完しなければならない。これらは，「主観的輪郭（illusory contour）」と呼ばれる。成人の視覚に関する研究では，実際の輪郭と主観的輪郭の知覚を，視覚系がどのようにして作り出すかを決定するような多くのモデルが提案されている（例えば，Marr, 1982；Grossberg and Mingolla,

# 7章　物体知覚を導く統合（バインディング：binding）と分化の処理過程の発達

1985；Shapley and Gordon, 1985)。Marr のモデルでは，V1 の皮質ニューロンで示唆されるような完全に線形な空間理論のモデリングによっては，これらの主観的輪郭を説明することができない。それよりもむしろ，先行する非線形的な調整の処理過程を取り入れた方がよい。この種の反応は，線を規定している輝度や線分の端点（line terminator）に対する V2 の反応として見つかっているが（von der Haydt et al., 1984；von der Haydt and Peterhans, 1989），同じような反応は V1 でもみつかっている（Grosof et al., 1993)。このような非線形的な輪郭反応についてのモデルは，二次運動（second-order motion）のモデルとよく似ている（例えば，Wilson et al., 1992；Shapley, 1994）。

　物体が1つのユニットとして知覚される処理過程は，オブジェクトユニティ（object unity）と呼ばれる。そしてその処理過程はゲシュタルト心理学者たちによる知覚の原理として，何年も前から論じられてきた（Wertheimer, 1923；Koffka, 1935）。運動の役割は，共通運命の原理として表現されている。よい連続の原理では，一般的に直線かあるいは滑らかに屈折した輪郭が，常にユニットの境界を形成すると考えられている。さらに，よい形の原理では，仮に物体や面が類似している，あるいは集まっているなら，それらがあるユニットの一部であると述べられている。これらの原理は，Michotte et al. (1964) による遮蔽の問題に明確に適用されている。しかしながら，ゲシュタルトの原理では，様々に異なる視覚属性を正確に定量化して用い，面や物体を割り当てることができない。

　私たちは，ある物体とそれ以外の物体を分離したり，物体を複雑な空間配列の中でバインディングしていくのに必要な，基本的な分化の処理過程の発達を，様々な視覚属性を用いて調べてきた。そこでは，発達にともない乳児はどの不連続性を検出して用いることができるようになるのかを測定してきた。詳しいことは以下に述べる。Spelke や Kellman たちは，ギブソニアンのアプローチを用いて，オブジェクトユニティ（object unity）が成り立つような主観的輪郭を検出する際に，乳児が用いる共通運動（common motion）の処理過程を測定した。こうした研究のレビューは，Kellman and Arterberry (1998) の著書の中の物体知覚の章にある。彼らが提案したモデルによれば，ユニット形成（unit formation）は2つの別々の処理過程，エッジーインセンシティブ

(edge-insensitive) とエッジ-センシティブ (edge-sensitive) によって行なわれている。前者のエッジ-インセンシティブの処理過程は，エッジを明確にするために共通運動を用いるが，そのユニットを知覚するためのエッジ間の関係（エッジ間を補完することによってつくられる湾曲部の直線性や滑らかさ）を必要としない。エッジ-センシティブの処理過程は，境界が隠れているという知識を必要とし，静止あるいは動的な刺激に利用されうる。乳児の研究から（例えば，S. Johnson, 1998），共通運動（エッジ-インセンシティブ）の処理過程は6か月以前に可能になると考えられている。一方で，エッジ-センシティブの処理過程は，適切な学習を必要とし，6か月以降可能になると考えられている。このように，理論上，エッジ-センシティブ処理とエッジ-インセンシティブ処理に分けることは，Slater et al. (1988) や Yonas et al. (1987) による理論と大変よく似ている。彼らは，発達という点からみると，生後数か月で運動による単眼奥行き手がかり (kinetic monocular depth cues) に関する知覚的な分析が行なわれると論じている。その一方で，乳児は相対的な大きさや遮蔽（静止的な手がかりによって特徴づけられる）といった絵画的な奥行き (pictorial depth) によって特定化される手がかりを，7か月以降まで正しく理解しないし，また解釈しないとも論じている。

　これらのすべての理論的な説明に共通する問題の1つは，刺激の手がかりそのもののパラメータと，乳児にとって手がかりの注意の顕在性 (the attentional salience) をひきつける処理を，分割してしまっていることにある。同じメカニズムが，手がかりの弁別と選択的注意の両方の発達の基盤となるのかもしれないのである。仮にこのことが事実であり，年齢が増し発達する間に乳児の注意の顕在性尺度 (salience scale) が変化するなら，その場合は，乳児のオブジェクトユニティの理解にも注意の発達にともなう変化が起こるだろう。仮に，ある特定の手がかりがその年齢の注意をうながす顕在性尺度において高く，その年齢でのユニティ (unity) 知覚に対する特定のメカニズムの成熟によるのなら，どの処理過程が機能的に最初のもので，どの処理過程がそれ以外の処理過程の成熟の結果によるものかを判断することは困難である。

　こうした理由により，3章での私の理論的なモデルでは，属性のバインディングや物体認識（ユニティの概念や，ある物体をそれ以外の物体から分離する

# 7章 物体知覚を導く統合（バインディング：binding）と分化の処理過程の発達

ことを含む）に関与する処理過程の発達と，注意による目・頭の動きシステム（attentional eye/head movements systems）の発達は，ほぼ同じレベルで生じる（それらは，おそらく1つの処理過程として発達するのかもしれない）。このことは，以下のことを明らかにする。それは，私たちはこれらのシステムのうちの1つが，機能的な発達の中でその他のシステムよりも先行しているかどうか，あるいはその他のシステムの連続的な発達なしに，あるシステムが単独で発達するのかどうか，などについては，現時点ではわからないということである。さらなる研究が，これらの可能性を区別するのに必要とされる。

## 1節 分化の処理過程の発達

　Julesz（1981）は，前注意処理の理論を提案し，テクストン（エッジの分節：edge segmentやエッジの端点：edge terminator）と呼ばれる局所的な特徴の数々を定義した。テクストンがあると，物体間を分離するために，あるテクスチャーと別のテクスチャーをすばやく区別することができる。テクストンは，局所的な位相関係，つまりパターンの要素を構成している空間周波数成分の相対的位相を包含している。相対的位相情報は，振幅，つまり強度とあわせることで，すべてのパターンを完全に特定することができる。ある特定の位相関係は，外界の物理的な特徴と一致するという点で「特別」となる。例えば，高調波のピークが交互に反転する位相関係（peaks-subtract phase）は，急峻な方形波的エッジ（sharp square-wave edge）を形成する。相対位相弁別に関する多くのモデルは，空間周波数チャンネル間の比較検出器（comparator detectors）に基づく配置関係の知覚について説明している。例えば，このような位相選択性（phase selectivity）は，偶関数型および奇関数型の受容野（even- and odd-symmetric receptive field）を持つチャンネルによって実現でき，そしてこのようなメカニズムは，皮質下よりもむしろ皮質に存在することが知られている。

　成人の視覚に関するこれらのモデルを利用して，相対位相とテクストンの弁

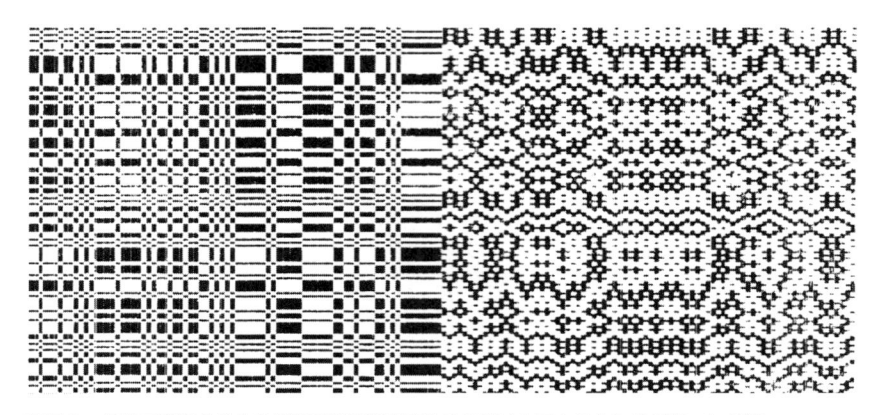

図7.1 年少の乳児の分化の処理過程を測定するのに用いたテクストンのパターンの例

別テストが，年少の乳児の皮質上の機能を推測するのに用いられた。幾層にも重ね合わせられた空間周波数から構成された複雑なグレーティングを見せると，1か月児は相対位相の変化に対して反応しないようである（Braddick et al., 1986b）。さらに1か月児は，成人で示されるテクストンの検出のタイプとは異なり，図7.1に示したテクスチャーのパターン間の区別もできなかった（Atkinson et al., 1986a）。3か月児はこれらを容易に区別できることから，分化が生じる皮質上のメカニズムは1か月と3か月の間に出現すると，私たちは推測する。

## *2* 節
### 方位に基づいた分化

みなさんは，かなり単純なテクスチャー分離（texture segmentation）[1]の形態でさえ，同一で単一の特徴を含む領域（例えば，同方向に方位づけられた短い線分から構成される領域）を単に認識することに基づいていると想像するかもしれない。このような分化の処理過程は，一次視覚メカニズムが方位という単純な刺激特性を処理したあとに生じるだろう。さらにそれは視覚世界の中

**7**章　物体知覚を導く統合（バインディング：binding）と分化の処理過程の発達

の異なる面，物体，事象を明確にするために用いられるであろう。成人では，2つのテクスチャーを構成する線分あるいはエッジの分節間に異なる方位が存在することは，視覚的な分化を決定する上でかなり有効である（Beck, 1966；Olson and Attneave, 1970；Nothdurft, 1990）。これらの前注意的な処理に関与している皮質上のメカニズムの様々なモデルが提案されてきた（例えば，Sagi and Julesz, 1985；Nothdurft, 1990）。それらの主要な構成要素は，局所的弁別作業の集まりであり，特定の視覚的属性のための視覚的なフィルターの働きをするニューロン群の出力に基づいて活動する。その識別機能は，異なる方位を特定している神経細胞の集団間で，相互に抑制を与え合っている皮質内のコネクションに依存するのかもしれない。

　私たちは，視野内の矩形領域の方を向くかどうかを測定することによって，4か月以上の乳児が皮質性の抑制メカニズムを持っているという証拠を示した。この矩形領域の境界は，刺激を構成している線分の方位の違いによって定義されている。

　強制選択選好注視法を用いて，私たちは中心にある注視点の左右いずれかに配置され，背景と対照的な矩形のパッチがなす方位の違いを，乳児が検出できるかどうかを測定した（図7.2）。その結果，4か月以下の乳児は分離された領域に明らかな選好注視を示さなかった（Atkinson and Braddick, 1993）。また，4か月児でさえも比較的弱い反応しか示さなかった。同じようなパラダイムがSireteanuの研究グループでも用いられている（Sireteanu and Rieth, 1992；Rieth and Sireteanu, 1994）。彼女らの結果では，およそ6か月まで，方位に基づく分化を示さなかった。方位に基づいて領域を分離するような能力が，このように比較的あとになって発達するということは，コントラストの手がかりや運動視差といった，視覚世界の中にある物体を分離したり位置を特定したりするための方位以外のメカニズムが，生後数か月ではかなり頑強で有効であるかもしれないことを示唆している。もちろん，成人の視覚においてでさえ，視覚シーンを分析する際，分化メカニズムの最初の段階では大雑把なコントラスト強度の差異を用いているかもしれない。そしてその後にこれらの判断は，複雑なテクスチャーと位相比較（phase comparator）によって与えられる付加的な情報によって，確認されるのかもしれない。また周辺視野の中ですばやく物

*125*

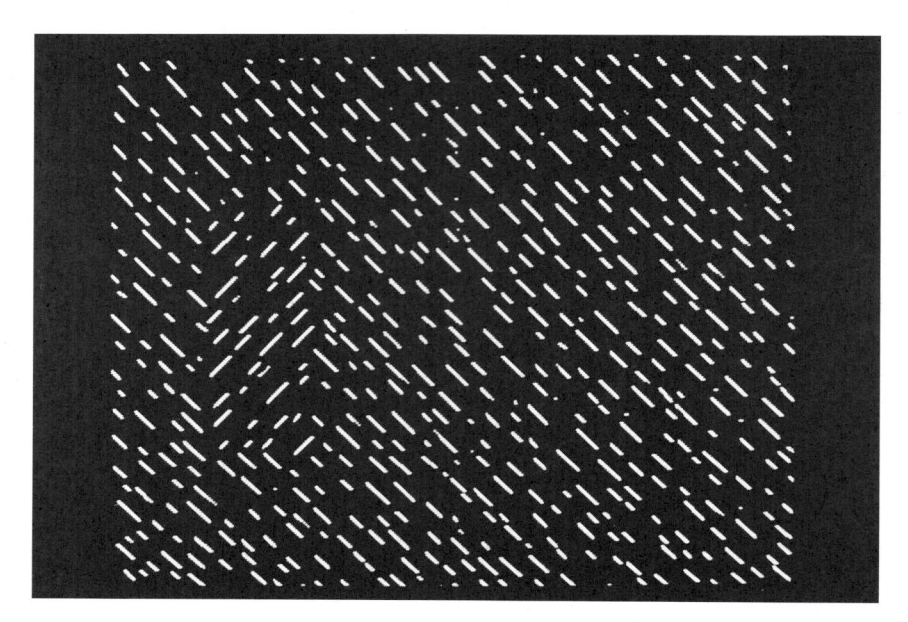

**図7.2 方位の分化実験で用いたパターン**
様々な方位をもつパッチを含む刺激の側に対する選好注視を調べる。

体を検出するのに必要な定位メカニズムは，皮質で処理される情報をそれほど用いないかもしれないが，そのかわりに，上丘を含む皮質下のシステムによる粗い情報に依存しているのかもしれない。

## 3節　運動に基づいた分化

　6章で，年少の乳児の相対運動に基づく分化の初期段階についてすでに論じたが，そこでの考察が，このセクションの出発点である。ここでは，6章の考察を進め，インコヒーレント運動（incoherent motion：一貫していない運動）の背景にあるコヒーレント運動（coherent motion：一貫した運動）の検出について論じることとする。

## 7章 物体知覚を導く統合（バインディング：binding）と分化の処理過程の発達

　運動コヒーレンス（motion coherence）の検出に関する成人の能力を調べた多くの研究がある。運動コヒーレンスとは，ランダムに動いているドットの1つの領域の中にあるコヒーレントな（一貫した）運動方向のドットの割合のことである（Newsome and Paré, 1988；Scase et al., 1996）。コヒーレンスの閾値の検出を可能にするために一貫した動きを必要とされる割合のことを，コヒーレンス閾値という。図7.3で示すこのような刺激を処理するためには，ローカルな処理とグローバルな処理が，視野内の広い領域に渡って行なわれなければならない。そのために，視空間の領域内にあるいくつかのドットのランダムな動きを無視し，それ以外の共通の動きを持つドットを，結合された面へと融合させなければならない。

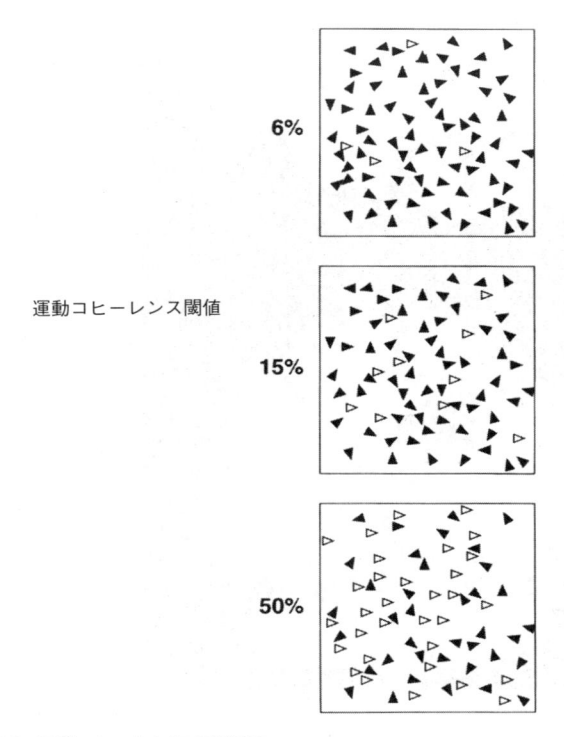

**図 7.3　運動コヒーレンスの概略図**
運動方向の弁別を可能にする一貫して動いているドットの割合は運動コヒーレンス閾値と呼ばれる。

Zeki や Tootells のグループによって率先して行なわれた fMRI を用いた多数の研究がある（Watson et al., 1993；Tootell et al., 1995）。これらの研究では，静止刺激と運動刺激を比較しながら，ヒトの皮質上の運動の処理が調べられた。図 7.4 は，私たちの fMRI 研究から得た画像の 1 例である（Braddick et al., 1998a）。静止しているものよりも動いている刺激に特化しているばかりか，空間内の比較的広い領域に渡るコヒーレントな動きの処理に関与しているにち

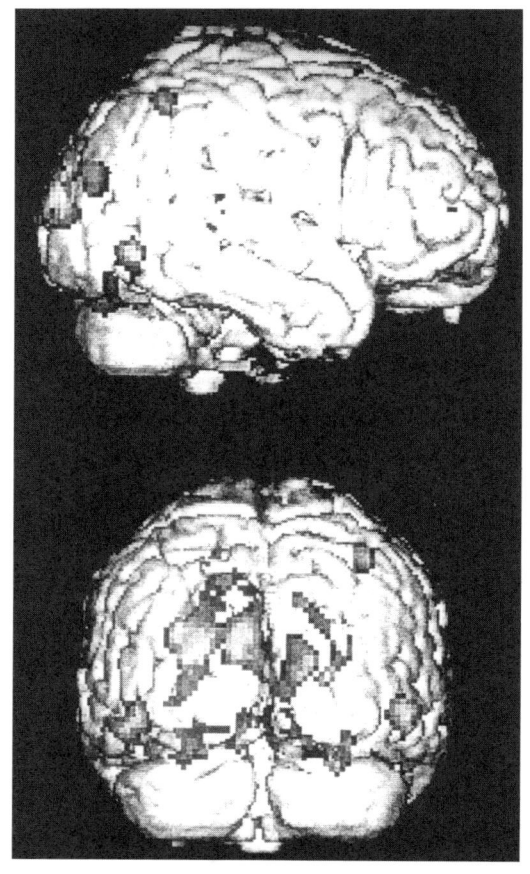

図 7.4　成人の fMRI の画像
ランダムな運動よりもコヒーレント運動の処理に特化して関与している V5 と V3a 領域を示している。

**7**章　物体知覚を導く統合（バインディング：binding）と分化の処理過程の発達

がいない脳内のシステムに，私たちは特に興味を持ってきた。

図7.4は，成人の皮質領域，特にV5とV3aについての図である。それらの領域は，動きがインコヒーレントにランダムに提示された場合と比較して，動きがコヒーレントな場合に特異的により活発に活動している。おもしろいことにV1（一次視覚皮質）は，コヒーレントな運動よりもインコヒーレントなランダム運動に対してより大きな活動を示しているようである。

## *4*節
### 年齢にともなうコヒーレント運動に対する感受性の増加

6章では，分化を可能にしている相対運動に対する感受性が，生後数か月で急速に発達することを論じた。また，私たちは乳児のコヒーレンス閾値を測定することによって，全体的で統合的な運動の処理過程に関する1つの見方も得ることができる（Wattam-Bell, 1994）。乳児から成人の視覚にいたるまでに，どの程度コヒーレンスに対する感受性が増加するかについての，包括的なデー

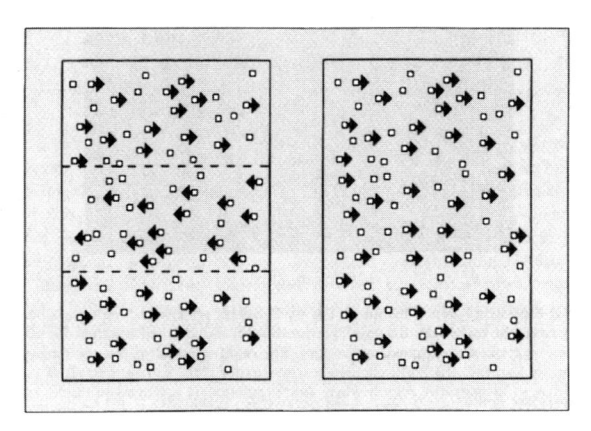

図7.5（a）　運動コヒーレンス刺激
子どもは，刺激の背景から異なって動いているドットの領域を同定しなければならない。フリッカーしている動的なノイズドットの割合によってコヒーレンスが低下していくことで，閾値が明らかになる。子どもは，「吹雪の中にある道」の上に自分たちの手をおくようにして答える。

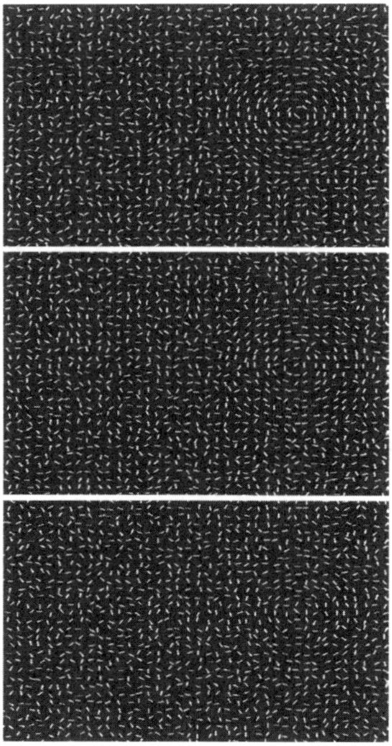

図 7.5（b） 3つの異なるコヒーレンスのレベルからなる形態コヒーレンス刺激
子どもは，線分が円の中に配置されている領域を同定しなければならない（その他の場所は，ランダムに線分が方向づけられ配置されている）。ランダムな方向を持つ線の割合によって，コヒーレンスが低下していくことで，閾値が明らかになる。子どもは「草の中にあるボール」に自分たちの手を置くようにして答える。

タを私たちはまだ持っていない。しかしながら，正常な4〜8歳の子どもたちと，彼らと同じ精神年齢を持つウィリアムズ症候群の子どもたち（Atkinson et al., 1999）を対象とした最近の研究から，児童期の間のある時期については把握している。私たちは背側経路と腹側経路の発達間に存在している分岐（split）に興味があるので，子どもの運動コヒーレンス閾値について，形態コヒーレンス課題の閾値との比較を行なった。（図7.5（a）（b）を参照）。

図7.6は，年齢にともなって形態コヒーレンス閾値と運動コヒーレンス閾値が相対的に向上することを示している。注目すべき重要な点は，両方とも8歳までにかなり成熟しているが，形態コヒーレンス閾値は，運動コヒーレンス閾

# 7章 物体知覚を導く統合（バインディング：binding）と分化の処理過程の発達

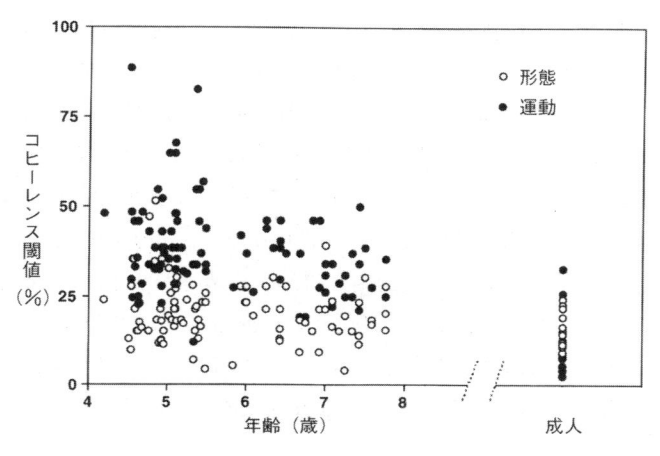

図 7.6 年齢にともなう運動コヒーレンス閾値と形態コヒーレンス閾値の変化
それぞれの点は個々の子どもの閾値を表している。

値よりもかなり早い時期に成人と同じ値になるということである。このような形態コヒーレンスと運動コヒーレンスの違いは，可塑性について9章で論じる際に考える。

## 5節
### 線分の端点による分化

「主観的輪郭」に関する見解は，ここまでの箇所ですでに簡単にふれてきた。私たちの研究グループのCurranが線分の端点を用いて，このような主観的輪郭を検出する乳児の能力を測定する一連の実験を近年行なっている。先行研究から（例えば，Trieber and Wilcox, 1980；Ghim, 1990；Rieth and Sireteanu, 1994），この能力は6か月以前に発達すると示唆されているが，多くの研究で用いられた刺激は，線分の端点を検出するためのメカニズムとは別のメカニズムを用いて，乳児が輪郭を検出することが可能なものであった。Curran et al. (1999) は，重なりあっているが一列になっていない，隣接線で構成され動い

ている主観的輪郭を含む刺激パターンと，同数の端点を持つ刺激パターンを用いて，選好注視パラダイム（PL 法）を使って 2 〜 4 か月児を調べた（図 7.7）。

刺激が動的なものとなるよう，滑らかな動きのある錯視線（illusory line）がディスプレイの片側を行ったりきたりしており，一方，もう片方の側は，重なりあった線が同調して行ったりきたりしていた。主観的輪郭の印象は静止系列よりも動的系列においてかなり強力であった。速度が 6.6 degree/s の時に，12 週以上の乳児において主観的輪郭に対する選好が示されたが，8 週児では示されなかった。しかしながら，運動が 9.5 degree/s まで早くなると，8 週児でさえも主観的輪郭に対する選好を示すことが可能であった。乳児の運動検出システムの発達と同じく，年齢にともなう速度の感度調節（velocity tuning）

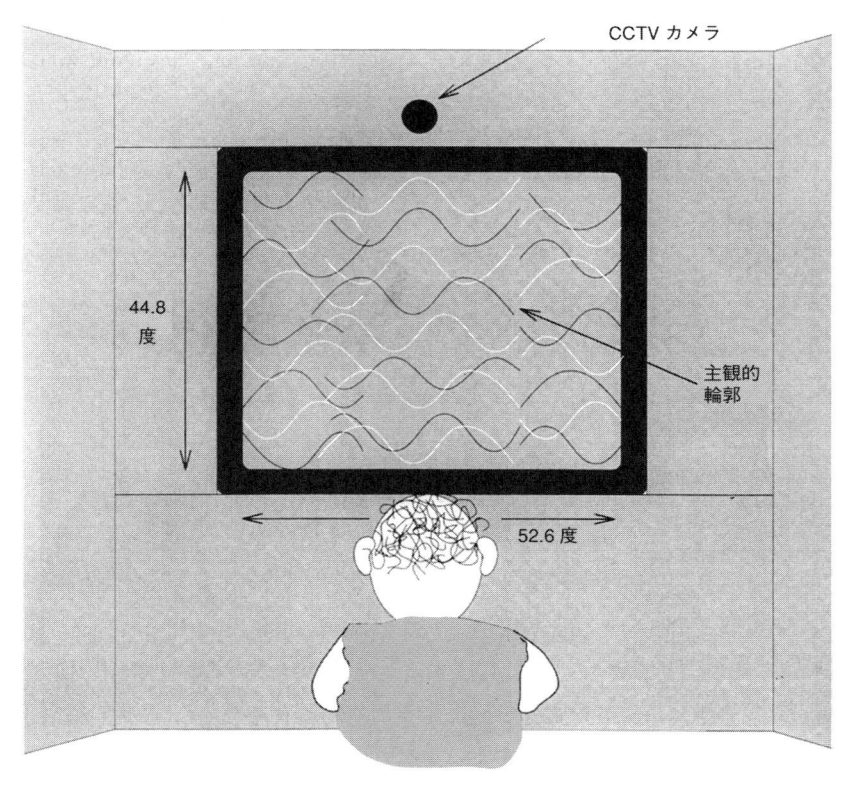

図 7.7 乳児の動的な主観的輪郭を測定するために用いた刺激パターンの概略図

# 7章 物体知覚を導く統合（バインディング：binding）と分化の処理過程の発達

の変化については，すでに6章で論じている。8〜12週の乳児は，7と14 degree/sの間の速度に対しては，運動方向に対する反応を示したが，この範囲外の速度では反応はなかった。この実験での動的な主観的輪郭刺激は，腹側経路（V2－線分の端点の検出）と背側経路（相対運動の検出）の両方からの情報を結合する処理過程から反応を引き出していたのかもしれない。そして，乳児の反応は，この腹側経路と背側経路のメカニズムの発達とそれらのメカニズム間の相互作用によって決定される。神経解剖学的な研究において，Shipp and Zeki (1989) は，V2 から V5 までの上昇的な投射は，腹側系の一部である V2 の太い縞（thick stripe）からのみ行なわれるのだが，下降的な投射は細い縞（thin stripe）と縞のすき間（interstripes）に浸透する（infiltrate）ことを示した。乳児が線分の端点に反応するには，輪郭を作り出す端点の連続的な配列を，視覚系が記録している必要がある。これには，V2 と V5 間の上昇的な投射と下降的な投射がその役割を果たすかもしれない。そして，この投射はすでに生後2か月で機能を開始している。これは，前章で論じた運動に基づく分化（motion-based segmentation）に関する実験結果（Wattam-Bell, 1996a, 1996b）と比較される。このことは，多くの統合的な処理過程がおよそ同じ時期に発達しはじめることを示唆している。これらの処理過程は，有線外野から有線野までのフィードバックメカニズムに依存しているようなので，たとえ視覚皮質までの上昇経路が生後すぐに機能しはじめているとしても，これらの統合的なメカニズムは，皮質回路内の異なる領域を調整するために，さらに1か月の経験を必要とするのだろう。

## 6節
### バイオロジカルモーションからの物体認識

相対運動あるいは相対的な両眼視差情報を用いながら，ある面や物体が，別の面や物体からどのように分離されるのかについてはすでに6章で論じた。そこでは，常に剛体的な面について話をしてきた。しかし，乳児の世界の中にある多くの重要な物体，例えば，手や腕の動き，表情や体全体の動きは，非剛体

である。もちろん，非剛体的な物体の形状を分析する際の視覚系の課題は，剛体的な物体に対するよりも複雑である。成人の視覚で，非剛体運動の光学的な特性から物体の形状を推論するという変換の問題については，様々な理論がある（例えば，Johansson, 1975；Cutting, 1986）。また，乳児の非剛体的な形態の知覚に関しても，多くの研究がある。Bertenthal and Proffitt は，乳児のバイオロジカルモーション（biological motion）の識別力を調べてきた主なグループである（要約として，Bertenthal, 1993 を参照）。正立で歩く Johansson の光点刺激（light display）の系列に3か月児と5か月児を馴化させると，乳児たちは倒立で歩く画像系列に脱馴化を示した（Bertenthal et al., 1987）。ところが同じ写真を静止画の系列として呈示した場合，脱馴化が生じなかった。しかしながらこの結果では，乳児が倒立か正立のどちらの刺激を，歩く人として知覚していたかはわからない。彼らのさらなる研究の結果から，乳児は5か月までに，正立の光点刺激から歩く人を推測できるようになることがわかってきた。この研究では，歩く人という知覚対象の鮮明さを低下させるために，位相のずれ（phase shifting）（特定の点光の周期的な運動において，開始位置を変化させる）を用いた。Bertenthal と彼の共同研究者たちは，3か月児・5か月児双方とも，位相をずらした正立刺激と通常の位相の正立刺激とを区別することを明らかにした。さらに，倒立の場合，3か月児のみが区別できた。

この研究からの推論は以下のようになる。つまり，位相情報を使って正立刺激をよりうまく弁別できるということは，正立刺激が年長の乳児にとって，単なるおもしろい光点刺激以上のものとして知覚されており，つまりは動いている人として見えているという事実になる。そして，位相をずらすと，この知覚は壊れてしまうのだろう。倒立刺激では歩く人として知覚されないので，正確な位相関係は，弁別にとって重要でも顕著でもなくなる。この結果は，乳児が位相情報を用い，光点刺激から動いている人の概念を推測するには，少なくとも5か月は必要であるということを示唆している。この年齢以前では，乳児は異なる位相関係を区別できるが，位相情報を用いて，刺激を特定の物体としてカテゴリー化できない。3か月までに，剛体的な静止刺激の弁別が可能になるための，空間的な位相関係の弁別については，すでに私たちの研究の中で論じてきた。位相の弁別に関するこれらの結果は，Bertenthal のグループ

7章　物体知覚を導く統合（バインディング：binding）と分化の処理過程の発達

(Bertenthal, 1993) による研究での時間的な位相の操作で示された発達時期とかなり一致している。その違いは，初期段階であるエッジの分化を越えた能力である物体の知覚が，非剛体的な刺激の場合，少なくとも5か月までかかってしまうかもしれない，ということのようである。

再び実験データであるが，静止した手がかりと比較して動的な相対運動の手がかりを利用できるのは，発達的に遅くなるという証拠がある。このことは，静止した物体認識の基礎となるかもしれない（腹側経路の）システムよりも，バイオロジカルモーションを含む相対運動の皮質上の基盤，すなわち，V5とMST（中上側頭：middle superior temporal）のような背側経路の領域が，あとに発達することを示す証拠として考えられる。

## 7節
### 空間的な配置能力

別々の物体を識別するために，視空間のある部分とそれ以外の部分を分離することは，視空間の配置を理解するための出発点である。成長するにつれ，子どもはある物体とそれ以外の物体を分離できなければならないだけでなく，物体間の空間的な関係も理解しなければならない。新生児でさえ，大雑把に空間内に物体を位置づけることができるという点で，空間上の配置についての感覚を持っているのは明らかである。しかしながら，乳児期の比較的あとの段階まで，子どもは詳細な空間関係を理解する能力を持ってはいない。

成人患者の空間認知の欠損を測定するために用いられる方法の1つは，積み木の模倣（the copying of block design）である。このようなテストを用いた多くの研究結果から，特定の局所性病変を持つ患者に空間的な分析機能の障害があることが示されてきた。左半球と右半球の損傷を持つ患者の間で，様々な違いが示唆されてきたのである。左半球に損傷を持つ患者は，単純化し詳細を省く傾向にある一方で，右後頭部の損傷を持つ患者は，全体的で大域的な形態に困難を示す。同様の違いが，左の局所性病変と右の局所性病変を持つ子どもでも示されている（Stiles-Davis et al., 1985；Stiles and Nass, 1991）。積み木

*135*

を自発的に組み立てることにおいては，年少の子どもは一連の段階を通って進歩していくようである（これらの段階の例は，図7.8 (a) (b) を参照）。

例えば，単純に空間上積みをした山を作成する方略は，18か月児の組み立て構造の特徴であるが，3歳までには様々な空間的な関係（上，中，隣，平行，連結）の基本的な理解を示しながら，複雑で複合的な組み立て構造を作れるよ

＜積み木の組み立て構造＞

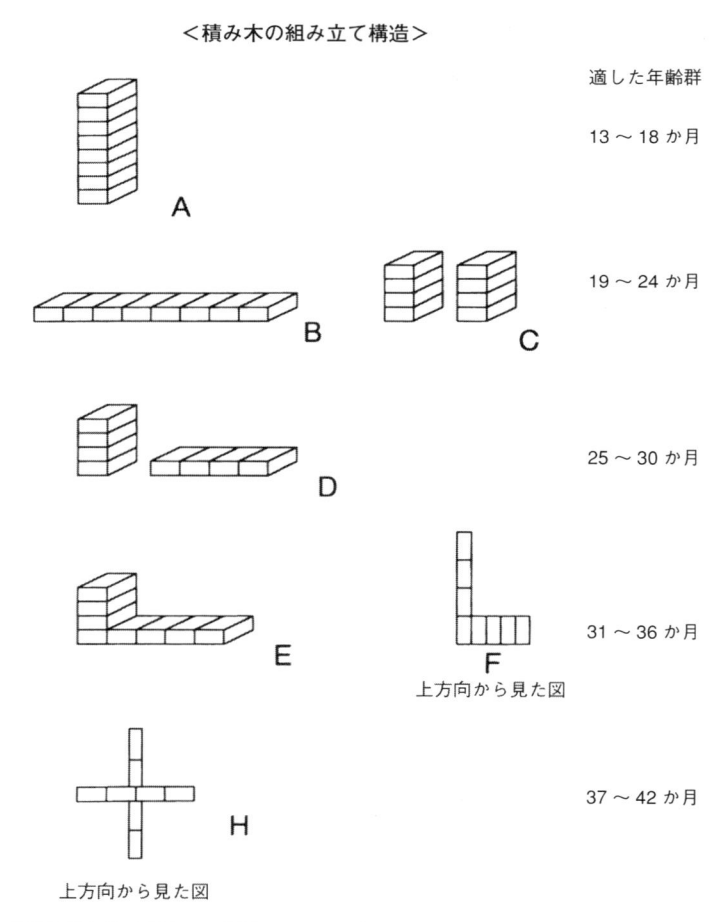

| 構造 | 適した年齢群 |
|---|---|
| A | 13～18か月 |
| B, C | 19～24か月 |
| D | 25～30か月 |
| E, F（上方向から見た図） | 31～36か月 |
| H（上方向から見た図） | 37～42か月 |

図7.8（a）　18か月から4歳までの子どもによって自発的に作られた一連の積み木の構造
子どもがまねることのできる積み木の構造が複雑になるにつれ，その構造も年齢とともに複雑になる。

*136*

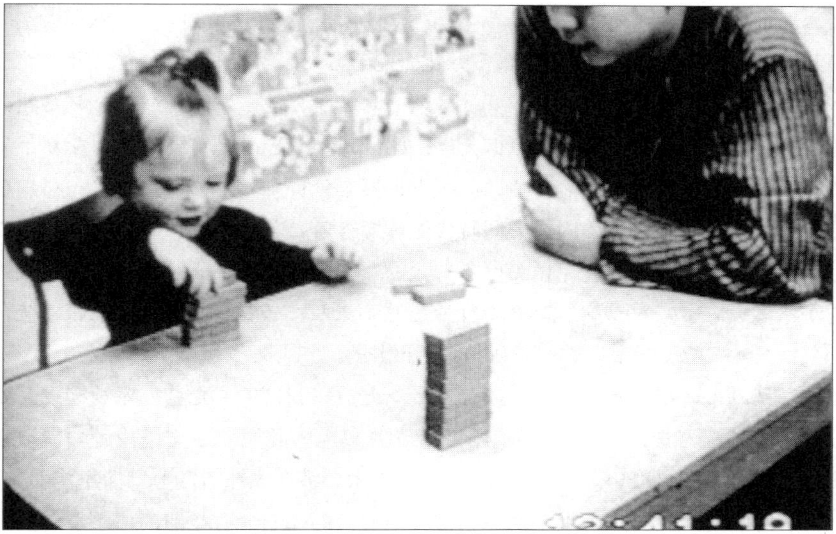

# 7章　物体知覚を導く統合（バインディング：binding）と分化の処理過程の発達

図7.8（b）　積み重ねられている積み木の構造をまねしている子ども

うになる。Stilesと私たちは，様々な年齢の子どもの模倣能力に合わせて，異なる空間関係を含む積み木の模倣を取り入れた組み立て課題（constructional task）を計画してきた。最終的には，6か月のリーチングの始まりから児童期を通じて，配置や分化に関する乳児の理解を制約（constraint）するものについて，の理解を得ることが期待されている。現在では，初期のリーチング（8章を参照）や12か月から5歳までの乳児が作り出す構造について，いくつかのことがわかっている。例えば，1歳児に，9〜18か月の乳児が自発的に行ない始めるような，1つ，あるいは2つの独立した積み木の山以外のものを組み立てさせるようにすることは，ほとんど不可能である。たとえ，彼らの運動スキルの限界や取り壊しを好むこと（love of demolition）を考慮に入れたとしても，この結果から，①一度に空間のある1点に極端に注意を集中すること，②構造の形態的な特性（configurational property）に対するグローバルな注意が欠けていること，そして③グローバルな形状を作るために，複雑な構造の関連部分がどのようにして組み合わされるのかについての理解が欠如しているこ

と，などが示唆される。

しかしながら，方位や運動による分化（先述したような）についての研究や，3〜4か月児におけるグローバルなパターン処理とローカルなパターン処理などといったその他の研究から（例えば，Ghim and Eimas, 1988），かなり年少の乳児が，ある状況下のもとでは，視覚世界を分析するために，グローバルな特徴とローカルな特徴の両方を同時に処理できることが示されている。このことはおそらく，初期の乳児における知覚的な弁別にはかなり精錬された情報処理がある一方で，プランニングや行動を導くことに必要な知覚的な情報の統合が欠けているという，発達上の劇的な分離を示す証拠とみなすことができる。単純な積み木の山を構成しているデザインと，一列に並んだ積み木を構成しているデザインとを，簡単に弁別する18か月以上の乳児でさえ，後者の構造をまねることができない。しかしながら，積み木の塔をまねることは簡単である。「隣接」関係の構造は，「上」あるいは「中」の関係を含む空間的にかなり限定された構造よりも，空間的な配置についてより多くの分析を必要とするのかもしれない。積み重ねていると，構造の中の要素は，新しいアイテムへの土台を与える。

一方で，「隣接」関係は，他のアイテムのまわりの適当な場所に新しいアイテムを置いてしまうような場合でわかるように，特定の1つの場所によっては定義されない。先に示したように，6か月までの乳児はある物体とその他の物体を分割するために，分化の原理（segmenting principle）を用いることができるようである。しかしながら，視野の比較的広範囲の領域に渡って，これらの物体の全体的な配置を空間的に表象するには，複数の物体の並列的な分化だけでなく，自己運動（self-movement）や物体の動きを考慮に入れ，この表象の地図を継続的に更新すること，さらに，全体的な表象と局所的な表象間を切り替える能力も必要とする。年少の乳児は，すでに空間の表象を使うために必要な基本的なメカニズムの多くを持っているように思われるが，視覚世界を無意識に円滑に，そして継続的に表象したり，また前後に，あるいはローカルからグローバルに，自由に尺度（scale）を切り替えたりすることを可能にしてくれる成熟したシステムのために必要な，統合的な情報処理の多くを欠いているようである。

### 7章　物体知覚を導く統合（バインディング：binding）と分化の処理過程の発達

## 8節
### 結　論

　乳児期の初期において，物体や面をそれぞれに分割することができるように働いているメカニズムがあるようだ。不連続性やエッジ検出に対する多数の手がかりが利用できるが（輝度，色，相対運動，相対的奥行き），それぞれのシステムは，機能しはじめるそれぞれのタイムスケールを持っている。それぞれが機能しはじめたあと，各システムは，物体と背景とを区別するために並列的に用いられる。物体の局所的な特徴から物体の全体的な形状までのスケール（scale）を切り替える能力の，機能上の出現期を決定することは，かなり疑わしいようである。これらの切り替え能力に関する研究はほとんどないが，SpelkeやS. Johnsonといった研究者による近年の研究から，乳児期の初期に習得される一種の共通原理があり，それ以外はかなりあとに習得されるのではないかと示唆されている（例えば，S. Johnson, 1998を参照）。

　知覚的な物体の情報処理と物体を操作する行動を結びつけるためには，空間的な分析についてのかなり高度な段階が必要とされる。積み木の模倣課題（Block design copying task）についてはこの章で少し論じたが，リーチングと把握（grasping）の発達に関する8章でもう一度ふれることにする。行動をコントロールする背側皮質経路内で機能しているシステムと，知覚的な弁別をコントロールしている腹側経路のシステムの間で発達上の分岐（split）があるようだ。物体に対する行動を含む空間的な認知に関する背側経路の処理は，物体の弁別と認識に関する腹側経路の処理と比較すると，比較的後に成熟する。

# 8章 注意と行為の発達のための連結するアプローチ

## 1節 序論

　この章では，見るものや手を伸ばすものを選択するための注意のシステムと，これらの切り替えによって呼び起こされる運動のシステムという，2つの主要なシステムの発達と連結について考えることにする。ここでは，注意のシステムや，リーチングや把握といった運動の発達について細かく述べるということはしない。むしろ，この複雑な一連のメカニズムの特定の側面を研究するための，様々なパラダイムで最近得られた結果に焦点をあてることとする。まず，乳児の注意という言葉で，発達学者たちが何を意味しているのかを考えていく。それから，注意と運動の両方について，それぞれのシステムに特化した発達を考えることにする。残された問題については，章の結論で考えていく。

## 2節 「注意」とはどういう意味か？

　発達学者たちにとって，行動の様々な面の多くは，乳児や年少児の「注意」（あるいは，脳のメカニズムの中の注意の操作）が反映されたものだと考えられている。例えば，いくつかの神経学的欠陥を持っている多くの子どもは「注視し

対象を追うこと (fix and follow)」ができない。これは神経学者の用語で、これらの子どもたちが1つの物に注意を集中する（中心視を行なう：foverate）ことができず、そのために物が彼らの注視している位置から移動したときにそれを追うことができない、ということを意味している。少し異なる文脈ではあるが、「多動」と呼ばれる子どもたちには、注意の欠陥があり、「注意の範囲が狭い」と考えられている。つまり、彼らは、着手している課題に注意を集中できないのではなく、集中を失うのが早く、次から次へとすばやく注意の対象を変えていく、ということを意味している。これらの注意の移動は、しばしば体の動きをともなう。注意欠陥多動性障害（ADHD）として知られている症候群は、4歳から10歳までの、非常に注意散漫で今やっている課題に注意を維持することが困難な子どもたちに対するラベルづけとして、今や一般的な名称となっている。これらの子どもたちはしばしば行為障害や攻撃性のような他の問題行動を示す。その診断と治療に関して多くの議論が行なわれている。いくつかの神経学的症候群は、分析の水準を変えて注意を移動させることができないといったような、注意の欠陥によって特徴づけられる。例えば、ウィリアムズ症候群（まれな遺伝的疾患）の子どもたちは、しばしば広く全体的なデザインに注意を向けることができず、デザインやパターンの部分的な特徴に注意を払ってしまうことがわかっている（9章での討論を参照）。

　乳児や就学前の年少児を研究している発達学者にとって、注意の範囲の向上は、学習速度の向上や進歩した情報処理と同じ意味として考えられる。このよい例は、Bornstein, Fagan, そしてCohenといった研究者たちの結果に見られる（例えば、Bornstein, 1985）。彼らは、生後数か月にわたって見られる視覚的馴化の割合の増加を測定することによって、年少の乳児の注意の処理の向上が測定できる、としている。この考え方を利用して、乳児の視覚的注意についての最近の研究では、乳児の注意能力と後の認知能力の間には関連があると主張されている。ここでは、視覚的情報処理の中心的なゲート、あるいはスイッチとして「注意」を位置づける。注意のコントロールがない状態では、乳児の脳は受身の受容器になってしまう。確かに、生後数か月の間に、乳児は何を吟味するかという選択を活発に始めている。この処理は子ども時代を通じて調整され、成人の多面的な注意のシステムへと洗練されていくのである。

## *3* 節
### 選択的注意の発達の初期段階

　3章では，視覚的注意のメカニズムに関する発達の，様々な段階についての概観を述べた。この過程の最初の部分は，未完成の皮質下の定位システムと，眼と頭の定位運動を制御するための皮質の注意のシステムとの，統合として定義された。これらの過程により，乳児は1つの物から別の物へ注意を移すことができるようになる。そこでは，分化と統合の過程が，同時か系時的か，いずれかの時系列で生じると仮定されている。これらの注意の切り替えは，乳児にある物への注意と処理をやめさせて，別の物へ移すための注意の「解放」の過程を含んでいる。

　もっと後の年齢では，注意のメカニズムは乳児にリーチングと把握の目標となる物を決定するように発達する。すでに活動している眼と頭の動きを制御する注意のメカニズムは新しく獲得される手の操作という運動技術と統合されなければならない。この過程はリーチングと把握のための近距離システムの発達を含んでいる。乳児は最初に未完成な腕の伸長と手全体での把握を発達させる。これらの運動システムは空間内の物の位置に関する視覚的な情報を考慮しなくてはならない。初めは，これは両眼ではなく単眼の奥行きの手がかりから得た情報であるが，少なくとも，距離の弁別にかかわる情報を含んでいるだろう。生後4か月頃に立体視の奥行き手がかりに関する初期の弁別があり，そのちょうど1か月後により正確に方向づけられたリーチングと把握が始まる。この間の絶妙な関係性は，皮質の中で1つのシステムが他のシステムとすみやかに結びつくということを示している (Braddick et al., 1996a)。リーチングの初期段階で乳児はいつもリーチングしようとしている物を中心視しているわけではない，という意見がある。この意見によれば，眼と頭と手の制御システムの統合は頑強なわけではなく，近傍の空間にリーチングする際には必要ない，とさえいえるかもしれない。生後6か月から9か月までの普通の乳児は，いつもついリーチングをしたくなるようで，腕の長さの範囲で入手可能なものは何にでも手を伸ばして取ってしまう。

　しかし，私たちはリーチングに関する最近の研究の多くから，この初期の強

迫的なリーチング段階のあと，リーチングが減少する可能性を見いだした。それは，物が「把握可能かどうか」についての学習を，子どもが始めるからである。明らかに「把握できない」物（大きな面やとても大きな物のように）は，リーチングを引き起こさないであろう。こうしたことができるには，少なくとも，相対的な大きさ，物までの距離，乳児の手の大きさなどについての大雑把な情報が，リーチング運動プログラム開始のあと，すぐに統合されなければならない。その時に間に合うように，物の認識のための乳児の知覚システムがリーチングと把握活動システムよりももっと精密に発達しているかもしれない。すなわち，これは，次のような事実によって示される。およそ3か月から6か月の乳児の選好注視には洗練された弁別が現れるが，同等の複雑さを持つ刺激に対するリーチング選好は，もっと後の段階まで現れないのである。

　成人の視覚的注意システムに関する様々なモデルは3章で簡単に説明した。前運動理論（pre-motor theory）によれば，空間的位置の特定や物の認識に対する選択的注意は多くの運動行為モジュールを制御する回路に関係がある。また，物の分析にも関係する。この前運動理論には，頭頂と前頭領域には空間的位置，行為の制御，注意，などに関係する表象が含まれている。この考えは，これらの領域の切除が空間の特定部分の物への不注意（無視）を引き起こす，という神経生理学の証拠に基づいている。不注意はまた，様々な運動の欠陥，特に空間のある部分でなされる運動の欠陥をともなう。

　現在，私たちはヒトの乳児のこれらの注意・行為の回路の様々な部分の発達のタイムスケールについて，どちらかといえば限定された知識しか持っていない。私たちは生きて活動している成人のシステムについてわかっていることを見ることで，様々な皮質システムのセットの発達として，注意と行為システムの発達を考えることができる。したがって，選択的注意の発達を考える1つの方法は，運動行為を引き起こすために異なる年齢の乳児に選択される刺激特性の変化を同定しようと試みることである。私たちはこの章で，特定の行為に関する様々な経路の発達を考えるにあたって，このアプローチを取るつもりである。

　これらの注意と行為のシステムの発達を考えるために，私たちは，乳児の行為の失敗や不適切な行為を観察するが，その行動を制約している神経的基礎を

正確に指摘するのが難しいことがよくある。乳児がよく発達した注意のシステムを獲得していないということなのか？ あるいは、乳児がこの発達段階では背景から物を分化することができないということなのか？ あるいはまた、適切な反応を生み出すための十分な運動制御を発達させていないということなのか？ しかし、これらの過程を独立で分離したものとして考える必要はない。事実、それらは互いに依存し、あるシステムから別のシステムへの多数のフィードバックを含んでいるのである。

# *4* 節
## 頭と目の運動を制御する注意と行為システム

### 1. 初期の注意処理の向上のためのモデル

私たちの研究では、頭の定位と眼球運動は、1つのターゲットから別のターゲットへの乳児の注意移動能力と、相関するものとして測定されてきた。一般的に、これらの眼球運動の起こりやすさは年齢とともに向上する。特に、1つ以上のターゲットが同時に視野の中にあるときがそうである（もちろん日常の視覚では普通の状況であるが）。初期のモデルで、私はすでに、生後3か月頃に注意の移動能力の急な向上は、皮質下の制御から皮質の制御メカニズムへの変化を反映しているのではないかと提案した（Atkinson, 1984；Braddick and Atkinson, 1988）。提案した注意の移動の回路は図8.1に図式化している。

皮質下のメカニズム（広くは上丘）によって制御された単純な反射の眼球運動は、生後すぐから活動しているように見える。しかし、皮質ネットワーク（頭頂葉と前頭葉にある）は、注意しているが互いに競合するターゲット間で、年長の乳児がすばやく眼を動かすことを可能にしなければならない。M. Johnson (1990) のモデルはまた、注意の発達の中で、この皮質下・皮質の移行を核としている。しかし、彼は、眼球運動の変化と、一次視覚皮質内の層の漸進的な成熟を関係づけるという考えを付け加えることによって、さらに1段階進むことを試みた。このモデルの中で彼は、視覚皮質のより深い層がより表面的な層の前に成熟し、後者は抑制の結合を含むと提案した。この発達の順序は、ある

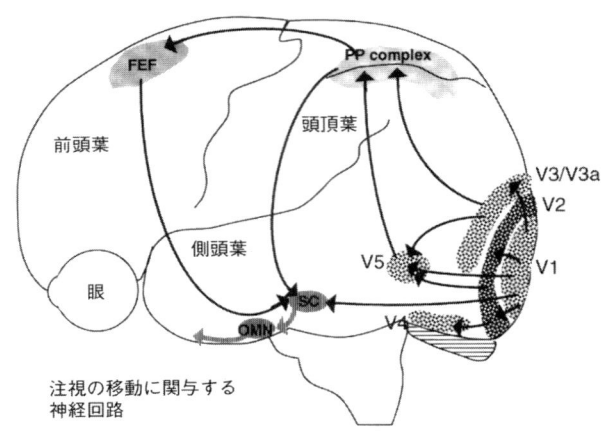

図 8.1 注意の移動を行なうための組織的に配列された回路
FEF ＝前頭視覚領域，SC ＝上丘，OMN= 動眼神経核，PP ＝後頭頂葉

皮質の回路を他の回路よりも前に機能的にし，また，ある行動指標を他よりも前に発現させる。

　注意の切り替えの一部は，乳児に1つの物への注意を取りやめさせ，注意を別の物に移すことを要求する。成人の視覚では，これらの注意の移動はしばしば注視（中心視）の移動と同時に起こる。新しい視覚的ターゲットの突然の出現に対する反応として，注意の移動が起こるときの眼球運動は，しばしば「反射的」や「外因の」と呼ばれる。なぜなら，それを簡単にやめることはできないし，また，それは何の計画もなく自動的に起こるように見えるからである。周辺視野に新しく出現した刺激に対する注視の移動を測定することは，乳児の年齢にともなう注意の向上を測定するときの中心的な方法である。これ以外にも眼球運動には，新しい刺激の突然の出現なしに起こるものもあるだろうし，また，物の特定の部分や特定の物に対する内的探索や走査処理によっても引き起こされるように見える。これらは，「内発的」「意図的」「自発的」と呼ばれるものであり，私たちが（少なくとも成人の場合），そのシステムが働いている際には内的な目標志向的メカニズムを想定できるようなものである。まるで，乳児が成長するにしたがって，これらの内発的な過程におけるモニタリングの意味が変化するように，乳児が眼球運動によって走査する際の眼球の変化を，

研究に利用することができる。さらに別の可能性は，乳児が最初にある物に焦点をあて，それから，奥行きの面の移動，すなわち，最初の物よりももっと近くか，または離れたところにある別の物に注意を移動させるときの，眼の調節の変化を測定することである。これらの焦点の変化は内的な注意の移動と関係していると思われる。

まとめると，乳児の発達における眼球運動の注意の制御を見るために，以下の3つの異なる方法が用いられている。

①周辺視野に物が出現したときに，ターゲットへのサッケード移動に見られるような，周辺視野の新しい刺激への定位の測定。
②物の特徴内の走査的眼球運動の変化の測定。
③異なる距離にあるターゲットに対する調節の変化の測定。

**(1) 周辺視野に物が出現するときに，ターゲットへのサッケード移動に見られるような，周辺視野の新しい刺激への定位の測定**

内発的（内的）な制御と外発的（外的）な制御の両方による明白な注意の移動は，乳児では，中心視野から周辺視野に存在する興味のある物を中心視で見ようとするために行なわれるモニタリングサッケードによって測定される。中心視行動（foveation）の空間的限界は「視野の拡張」と呼ばれ，この測定を行なうための臨床用語を"perimetry"という。効果が見られる視野の大きさは，生後1年間にわたって（例えば，Van Hof-van Duin and Mohn, 1986；Schwartz et al., 1987），特に最初の数か月の間に増加することがわかっている。

新生児や1か月児の注意の視野は，左右約20°から30°に制限されているようである。これは，刺激を中心視しようとする（foveating）サッケードが引き起こされる視角である。注意の視野を測定する初期の研究がたくさんある（例えば，Tronick, 1972；Harris and MacFarlane, 1974；Aslin and Salapatek, 1975；MacFarlane et al., 1976；Salapatek, 1975のレビュー）。周辺視野にターゲットが現れるとき，中心のターゲットが見えたままになっていると，視野が減少するということがわかっている（例えば，Harris and MacFarlane, 1974；Aslin and Salapatek, 1975；Finlay and Ivinski, 1984）。しかし，この中心視野

におけるターゲットの競合効果は，年齢とともに減っていく。この結果から，年齢とともに視力が増すのと同じように，第2の過程が発達すると考えられる。この発達過程は中心のターゲットから注意を放棄し，周辺のターゲットに注意を移すことを必要とする。よって潜在的注意（covert attention）の変化は，妨害刺激や競合刺激（"probe"や"mask"）を使うようにし，単純な中心視パラダイム（foveation paradigm）を修正することによって，研究されている。これらの刺激は，注意をつかまえ，他のターゲットへの注意によるサッケードの移動を妨害したり遅らせたりする。

「競合効果」においては，あとから出現するターゲットがすでに注意を向けられているターゲットと競合していなければならない。私たちはこの効果を，一連の実験によって様々な形で研究してきた（Atkinson and Braddick, 1985；Braddick and Atkinson, 1988；Atkinson et al., 1988b, 1992,a Hood, 1993；Atkinson and Hood, 1997）。もちろん，効果が見られる視野の大きさが年齢とともに増大することは，部分的には視力の改善によるはずである（Atkinson et al., 1992a）。私たちは，中心視で注視しているターゲットから目を離し，新しく現れた周辺視野のターゲットにサッケードする能力の向上から，年齢にともなって向上するコントラスト感度と視力の効果を分離してみた。つまり，周辺視野に現れた視覚的ターゲットによって外発的に誘発されるサッケードの際の，眼球運動の方向と反応潜時が測定された。私たちの初期の研究で，注視やターゲットの定位に使われた刺激は，1サイクルの矩形波格子からなる比較的大きな模様の断片であった（12°の幅で32°の高さ，内角は23°の偏りを持つ）。これらのターゲットの平均輝度は背景と一致させた。縞のコントラストは，ターゲットを見えやすくしたり見えにくくしたりする目的で，上下方向のいずれにも変化した。周辺のターゲットの位置を知らない観察者が，サッケードの反応潜時を測定するために，手でスイッチを操作し，水平方向のサッケードの最初の方向と時間を記録する。心理物理学における階段法を使って，私たちは周辺のターゲットへの眼球運動の定位を確実に引き出すコントラストの平均閾値を測定した。これらの研究で私たちは，この閾値は1か月児で約35%のコントラスト，3か月児で16%のコントラストであることを見いだした。これらの閾値以下では，乳児はチャンスレベル以上の信頼性でターゲットを再

# 8章 注意と行為の発達のための連結するアプローチ

注視することはないだろう。

　中心にターゲットと同じ刺激を残したままにして，周辺にターゲットを呈示した刺激を再注視させる課題を使って，ターゲットの検出率と反応潜時を指標に競合の効果を検討した。その際，中心に何も残さなかった場合に再注視を引き出すターゲットのコントラストの閾値を測定し，ターゲット刺激を作成した。非競合と競合の条件は同一乳児で調べられた。1か月児の反応潜時は3か月児よりも競合による影響を有意に大きく受けていた。つまり1か月児は周辺にターゲットが現れたとき，中心のターゲットが見えていると，その刺激から解放されることに困難を示した。しかし，これらの実験では，2つの月齢グループの，ターゲットの発見のしやすさを等しくしてあるので，月齢グループ間に有意差があることは，もう1つの要因，すなわち，「解放」メカニズムによると結論できるのである。この発見は，異なるターゲットを使って，同じ月齢の乳児を対象に繰り返された（M. Johnson et al., 1991）。しかしM. Johnson et al.の研究では，発見の敏感さを月齢間で比較するということは試みられなかった。つまり，ここでの競合効果は，月齢にともなう視力の違いと解放する能力における違いの両方が混ざっていると思われる。私たち自身のさらなる追加実験により，競合の中で，2つの周辺視野のターゲット（両側）が同時に現れるなら，1か月児と3か月児の解放能力に差が見られないことが示された。この結果は，注意をある場所から別の場所に移すことができるための，スイッチメカニズムの関与を確かなものにしている。しかし，これは必ずしも，中心視野から周辺視野へのスイッチである必要はない。例えばそれは，2つの周辺視野間のものという可能性もある。

　注視の移動パラダイムを用いた様々な私たちの研究の中で，周辺刺激として位相反転バーを，最初に注視する中心視野の刺激として顔のような図を，それぞれ使用したこともあった（9章の中で対比させた図がある）。この刺激を使った場合でも，競合する条件下で，同じような解放に関する問題を発見した。つまり，正常に発達した生後3か月以下の乳児にこの刺激を提示すると，より年長の乳児は競合しない条件よりもわずかに長い平均反応潜時を示したのである（この違いは生後3か月以上の乳児では統計的に有意ではなかったが）。競合しない条件と競合する条件での個々の乳児の平均反応潜時は図8.2に示した。

*149*

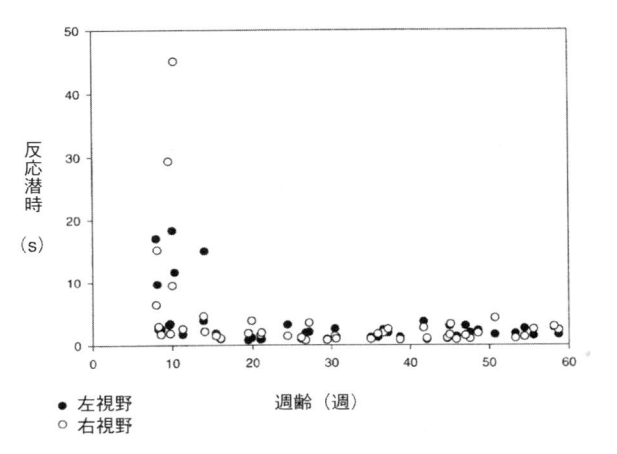

図8.2 多くの健常乳児による注意シフト行動のデータ
それぞれのポイントは個々の子どもの平均反応潜時を表す。ここでの中心のターゲットは、バーのパターンではなくて、顔のような図である。

神経学的な問題を抱えた子どもたちの様々なグループの注意の発達を検討する目的で、健常児で得たデータを用いてある。

　生後3か月までの乳児は中心視野にあるターゲットから注意を解放することが難しいようである。彼らは注視していた最初のターゲットに注意を維持し続け、新しく出現したターゲットに簡単に視線を移すことができない。しかし、もし刺激を注視している時間の長さが、乳児が注意を維持していることを示す時間の長さのもっともな測定値であるならば、生まれてから数か月の間に、乳児が刺激についてより多くの情報を得るにつれて、注意の維持が着実に向上するという考えと一致しない。その場合私たちは、競合条件での注意の維持は、3〜4か月児よりも新生児においてより長く続き、より良いものであると結論しなければならない。では私たちは、単一のターゲットへの長い注視行動の結果が、4か月児について議論されているように、すぐれた注意の維持と情報収集行動を意味するのかどうか、あるいは、それが新生児について私たちが提案したように、中心の刺激から注意を解放する問題の徴候であるのかどうかを、どのようにして知ればよいのであろうか。注視に沿って心拍数を測定することで、Richards（1989；Richards and Casey, 1992）は、解放の問題は、持続的

# 8章　注意と行為の発達のための連結するアプローチ

注意の向上と分離される，と主張している。しかし，眼球運動をモニターしながら心拍数をモニターし，非常に年少の乳児（新生児と1〜2か月）を対象にうまく目的を達したデータを扱った研究は，ほとんどない。見ている時間の長さは，1つの刺激から眼を離してもう1つへ移ることができないということではなく，むしろ情報処理が増加していることを意味すると確信するためには，これらの線に沿ったより多くのデータが集められる必要がある。

サッケードの再注視は満期以前に生まれた乳児（早産児）と満期で生まれた乳児の比較によっても研究されている。Foreman et al. (1991) は格子柄の刺激への再注視の反応潜時とその刺激への注視時間を満期産児と早産児で比較した。最初の注視時間はどちらのグループでも同様な発達的曲線に従うことがわかったが，出産後30日間にわたる反応潜時の測定から，発達の加速性は早産児グループに対して見られた。この結果は早産で生まれた健康な超低体重児についての私たち自身の研究と同様の結果である。その乳児たちは，生後4，5週間で，対応するように週齢をコントロールして修正された満期産乳児の値に比べて，より短い反応潜時を示した（Atkinson et al., 1991）。

私たちの初期の研究では，健常で年少の乳児だけでなく，神経学的な障害を持った年長児についても注意解放の問題があることがわかった。その中の1つにおいて（Hood and Atkinson, 1990），上に述べたものと同様な競合と非競合での注視の移動パラダイムを用いて，神経学的障害を持った子どもたちを私たちはテストした。このグループの年長児の何人かは，非競合条件では再注視と注意の移動を示すが，競合条件で中心の刺激が見えたままになっていると再注視に失敗するという点で，1か月児と同じ行動を示した。しかし，これらの子どものうちの数名は，中心視野のターゲットに注視している最中に，周辺視野のターゲットに対して有意な視覚誘発電位（VEP）を示した。この結果は，注意の解放過程がないのと同時に，VEPを引き起こす原因となる感覚検出のメカニズムが普通に働いていることを示している。

私たちはいくつかの神経学的障害を持った乳児グループについて研究を行なった。その子どもたちは，難治性の部分てんかん（focal epilepsy）の治療のために完全な大脳半球切除手術を行なっている。これらの乳児のうちの2人についての視覚研究（Braddick et al., 1992）は，競合効果における皮質メカニズ

ムの役割を直接テストするために，皮質の影響から分離して皮質下の経路の活動を検討する機会をもたらした。大脳半球切除は，1人は5か月で，もう1人は8か月で行なわれた。皮質の大脳半球の除去は反対側の視野の皮質的表象を消す。しかし，手術は視床のレベルより上の組織を除去したので，脳の両側の網膜上丘系（retinocollicular）の経路には手をつけなかった。どちらの乳児も手術前の非公式なテストにおいて，視覚的注意の移動をもたないような貧弱な視覚行動を示していた。これは一部には，てんかんとその発作を抑えるために使用されていた強い薬物の摂取の組み合わせによるものであろう。しかし，手術後のテストでは，2人とも視野範囲いっぱいに眼球運動を行ない，視覚的に敏捷であった。どちらの子どもも除去された大脳半球の反対側性の半身麻痺を示していたが，興味ある対象を中心視すると，体の左右の中心線を超えてのリーチングが可能であった。しかし，これは自発的には起こらず，それぞれの子どもは同側の「よい」半視野に同じおもちゃが置かれるとすぐに手を伸ばして取るにもかかわらず，半球切除の影響を受けた半視野におもちゃが示されると完全に無視した。この行動は同側性の視野からの視覚的入力の欠如によるものである。

それぞれの乳児は中央に顔の図がある注視の移動（fixation shift）実験でテストされた。1人の乳児の結果は手術後の3セッションに関して図8.3に示してある。どちらの乳児も非競合条件では視野のどちらか半分の領域に提示された周辺ターゲットに対する定位に関して，チャンスレベル以上の信頼できる反応を示した。このように，彼らは皮質的表象がないターゲットへの定位を示したのである。私たちは2人の乳児について別の課題を検討した。1人の子どもに対して，私たちは単眼での定位をテストした。彼女は右目で左と右の両方にチャンスレベル以上に反応した（除去された左の皮質と反対側）。左目では，彼女は左視野に対してのみサッケードを行ない，右視野に対しては行なわなかった。この結果は，ダメージを受けた脳の左側へと左目からの情報を伝達することができるはずの交差していない経路が，サッケードの眼球運動を引き起こしていない，ということを示している。競合条件では，別の子どもをテストした。彼は良い方の視野ではすばやいサッケードがみられたが，ターゲットが周辺視野の悪い方の視野に現れると，サッケードは減少した。ターゲットが彼の

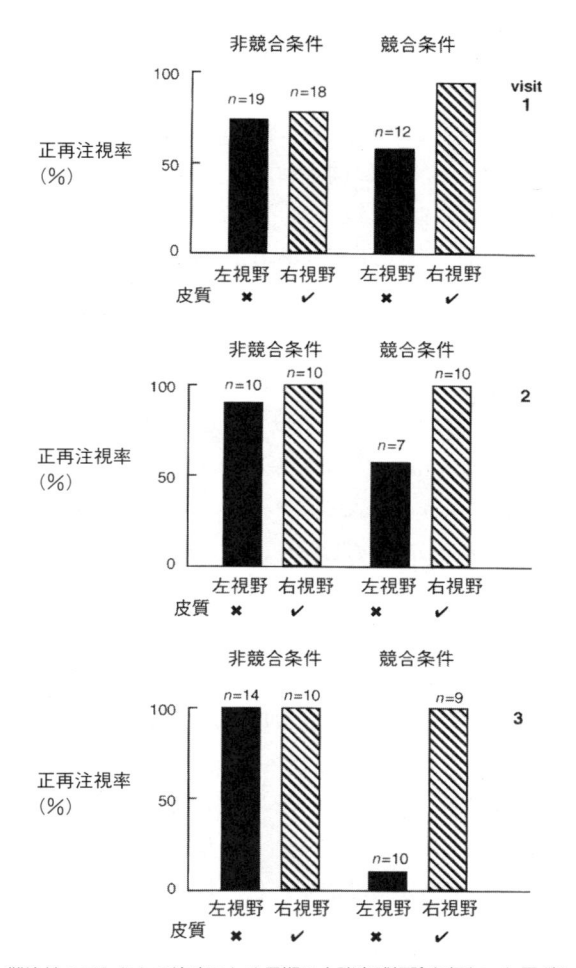

# 8章 注意と行為の発達のための連結するアプローチ

**図8.3 難治性のてんかんの治療のため早期に大脳半球切除を行なった子どもの注視移動の結果**
グラフの50%の反応はチャンスレベルである。彼の行動は非競合条件では左右両方のターゲットに対してチャンスレベル以上であったが、競合条件では右側だけでチャンスレベル以上であった。

悪い方の視野に現れたとき、あたかも中心刺激からみずから注意を解放するかのように、しばしば瞬きをしたり、うなずいたりした。乳児の1人はまた、悪い方の視野に比べて良い方の視野（右）のターゲットに対する反応の潜時が短くなることを示した。

この研究で重要なことは，どちらの乳児もいわゆる"見えない"視野に現れた刺激にサッケード眼球運動を起こすことができることを示した点である。これは，非競合条件では皮質下の回路がこの定位にかかわっているという考えを支持している。しかし，競合するターゲットを処理するには，皮質の制御が必要となる（1人の乳児のこの結果は，図8.3に示した）。これらの乳児の行動は，成人の大脳半球切除患者に似ている。こうした患者は，意識的に刺激に気づくことなく，視力が欠損している片側で視覚的弁別を行なうことができる（Perenin, 1978；Perenin and Jeannerod, 1978；Ptito et al., 1987）。もちろん，私たちは乳児にその視覚的経験について尋ねることはできない。したがって，私たちは，「盲視（blindsight）」[#1]と呼ばれている有線皮質の欠損を持つ成人の視覚体験と，子どもたちの体験がどこまで似ているのかを知ることはできない（Pöppel et al., 1973；Weiskrantz, 1986）。

　注視ターゲット間の競合効果は，成人でもターゲットの相対的なタイミングで生じることがある。中心視野の刺激の提示が，周辺視野ターゲット提示開始と時間的に重なるとき，サッケードの抑制効果が見られる（Fischer, 1986）。逆に，中心視野刺激の終わりと周辺視野ターゲットの提示開始の間に時間のギャップがあると，サッケードの反応潜時は短くなる（Saslow, 1967）。ギャップの間に注視ターゲットが消失することは，自動的な注意の解放を導き，反応潜時に寄与すると考えられる（Fischer, 1986；Posner and Petersen, 1990）。この解放は有線外野（extrastriate）のメカニズムによると思われる。これは，皮質の注意解放メカニズムの発達によって，年齢とともに2つの刺激が「オーバーラップ」する条件での反応潜時が短くなると私たちが予想していることを意味している。生後6か月までの乳児で，これらのギャップパラダイムを使用して行なわれたHood（1991；Hood and Atkinson, 1993）の研究は，この予想を支持している。サッケードの反応潜時は一般的に年齢とともに減少するが，この減少の程度はギャップ条件よりも「オーバーラップ」条件で有意に大きくなる。

　成人では，注意の移動は刺激がすばやく連続して提示されるかどうかに影響される。例えば，実験参加者が短時間に注意を転換する前に呈示されたターゲットは，はっきりとした定位反応をさせない条件でも，時間の間隔次第で，同

じ場所に続いて呈示された刺激に対する反応を，促進または抑制することができる（Posner, 1980）。この抑制効果（復帰抑制：inhibition of return），あるいは IOR と呼ばれる）は，特に上丘系の（collicular）メカニズムに，強く依存していると考えられている。このメカニズムは，報告されている鼻側−こめかみ側への非対称性（Rafal et al., 1989, 1991）や，進行型の核上麻痺（supranuclear palsy）[#2] による上丘の損傷によって，IOR が干渉を受けることを示すデータ（Posner et al., 1985），などの基礎となるものである。成人と違って乳児には，最初のターゲットに定位すべきではない，などと話しかけることはできない。しかし，競合効果は，短いターゲットへの定位を妨害するように働きうる。このパラダイムは，6か月児と成人いずれに対しても，時間間隔を変えることで，復帰の促進と抑制の両方のデータをもたらすことができる。

　しかし，これらの2つ効果は3か月までは見られない（Hood, 1993；Hood and Atkinson, 1991）。Johnson and Tucker（1993）は，わずかに異なる刺激を使用して，4か月児には IOR があるが，2か月児にはないことを見いだした。生まれてから3か月までの間に最初に働き出し，視覚行動を制御している皮質モジュールがあるが，これらの結果は，IOR を作り出している相互作用と促進の双方が，この同一の皮質モジュールから生じているわけではないということを示唆している。ここには1つの注意すべき要因がある。つまり，私たちが討論してきた促進と抑制の効果は，例えば，刺激の始まりと終わりの特定の時間間隔によるスイッチの切り替えのような，全か無かの効果ではないということである。この効果はまた細かい刺激特性や，この刺激特性に関するターゲット間の相互作用にも依存している。このことを示す最近の報告例として，新生児で IOR 効果が現れるのは，適切な刺激条件と時間制限が用いられるときに限られる，というものがある（Valenza et al., 1994）。この結果も，皮質のどこかの領域，すなわち，その皮質の回路が新生児期には働いていないと以前に述べたどこかの領域において，IOR のメカニズムを同定しようとする私たちの考えにやっかいな疑問を投げかける。

　結論として，これらのあらゆる注意の移動に関する研究から，私たちは次のようなことを主張する。すなわち，成人のモデルのアナロジーによって，1か月と3か月の間の注意の制御における変化は，上丘（superior colliculus），有

線野（striate），有線外野の結合に関連している注意のメカニズムが，約3か月ごろに機能しはじめるということに関連づけることができそうだ，ということである（図8.1に図示してある）。新生児の行動は，限定された条件で皮質の機能が示されることはあるが，普通は皮質下の制御のもとにある（Atkinson and Braddick, 1985；Braddick and Atkinson, 1988）。新生児が，中心視野のターゲットにすでに注目していると，周辺視のターゲットに注視を移せないことは，「バリント症候群」という神経学的な状態における「粘着性の注視」と呼ばれているものに非常に似ている。この患者は，いわゆる「無視（neglect）」の状態になっていたり眼の機能が失われていたりするわけではなく，空間内で正しく位置関係を特定することを可能にする，サッケード眼球運動と選択的注意とを制御する共同メカニズムが，うまく働いていないのである。バリント症候群は頭頂－後頭領域の両側の障害を含むが，上丘と注意の移動を制御する頭頂葉の間の回路も含まれるであろう（De Renzi, 1982によるレビュー）。バリント症候群の患者と非常によく似た行動は，両側の頭頂部に損傷のある霊長類にも見られる（Mountcastle, 1978）。Schiller（1985）も，上丘と前頭視覚領域に損傷のある同様な欠損を報告している。

ではここで再び，皮質の経路の発達に関する証拠は，以下の考えを支持するということを述べておこう。すなわち，単一のターゲットの大雑把な空間位置の特定は皮質下の上丘系のメカニズムによって行なわれる。一方，注意を1つの物からもう1つのものへと移動させるための，より精巧な選択プロセスは，有線皮質（striate cortex）と有線外皮質（extrastriate cortex）からの実行的制御を必要としている。後者のネットワークには皮質下と皮質の領域を結びつけている視床枕（pulvinar）を含む場合もしばしばあるだろう。この視床枕を含む皮質と視床の領域間のフィードバックとフィードフォワードの回路についての最近の理論的考察は（Crick and Koch, 1998），次のようなものである。すなわち，皮質下領域における様々な下位区分の発見と，皮質への数多くのフィードバック回路の発見により，注意の発達についてここで述べてきた単純な説明は，完全な物語のごく小さな部分にすぎなのかもしれない。

## (2) 走査的眼球運動にみられるパターンの加齢変化

　注意の発達に関する推論は，走査的眼球運動のパターン，年齢，使用した刺激のタイプの変化，などをモニタリングすることによって得られる。多くの研究は年齢にともなう自発的な走査の眼球運動のパターンの変化を見ている（Maurer and Salapatek, 1976；Bronson, 1990；Hainline, 1993）。Bronson は，生後 6 週間の新生児は，1 つのターゲットが固定されていても，長い時間にわたって視線を何に導かれることなくあちこちへと走査する，と述べている。年長児は動かないターゲットの特徴間を走査し，新生児よりも正確に，ターゲットによって引き起こされるサッケードを示す。Bronson はまた，ターゲットが動くときには，特徴間の走査の量は減少すると述べている。乳児は，新生児の走査パターンと同様に，比較的長い時間にわたって単一のフリッカーしているターゲットを注視する傾向があるからである。Bronson はこれらの結果から，系統発生的に古い皮質下のシステムは動的な刺激に対して働き，古いシステムである眼球運動を制御し抑制できる皮質のメカニズムは，ターゲットに注意を向けるようその選別を行なうことができる，と述べている。しかし，Hainline (1993) は，生後 3 か月間には，走査のタイプや走査の反応潜時に関して，そのパターンに一貫した変化が見られないことを明らかにし，初期の研究成果の多くは，姿勢や覚醒状態に関係していた，と述べている（2 章での討論を参照）。新生児に比べてより年長の乳児では，そうした姿勢の方が，明らかに制御しやすく長時間安定している。彼女の主張は，新生児は 3 か月児と比べて，ほとんどの時間が眠りかけの状態であるため，自発的な注視による眼球の走査パターンが減少しているのかもしれない，というものである。

　年齢にともなう自発的な注視の持続時間や走査パターンの変化を，縦断的に測定し収集したデータは，まだほんのわずかしかない。さらに問題なのは，横断的な研究では，乳児が大きくなるにしたがって行なう注視パターンの一般的変化を，被験者による多様性が隠してしまうということである。しかし，誕生から 6 か月まで縦断的に乳児の視覚的注意を測定したある研究では，注視の持続時間は，最初に新生児で測定された水準から上昇し，再び減少する前に，2 か月でピークを迎えることがわかった（Hood et al., 1994）。これは，注意を反映した眼球運動の制御システムは生まれてから最初の 6 か月間の様々な月齢で

異なるか，または特異的に機能している可能性を主張している。

　初期の研究の多くは，年長児が外的輪郭と内的輪郭の両方を走査するのに対して，新生児と１か月児の自発的な走査パターンは，パターンの外的輪郭のまわりに集中すると主張している（Maurer and Salapatek, 1976；Haith et al., 1977）。Haith et al. は，この外側の輪郭による注意の「捕獲（capturing）」は最大限の神経的発火をもたらすように生得的に組み込まれたシステムであると述べている（外側の輪郭は高いコントラストを持つエッジが広範囲に広がっていることによって，内側の輪郭よりも外側の輪郭は，全体を合計すればより高いコントラスト値を持っている）。

　パターンの外部の輪郭は，また，いわゆる「外枠」効果（Milewski, 1976）を説明する際に，新生児の注意において特別な役割を持つと主張されている。馴化研究によれば，新しいパターンが，乳児が馴れた古いパターンと同じ外部の輪郭を持つならば，新生児は２つのパターンを区別することができないだろう（これは，４章の新生児の『顔の知覚』ですでに考察された）。この効果が明らかである状況は，私たちに，パターンの外部と内部の輪郭の相対的注意の顕在性について，様々なことを教えてくれる。それは例えば，乳児が馴化の過程で選択的に注意を向けたパターンの特徴などについてである。私たちのグループのメンバーである Bushnell は，外部の輪郭が安定して動かないままである一方で，内部の輪郭がダイナミックに変化するならば，外枠効果は起こらないことを見いだした（Bushnell, 1979）。これは，動的なターゲットに対する持続的な注視という，Bronson の実験結果を思い出させる。Haith の神経発火理論は，内部の輪郭がダイナミック（フリッカーしているか動いているか）で，外の輪郭が時間的変化をせず静止しているとき，外枠効果が働かない，という発見にうまく適合している。というのも，静止したものよりダイナミックな刺激によって生じるニューロンの発火の方が，発火頻度の割合が全体にわたって高くなるからである。ダイナミックな刺激は，このように乳児の注意をとらえる際に「勝つ」のである。

　外枠効果が生じているとき，外部の輪郭が乳児の注意をとらえ，パターンの内部の輪郭への子どもたちの感度は弱くなる。もちろん，この外枠効果が，必ずしも乳児期の終わりに消失する効果であるとは限らないかもしれな

い。おそらく外枠効果に関連がある1つの効果は,側方性マスキング (lateral masking) または視覚的クラウディング (visual crowding) と呼ばれ,それは乳児よりむしろ就学前の子どもにおいて研究されている (Atkinson et al., 1986a, 1987, 1988a;Anker et al., 1989;Atkinson, 1991, 1993)。そして,これは Cambridge Crowding Cards (2章で記述されている) と呼ばれる臨床テストとして開発された。典型的な「混雑した」刺激ディスプレイでは,いくつかの異なる文字からなる輪によって1つの文字が外側から囲まれていて,子どもは刺激ディスプレイの中心にある文字に選択的に注意を向け,それを囲んでいる文字を無視するように指示される。通常,子どもは中心にある文字を読み上げるか,多くの可能な文字のうちの1つと中心の文字を視覚的にマッチングさせるように指示される。子どもが無関係な周囲の文字を無視して,視覚的マッチングによって中心の文字を選ぶための能力は,年齢と共に変化する。クラウディングの範囲を測定するために,孤立した文字の正確な視覚的マッチングのために必要とされる大きさと,他の文字やパターンによって囲まれているときの最小の文字の大きさとの,比較が行なわれた。この比率は,クラウディング率 (crowding ratio) と呼ばれ,中心文字とそれをとり囲んでいる文字の両方の刺激パラメータによって異なる。

また,文字ディスプレイで,成人において通常見られる小さいクラウディング効果は,ほとんどの6歳児でも見られる。つまり,年少の子どもほど,非常に大きいクラウディング効果を示すのである。興味深いことに,一部の失読症の人も,特定の刺激状況の下で,著しいクラウディング効果を示す (Atkinson, 1991, 1993)。例えば,ウィリアムズ症候群の子どもたちなど,臨床的な問題を持つ多くのグループでは,暦年齢は4年を超えているが,クラウディング率は普通の4歳児のものと似たものとなる。この結果は,彼らの精神年齢が4歳であるということを反映しているわけではない。それは,ウィリアムズ症候群の子どもたちの多くは,精神年齢相当の非常に高い言語的な能力を持ち,その能力は,彼らの暦年齢に近いものだからである。このような効果は,視覚的コントラスト感度または視力の単純な損失からくるのではなく,むしろ選択的な注意の問題と考えられる。また,選択的な注意は,埋め込まれた図のテストにおいても重要でなければならない (例えば,2章において言及した子どもの発

達をみるアトキンソン式機能的視覚検査（ABCDEFVテスト）。しかし，これらの異なるテストを超えてクラウディング効果を生み出すことに関連する処理過程を，理論的に統合して詳細に説明することは，現段階では難しい。

　結論として，乳児の自発的な走査的眼球運動からのデータは，現段階では限定的であり議論中である，ということになる。注意の処理を考察する目的で行なわれている，走査的眼球運動パターンを用いたすべての研究に関する1つの問題は，自発的な眼球運動と成人の注意の実際の関係はどうなっているのか，あるいはまた，選択メカニズムの観点からみてそれは何を意味しているのか，などの疑問に関して，いまだにごくわずかなコンセンサスしかないということである。しかしながら，成人において目標志向的な運動行為とともになされる眼球運動があるが（例えば，Land and Hayhoe と彼らの同僚たちの研究（Hayhoe and Land, 1999）では，ピーナッツバターとゼリー・サンドイッチを作るときの自発的な眼球運動と注視が分析された），この運動に関する最近の研究は，注意の眼球運動を行動に結びつけようとする直接的な理論に私たちを導くような，意味深いパラダイムであるかもしれない。このようにして作られてくるモデルは，将来，異なる年齢の乳児によって作られる自発的な走査的眼球運動パターンの性質における，あらゆる変化を理解することに役立つかもしれない。

## (3) 注意を向けるターゲットに焦点を合わせる正確性や調節における変化の測定

　一般に，成人が対象を注意するときは，中心視を行なうだけでなく，像を焦点に合わせるための調節（毛様体筋を使って曲率を変え，レンズの焦点を合わせる）を行なう。調節の発達は，5章においてすでに議論された。奥行き方向に近づいたり遠ざかったりする目標物に対して，適切な方向に焦点を移動させることができる新生児も存在するが，それは正確で信頼できるものというわけではなく，彼らが焦点を移動させることができる範囲は，近い空間（彼らの目からおよそ75cm離れた場所）に限られている。5分のテストを3～5回，別々の機会に行なうと，新生児のおよそ50%だけが，一貫して75cmの距離へ向けて，接近または後退するターゲットに調節することができた（Braddick et al., 1979)。生後3か月までに,ほとんどすべての乳児は近距離において一貫した調節ができるようになり,6か月までに,乳児は少なくとも150cmを超えた距離に調節を行なうようになる。先に言及された横方向の視野計測と同じ考えに従い,調節の変化が最初に始まる目標物の距離を,左右の目の真ん中の線にそって計測することで,有効な視覚的注意の視野(effective visual attentional field)という発想を検討することができる。この注意の視野も年齢と共に増加するようで,横方向の視野の範囲に影響を及ぼしている制約と同じものに,従属しているのかもしれない。

神経病学的欠損を持つ子どもたちの多くの研究で,子どもたちが,異なる距離の目標に調節することが難しいことがわかった(例えば,Atkinson, 1989)。こうした子どもたちは,注視移動パラダイムで,周辺視に位置する目標刺激に,サッケードで眼球を移動させることができず,特に中心視と周辺視にターゲットが一緒に示された競合状況で,横方向の視野の減少を示した。生後最初の1週をハンマースミス病院ですごし,潜在的な周産期の脳障害指標(Mercuri et al., 1995, 1997a, 1997b)によって認定された100人以上の子どもたちからなる大きな集団を対象とした研究では,焦点障害を持つ子どもたちが,注意欠陥障害の指標を示す確率は非常に低いにもかかわらず,広範囲な脳障害(低酸素症虚血性脳障害等級2または3)を持つ子どもたちは,高い確率で調節が困難であり,注視移動パラダイムの実験も不可能であった。これら,いずれのグループの乳児においても,欠損または遅れに関する早期の指標は,後の段階で注意欠陥と,少なくとも緩やかに相関していることは,充分にありそうなことに思われる。

注意の移動を測定するために調節の指標を用いることは比較的新しい考えである。特により年長の子どもたちと成人にとって,それがどれくらい注意の他の指標と相関するかは,まだわかっていない。ケンブリッジの第2の乳児視覚スクリーニングプログラム(5章で記述された)では,調節の測定は,遠視屈折のエラーの程度を示すために用いられた。ここでは,以下のように考える。つまり,これらの乳児は,鮮明な像を得ようと調節の努力を行なうが,この努力は,彼らの大きな遠視屈折のエラー(例えば,調節を働かせていない休息状態では,強い遠視となる)が主要な原因となっているので,彼らは調節がうま

くできないのである。これらの乳児に対し，スクリーニングで調節ができないとされた他の乳児は，毛様体筋麻痺の下で屈折を測定すると，強い遠視は示さない。このグループの調節の欠如は，より弱い注意のコントロールの指標であるということかもしれない。調節の弱いグループがどのように発達していくのか，そして，これらの初期の指標が学齢期に達してからの他の注意の障害（例えば，ADHD）を予言するかどうかを知ることは残された問題である。次の年または2年後に結果を示すために，これらの乳児は，集中的で縦断的な追跡研究の実験参加者となるのである。

## 2. 初期の注意による眼と手の運動システムに関する全体的結論

結論として，注意の発達の一貫した図式は，眼球運動制御の3つの異なる測定から明らかになる。通常の発達では，皮質下において制御されている新生児のシステムは，生後6か月までに，徐々に，しかしすばやく，皮質が皮質下を制御しているようないくつもの回路によって，取り替えられていく。調節，注視の移動と注意の持続を制御している各々の回路は，それら自身の発達と同様に，他のシステムに連結されなければならない。興奮性のものだけでなく抑制性の連結も発達しなければならない。これらの過程は，出産後の最初の数か月に始まるが，完全に成熟して成人のレベルになるには長い年数がかかる。

# 5節
## 視覚的に導かれるリーチングと把握行動の発達

先に考察した，頭と眼の運動システムを連結して発達する，第2の注意と行為のシステムは，年少の乳児のリーチングと把握行動を制御するシステムである。この節では，リーチングと把握行動の発達を検討する。そして，論争の的となる若干の問題に関する短い概要から始めて，この領域で私たちが続けている自分たちの研究の話に移る。これらリーチングと把握行動能力の運動面は，近年熱心に検討されはじめた。特に対象の永続性課題に関して，これらの運動能力を発達のより認知的な面と結びつけることは，例えば，Piagetの研究，

8章 注意と行為の発達のための連結するアプローチ

中でも物の恒常性課題に関連して，かなり頻繁になされてきた。しかし，乳児が視覚的属性と注意の顕在性の観点から対象を分析し，それからこの分析を運動行為と統合する方法の詳細な理解は，それほどたくさん検討されているわけではない。

## 1. リーチングと把握行動の発達に関する論争

過去20年間に，新生児のリーチングと把握行動について，論争があった。Bowerたち（Bower et al., 1970；Bower, 1972）によるいくつかの初期の研究から得られた結果により，新生児が現実の剛体の対象に触れようと試みて腕を対象に向けて調節し，リーチングを調節することが示唆された。この主張は，腕を伸ばす際の方向や，腕が対象に接近したときの手の形などのデータに基づく。それに加えてBowerは，新生児は手の届かないものよりも腕を伸ばして届く範囲内のものを，また，同じものの写真よりも本物の剛体の対象により多く手を伸ばすと主張した。しかし，その後の研究者たちは，新生児においてこれらの結果の多くを繰り返すことができず，初期のBowerの研究の多くには，方法論的な問題があることを示した（例えば，DiFranco et al., 1978；Ruff and Halton, 1978；Rader and Stern, 1982）。Bowerの主張の多くは，他の研究者に支持されたが，それは生後3か月以上の乳児に関してであった（例えば，Bruner and Klossowski, 1972の「未発達な手の形」について）。

Bowerと同様にTrevarthen（1974）は，乳児が対象の方へプレリーチングをとると主張したが，彼はこれらの運動を真に機能的であるというよりはむしろ前機能的であると考えた。彼の考えは，「2つの視覚のシステム」理論の初期バージョンである。その提案には，新生児による前機能的で皮質下に基づく定位行動が，後のリーチングにおいて機能的な皮質の活動に引き継がれる，といった考えが含まれている。プレリーチングは，眼球運動とともに定位反応の1つの構成要素（segment）として考えられてきた。視覚刺激への新生児の反応の最も詳細な研究のうちの1つは，von Hofsten（1982）によって行なわれた。彼は，対象を注視している間の乳児の腕の動きの多くは，対象の方向に向けられているということを示した。しかし，乳児が対象を注視していなければ，手は対象の方を向いてはいなかった。これはまさに出生の直後から存在する視覚的に導

かれたプレリーチングであると言える。しかし彼は，Bowerによって見いだされた洗練された反応（例えば，手のシェーピング）を新生児に見つけることはできなかった。彼の結果の多くは，Trevarthenのものと一致した。すなわち，新生児のプレリーチングは一般的な定位反応の一部であり，この定位は視覚または触覚のどちらかによって引き起こされ得るというものであった。

　意図的なリーチングは，一般に通常の乳児では，生後3, 4か月から現れると考えられる（von Hofsren, 1984）。プレリーチングから本当のリーチングへの転換の指標として，いくつかの測定が行なわれた。プレリーチングとリーチングの間の転換点で，そわそわする動き（fidgety movement）があると報告されている（Haddersalgra and Prechtl, 1992）。この「そわそわする動き」は，定位反応が別のものによって置き換えられ，終了（breakdown）しようとしていることを表す何かであるとみることができる。つまりこの定位反応が，複数の様々な皮質によって制御された一連の連続する運動を実行しようとする乳児の試みによって，置き換えられるのである。

　この終了の1つの側面は，プレリーチングに見られる腕と手の共同的な動作がなくなるということである。リーチングと把握の個々の部分に関して，少なくともリーチングは，通常，速さのピークに関する2つの構成要素から成っていることが明らかにされている。最初にリーチング段階での速さのピークがあり，把握行動の段階がこのあとに続く。多くの例ではリーチングの構成要素自体が多くの部分に分割される。それぞれの要素が，固有の速さのピーク，物体の顕在性に基づく構成要素の数，リーチングを始める際の手の位置に応じたその物体までの距離と位置，などのパラメータを持つ（von Hofsten, 1979, 1991；Mounoud and Vintner, 1981）。

　リーチングしている際，乳児が手と目標をどの程度の範囲まで見ているのか，ということに関する多くの議論があった。例えば，手から物へと，常に注視が切り替えられると主張した議論もあった（例えば，White et al., 1964）。しかし，他の主張は，Trevarthen（1974）やvon Hofsten（1991）のように，非常に初期のプレリーチングは本質的に1つの動作だけを含んでいる弾道性（ballistic）のものであることを明らかにしている。これは，手から物へと前後に注意を転換する能力が，新生児では限られていることによるのかもしれない。4か月ま

## 8章 注意と行為の発達のための連結するアプローチ

でにリーチングは，視覚的に誘導された状態になり，リーチングを修正するための視覚的フィードバックをリーチングしている最中に使うことができるようになる（Mc Donnell, 1975；Bower, 1976）。von Hofsten（1979）による詳細で縦断的な研究は，これらのトピックを明らかにするためにいくつかの方法を実行した。彼は，6か月頃までには主に対象へのジグザグなアプローチが消え，リーチングにおける構成要素の数は9か月を頂点に着実に減るが，各々の要素の相対的な長さも年齢とともに変わる，ということを明らかにした。初期のリーチングでは，ジグザグに進んでいる構成要素はすべてほぼ同じ持続時間であったのに，後のリーチングでは最初の要素がおよそ500msに増加し，これに一連の短い構成要素（およそ250ms）があとに続いた。月齢とともにリーチング全体に占める最初の構成要素の割合は増加し，9か月までにはおよそ75%までになる。

Jeannerod（1988）によれば，リーチングは，2つの要素に徐々に分離されるものであるという。その2つとは，初期の輸送要素（transport segment）（おそらく，実行の際は滑らかで弾道的になる）と，その後，手が目標に近づき，把握を行なうためになされるより小さい修正動作である。しかし，未解決の問題は，発達的に非常に早い時期のリーチングにおいて，どの程度の範囲に視覚の制御が及んでいるのか，というものである。例えば，von Hofstenは，先に述べたように，手と物との間の広い範囲にわたる注視行動が，この段階では見られないことを発見した。また例えば，自己受容感覚（proprioception）や筋感覚（kinaesthesis）といった他の情報源が，手の位置を定義すると主張した。これらの主張によれば，6か月を過ぎて初めて，リーチングを修正するために視覚的フィードバックを使うことができるようになる。

論争の他の側面は，リーチングの際，手のシェーピングがいつ始まるのか，というものである。Bower（1972）とTrevarthen（1974）は，新生児期の段階で，つかむ対象の大きさに応じた手の開きの変化が起こると主張した。一方，別のグループでは，例えばvon Hofsten and Ronqvist（1988）が，そうした変化が起こるのはもっとずっとあとである（どんなに早くても9か月で乳児の一部が示す）と主張した。Butterworth et al.（1997）は，ひもに通した様々な大きさの物体を乳児に提示し，各月齢における手全体での把握の回数を測定した。そ

の結果，手全体で把握する回数は，年齢とともに減少した。また，精密な把握が力をこめた把握（Halverson, 1937 によって示唆された）よりもあとに発達することが明らかになった。さらに乳児は，対象が大きくなるとそれを把握するためにより多くの指を使った。しかし，乳児が彼らに提示されるすべての物体を握ろうとする傾向があったので，Butterworth et al. は，物体の大きさに依存して変化するリーチングの起こりやすさについて，どんな違いも見つけることができなかった。

異なる形の物体を把握しようと手を伸ばす際，予測的になされる手の調節は，比較的遅く発達する（Lockman et al., 1984；von Hofsten and Fazel-Dandy, 1984）。日常的には数多く行なっている課題であるが，物を持ち上げるためになされる腕と手のアプローチに関する成人のような調節された行動は，6～8歳になるまで確実には見られない（Smyth and Mason, 1997）。また，把握行動とリフティング行動の他の側面（把握・力の把握の比率）も比較的遅く成熟することがわかっている（Forssberg et al., 1991）。

## *6* 節
### 皮質下と皮質の運動経路

すでに言われているように，発達において視覚，注意，運動，それぞれの制約を切り離すことは難しい。にもかかわらず，運動能力の制約を測定できるようにするために，発達初期の運動システムについて知ることは重要である。ヒト以外の霊長類についての Kuypers et al. の幅広い研究から（Kuypers, 1962；Lawrence and Kuypers, 1968），私たちは，皮質下の腹内側部（ventromedial）のシステムが，手足と胴体の運動の一次的な統合に関係していると考える。そして，皮質下の側頭部のシステムは独立した手の運動と親指を曲げる能力に関係しており，皮質の錐体路システム（pyramidal system）は手の末梢部の動作を制御し，指の独立した運動に関係している。大脳皮質に障害のある成人の研究は，リーチングの中枢と抹消に対して，別々の回路があるという概念を支持する（Jeannerod, 1986）。

**8**章　注意と行為の発達のための連結するアプローチ

　発達の途上で，腕を曲げることと手を握ることが，初めて組み合わさる時期がある。この共同は，2〜4か月頃に生じる。乳児において，はさみ把握（pincer grasp，通常およそ1歳で現れる）は，皮質運動が神経学的に機能していることを意味してきた。最近，TMS（経頭蓋磁気刺激：transcranial magnetic stimulation）[#3]によるデータは，皮質脊髄系（corticospinal）の発達に関する，直接的で非侵入性の指標を提供し，新生児における皮質運動性ニューロンの活動は，最初は低いものであるが，その後1歳の終わりに向かって急速に改善されていく，ということがわかってきた（Eyre et al., 1991；Watts et al., 1992）。

　また近年になり，リーチング行動と把握行動のための霊長類の皮質システムに関する，広範な解剖学的および電気生理学的研究が報告されている（Milner and Goodale, 1995によるすばらしいレビュー；Jeannerod, 1988；Rizzolatti et al., 1997）。議論される回路は，図8.4に組織的に図式化されている。

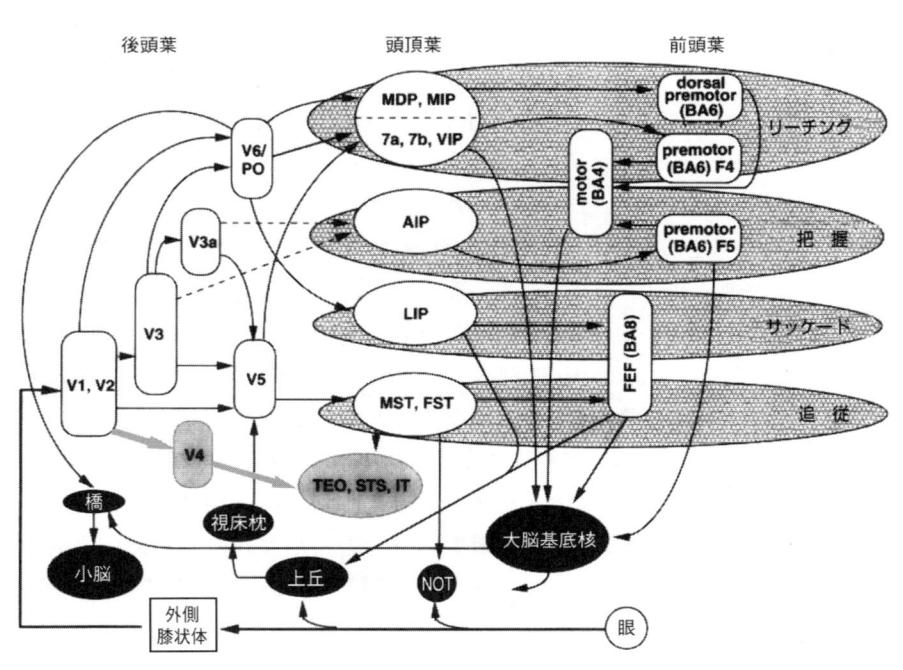

図8.4　様々な運動システムにおいて関係していると思われる神経回路
この図は，霊長類研究のデータと特定の脳障害を持つ成人の病歴研究に基づく。

4つの主要な領域が，まずは重要となる。それらは，頭頂間溝（intraparietal sulcus）周辺にある後頭頂複合体（posterior parietal complex），前頭前野と前頭野，運動前野（premotor）と運動皮質，そして小脳と皮質下領域を含んでいる回路である。特に，頭頂間領域と頭頂腹側領域（AIPとVIP），および前頭領域F5とF4（Brodmanの6野）は，リーチングと把握行動において重要である。AIPは，視覚優位ニューロンと運動優位ニューロンの双方を含んでいる（例えば，Sakata et al., 1992を参照）。この領域のニューロンは，主に物体の属性とその物体に向かう特定の行動に，まずは敏感である。この領域は，F5に対し，順行性の結合を投射している。Jeannerod（1988）は，このネットワークが把握行動において特に重要であると示唆している。Rizzolatti et al. (1997)は，AIPが物体とそれに向かう運動に関する複数の記述を提供している，と示唆している。そして，F5は最も適切な行為を選ぶ（例えば，他の物体の位置や運動の目的に応じて）。VIPは視覚もしくは運動に特化したニューロンも含んでいる（Colby et al., 1993, Bremmer et al., 1997）。このニューロンは，物体の動きの方向と速度に強く依存した反応を示す。こうしたニューロンの多くは，空間の恒常性を示す。すなわち，これらのニューロンの反応は，注視している方向によらない。VIPはF4に投射し，リーチングに関係しているように思われる。Rizzolattiと彼の共同研究者たちは，リーチングや把握などの，特定の目標に関連した運動行為と相関を持って発火するニューロン集団を重視してきた。前頭前野のニューロンは，網膜に関する調整はされておらず，体を基にした座標系によって定義されているため，目の位置からは独立している。

　Gentillucci and Rizzolatti（1990）は，主体的な運動を記述するのに用いることができる様々な座標系について考察してきた。運動は，まず直線的な軌道の連続として計画され，次に複雑な関節間の動きへと翻訳されるようである。リーチングの発達に関する数多くの動力学的研究は，リーチングの構成要素の性質を明確にしてきた。例えば，構成要素間の移行点において，軌道の曲率が変化することが明らかとなったのである（例えば，Mathew and Cook, 1990 ; von Hofsten, 1991 ; Thelen et al., 1993 ; Konczak and Thelen, 1994）。一般に，手の位置決めと把握の構造に関する変数は，年齢と共に減る。この変数は，発達初期のリーチングに関する，異なる研究間での記述の違いを説明することが

# 8章　注意と行為の発達のための連結するアプローチ

できるかもしれない。2歳までに多くの端点（endpoint）の時空間的パラメータと，近位の関節に関するパラメータは，運動の困難さによる乳児期の未成熟さが残ってはいるものの，成人が持つ変数の範囲内もしくはそれに近い値にまで発達する（Konczak and Dichgans, 1997）。

　およそ7か月までに，通常の乳児は，大人に支えられなくても座ることができるようになる。リーチングと，独立座位（independent sitting）[4]に関する発達的変化との関係を調べている多くの研究がある。例えば，Rochat（1992）は，片手だけのリーチングが独立座位と同時に発達するにもかかわらず，独立座位以前の段階の乳児は，両手を共同的に使ったリーチング行動をとる傾向があることを見いだした。おそらく，もしあなたの座っている（背中と床の）場所が不安定な傾向があるならば，両手を使ったリーチングは，片手のリーチングよりもうまくいくだろうと思われる。しかし学習過程の一部として，胴体の制御が手の運動を決定するのかどうかということを，これらリーチングと独立座位の相関関係から知ることは難しい。あるいは，2つの運動（両手を使った共同運動と胴体の制御）が，単一のメカニズムによって，発達的に初めて制御されるようになるのかどうかを知ることも難しい。この単一のメカニズムとは，片手の制御のためのメカニズムが成熟する際，同時並行的に成熟するシステムのことである。しかし一方でこの2つは，独立座位を可能にするような，胴体の安定した回転運動を制御しているメカニズムと，因果的に関連しているわけではない。しかし，より良い胴体の制御により，乳児の手による探索空間が拡張されるようになることは明白である。そして，おそらくそれはハイハイのためのより洗練された体の動きの引き金の働きをするであろう。

## 1. 両眼視と単眼視でのリーチング

　どんな視覚の手掛かりが乳児のリーチングを導くのかについて，私たちは研究を行なってきた。特に，リーチングを開始しはじめた乳児（6〜9か月児）を対象に視覚的に導かれたリーチングの軌道を測定し，片方の眼が覆われている状況と，両眼視での状況とで，彼らの能力を比較した。こうすることによって，両眼視差手掛かりがリーチングを導くのに用いられるかどうかを観察したのである（Braddick et al., 1996a）。立体的な情報がリーチングの制御に用いら

*169*

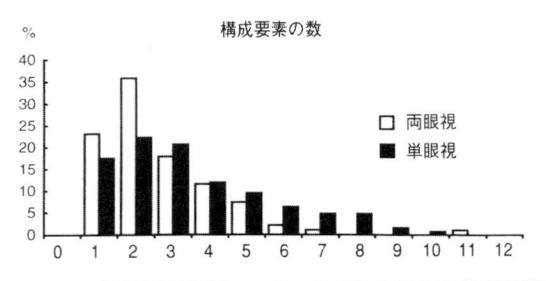

図8.5 単眼視と両眼視でのリーチングにおける構成要素の数の比較

れるならば，片方の眼を覆うことはリーチングの精度または効果を減らすはずである。これは，ヒト乳児において Elite 運動分析システムを使う最初の研究であった。このシステムは，皮膚においた反射板をビデオで追跡し，三次元の軌跡，速さ，手足動作のタイミングを記録し分析することができる。他のシステムに勝るその利点は，ワイヤーなどを取り付けないですむこと，非常に軽量な反射板を身体に貼るだけということである。その不利な点は，乳児が軽い反射板をみつけて目標よりもおもしろがってしまう危険性があるということであり，場合によっては反射板を食べようとしてしまうことである。

　6～9か月では，リーチングはしばしば多くの構成要素から成る。そして，各々の要素は減速が後に続く加速によって定義される。最も極端な場合，手が位置を間違えて，ほとんど止まることがある。そして，この誤ったリーチングの後には1つ以上の矯正動作が続く。このように，構成要素が多いということは，発達初期の弾道的運動において，不正確さと不確実性の指標となる。私たちの結果から，両眼視と比較して，単眼視の状況で要素の数が増加し，更にはピーク速度がより高くなる傾向が明らかとなった（図8.5を参照）。これらの結果は，両眼の情報が乳児の三次元空間の表象に貢献し，すばやくかつ適切な運動を導くのに用いられることを意味する。

　留意する必要があるのは，乳児における単眼視と両眼視によるリーチングの違いは，成人における単眼視と両眼視の状況の間で報告された違いと，完全に同じものではないということである（Servos et al., 1992）。この月齢の乳児のリーチングにおける視覚的制御は，成人と比較して多くの点で未熟である。

## 2. 初期発達における選好注視と選好リーチング

　過去5年にわたって，私たちの実験室では，健常な年少の乳児のリーチングと把握行動について多くの研究を行なってきた。この研究は，特定の物体への注意の顕在性と，それらに対する乳児のリーチングの起こりやすさの間での相互作用を見るために始まったものであった（King et al., 1996）。これは，私たちのグループのKingとNewmanの主な仕事であった。

　対象にリーチングしようとすることは，その位置をコード化することを含む。ここでのパラメータは腕の動作の方向と振幅である。一方，物体を握ることは，物体の大きさ，形や方位といった，物体固有の特徴のコーディングを必要とする（Arbib, 1985；Jeannerod, 1988）。加えて，うまくしっかりつかむために，2つの部分が時間的につながっていなければならない。先に述べたように，リーチングと把握行動の2つのシステムが異なる回路を使うかもしれないことは全く可能であること，そして，これらの2つはリーチングと把握行動の初期の発達では，あまりつながっていないかもしれないことを示唆している。それに加えて，これも先に議論したが，物体に向かって頭と目を定位するのための注意のシステムと，1つの物体から別の物体への視覚的注意の切り替えのための皮質のシステムがある。これは，手を伸ばして到達することができる物体を年少の乳児に提示する際，潜在的に5つのシステムが働いていることを意味する。すなわち，刺激の突然の変化に対して定位するための皮質下システム，1つの物体を他のもの（おそらく大きさ弁別を含む）と弁別するための広範囲にわたる腹側系のシステム，1つの物体から他の物体へと頭と目を切り替える働きをしている背側の運動システム，リーチングを制御している背側の運動システム，そして，把握行動を制御するための背側の運動システムである。霊長類の研究では，これらのシステムの神経生理学的基盤は，重なり合っているがしかし異なった構成要素を含んでいる。しかし，ヒトの成人においては，これらのシステムは同期しており，運動の目的に応じて活動を制御する上での優先権を交替させることができる。ここでは，複数のシステムがうまく協調しながら働く。3章と6章，および本章では，腹側と背側の異なるシステムは，発達的に完全に別々のものであるかのように議論された。出生時に働いている定位を制御し

*171*

ているメカニズム，その後比較的早く活動しはじめる，大きさと方位の処理にかかわる腹側系のメカニズム，さらに少し遅れて発達する，運動の弁別と奥行き知覚の基礎をつくる有線野と有線外野のメカニズム，こうした様々なメカニズムの発達に関して議論がなされてきた。またこの章の最初には，リーチングと把握行動における手のシェーピングの初期発達について知られていること，そして，リーチングと把握行動の能力は生後1年目の終わりに向かって変化することに関する議論も行なった。

　しかし，これらのシステムが発達する間，どのようにお互いと相互作用するか，そして，何らかのシステムが注意と行為を制御する際に優先権を得るかどうかについての詳細な研究はほとんどない。私たちの実験室における最近の研究では，リーチングが始まる5か月から15か月までの乳児を対象に，リーチングと選好注視を制御している上記の5つのシステムがどう発達するのかを観察している。これらの研究では，優先権が発達に応じてどう変わるかを見る目的で，1つのシステムの優先権をもう1つのシステムに対してぶつけてみた。この優先権により，1つのシステムが，乳児によって行なわれる最終的な行為を「決定する」ことができる。

　使われるパラダイムは，比較的単純である。小さくて赤い固形の軽量プラスチック・シリンダーのペアが乳児から腕の長さほど離れたところに置かれ，選好注視（どちらのシリンダーを最初に見るか）と選好リーチング（どちらのシリンダーを最初に触って握ろうとするか）が記録された。各試行では，シリンダーの大きさを変化させた（小－直径1cm，中－直径2.5cm，そして，大－直径6cm）。乳児たちは手が小さいため，10か月以下のほとんどすべての乳児は，大きいシリンダーを，片手だけで握ることはできない。

## 3．選好リーチング

　前に発表された先行研究で，物体の大きさがリーチングの起こりやすさに影響を及ぼすということが示唆された（Siddiqui, 1995）。この研究では，5か月から9か月のほとんどすべての乳児でリーチングは起きなかったのである。私たちの研究では，乳児にリーチング可能な2つの物体を選択させる。ここでは，リーチングまたは注視がなかった試行は除いた。選好による選択に加えて，私

# 8章　注意と行為の発達のための連結するアプローチ

たちは Elite 赤外線モニタリングシステムを使って，リーチングと把握行動の運動面を記録した。結果から，生後1年の間に注意と運動システムの両方において非常に興味深いいくつかの発達的変化が示唆された。それは，発達の中の異なる段階において，行動を決定する注意の活動システムにそれぞれ異なる優先権があることを意味するものであった。様々な研究を行なった結果，生後6か月と12か月の間に，シリンダーのペアのより小さい直径の方へリーチングを起こすという重要な選好が明らかとなった（King et al., 1996, 1998）。この結果は，図8.6に示されている。

しかしこの傾向は，必ずしも非常に初期のリーチングに見られるわけではなく，また，1歳ぐらいの年長の乳児にも見られるわけではない（これぐらいの年齢になると，3本のシリンダーすべての大きさは，多くの乳児が片手で持てるくらいに十分小さい）。これぐらいの乳児には，対象の「把握可能性」を予測するために視覚的情報を使う能力も発達しているように思われる。8か月と11か月の間の乳児も，彼らが手を伸ばす前に，すべての対象をかなり長い時間見ているようである。その注視時間は，より年少や年長の乳児よりも長かっ

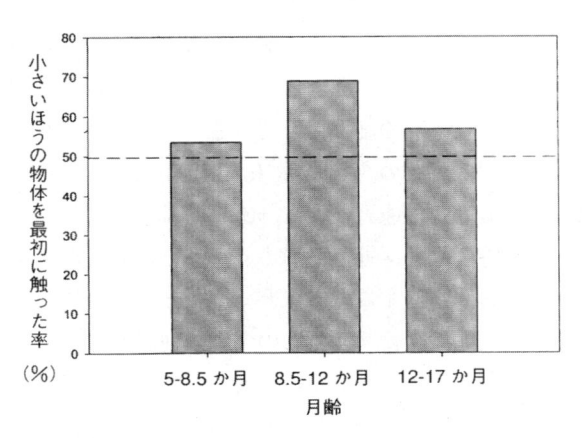

図8.6　選好リーチング
ここでは，8.5～12か月の年齢層で，より小さい（つかめる）シリンダーへのはっきりした選好リーチングがあることが示されている。50％がチャンスレベルである点に注意。選好は，大きいシリンダーを握るのに十分なくらい手が大きい1歳以上の子どもにおいて，チャンスレベルと有意な差はなく，また，最も小さい年齢層においても，同じように差はなかった。

た。この中間の年齢層におけるリーチングを運動学的に分析してみると，彼らもまた，より遅いピーク速度を示し，その運動は，より長い加速時間と，より少ない速度ピーク数によって構成されていた。7～8か月頃に始まるこれらの変化は，乳児が大きくなるにしたがって，より精巧な方略を使用しはじめているかもしれないことを示唆している。その方略は，対象の視覚的に詳細な情報から得られるのだが，一旦これらの回路が活発になると，1歳頃には彼らのリーチングと把握行動はもう一度スピードアップし，最終的には片手でのリーチングが完成するのである。それに加えて，1歳までに，彼らは援助なしで座り，胴体を回転して動かすことができるようになる。これらの新しい能力によって，前の段階の年齢のときよりも簡単に，片手でのリーチングができるようになる。

### 4. 選好注視

初期の研究では，コンピュータ・スクリーンに呈示した三次元の円柱の，二次元シミュレーション画像を用いて，乳児が最初により大きい直径の円柱を見る傾向があることを明らかにした（King, 1998）。しかしこの結果は，コンピュータ・スクリーンの中央にある注視点から円柱の端までの正確な距離に依存していた。そして，より大きい直径の円柱は，より小さい直径の円柱よりも，最初の注視点に明らかに近かった。私たちはこの結果を，左右の領域にある2つの対象の，より近いものに対して異なる反応をさせている皮質下の視覚的定位システム（主に上丘の反応）の証拠としてみることを決断した。確かに，側方の視野の限界を測定するための，対座法（confrontation）と呼ばれる古典的な臨床場面で用いられる周辺視能力検査（orthopic perimetry testing，目標刺激が，左右両方から同時に中心へ近づいていく）などの結果から，年少の乳児は周辺刺激の中の近い方に定位するだろうということが一般的には知られている。もちろん，本当の三次元物体と私たちの実験で使われるコンピュータ・スクリーン上の二次元刺激とでは重要な違いがある。そして，刺激が本当に三次元でなかったことを乳児が発見し，これが彼らの選好注視行動に影響を及ぼしたということはあり得ることである。しかし，二次元刺激ではなくて，三次元の本物の剛体の円柱が後の実験で使われたとき，年少の乳児のグループ（5～8か月）は，ここでも，対にされている中間もしくは小さい円柱ではなく，よ

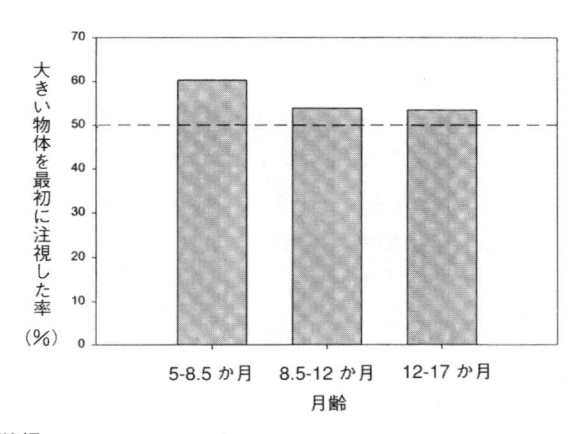

**8** 章　注意と行為の発達のための連結するアプローチ

図 8.7　選好注視
大きな円柱（直径 6.5cm）と小さい円柱（直径 1cm）を呈示されると，5〜8.5 か月の乳児は，より大きい円柱を最初に見る傾向があった。

り大きい円柱を最初に見る傾向があった。そして，もし彼らが最初にそれを見たならば，その円柱の方に手を伸ばしやすいことがわかった（図 8.7）。

　このように，注視と，リーチング関連の注意システムは，最初から共同で働いているようである。そしておそらく，同じ出力システムを用いている。von Hofsten（1991）と Gauthier et al.（1988）は両者とも，新生児でこの 2 つがセットになっていることについて言及している。もちろん，この共同システムは，もっと後の年齢の乳児のリーチングにおいても，依然として働いている可能性はある。しかし，選好注視と選好リーチングの間のこの共同性は，年齢と共に徐々に壊れていく。その結果，対象の直径をもとにした手の大きさに関する性質（把握可能性：graspability）が，運動システムを制御しはじめることになる。発達のこの段階になると，2 つのメカニズムはすでにお互いに分かれてしまっており，乳児が最初に見たがるものが，必ずしもリーチングでの選好の対象ではなくなる。両方とも乳児の脳においては同じ瞬間に機能しているかもしれないが，リーチングのターゲットは，選好注視システムのターゲットより重要で顕著になる。それは，より高次の有線外皮質のシステムが，低次の定位システムに取って変わるという，もう 1 つの例である。

## 5. 右/左の視覚バイアス

　乳児のリーチング実験の中で,私たちはもう1つ奇妙な選好を見いだした。多くの私たちの研究において,最初に注視するものについて,一時的な右の空間への偏りが発見されたのである(その例は,図8.8で示される)。この右への選好が,常に他の刺激特性に関する選好に割り込んでくるのである。定位メカニズムが,統計的に意味のある優位性を,空間の右側に対して示すかどうかは,もしこうした優位性があるならば,乳児期に右よりも左の大脳半球で活発であるようなメカニズムが存在することを意味するが,現在,そうしたことは知られていない。最終的に右利きをもたらすメカニズムが関係している可能性はある。ただし,緊張性頸反射(tonic neck reflex)[#5]などの初期の反射行動として,すでに多くの文献が,右への偏りを報告している(Bishop, 1990)。

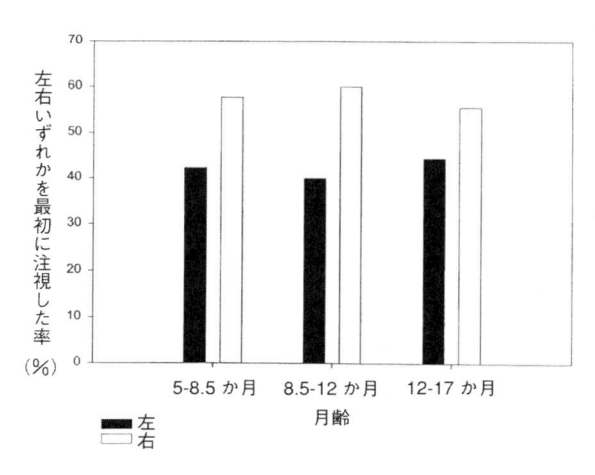

図8.8
注視の移動における右の対象への選好の偏りは,円柱の大きさにかかわりなく存在する。

## 6. リーチングする手と同じ側にある物体への同側性リーチング（ipsilateral reaching）

　乳児の体の中央線を横切らないリーチング（同側性リーチング）への著しい偏りは，生後1年間，リーチングに関して集められるデータを通して観察される。Bruner（1969）は，この「中央線バリア」についてコメントした最初の1人であった。しかし，5か月以上の大部分の乳児は，リーチングをする手とは反対側にあるものに中央線を横切ってうまく手を伸ばすことができる（Provine and Westerman, 1979）。しかし，もし物体がリーチングの手と同側にあるならば，彼らは反対側の手でリーチングすることを選択しない。Bishop（1990）は分割脳の成人の患者が，同じような同側性の偏りを示す点に注目した。そして，私たちも，片側の脳に障害を持つ多くの乳児や無脳梁の患者（acallosal patients）に，同じような傾向を発見したのである。Bishopの議論は，脳梁の半球間にわたる発達が，この同側性バイアスの抑制をもたらすというものである。反対側性のリーチングは，抑制を働かせている間，特別な「コスト」を払わねばならないし，同側性リーチングに比べると，生体力学的な観点から，もっとうまく腕を制御したり胴体を回転させたりする必要がある。ちょうどリーチングができるようになったばかりの年少の乳児は，これらのシステムすべてに限界を持っているので，同側性のバイアスを見ることは驚くに値しない。しかしながら，何が未成熟であることが最も重要な制限となってバイアスを引き起こしているのかは，知ることができない。18か月の乳児にさえ，このバイアスが見られることから，胴体の回転の制御よりも，脳梁の未熟さが重要な要因であると考えたくなる。しかし，同側に手を伸ばすことは，生体力学的にみて成人にとってさえ，より速く（より短い時間内で）より容易なので，この要因を乳児の発達に対する制約として無視することはできないし，反対側性のリーチングに対するなんらかの拘束条件にもなるだろうと思われる。年少の乳児における最も「自然な」リーチングは，いつでも両手によるものかもしれないし，もちろん乳児のリーチングを，研究の場面において，1つの手だけに制限してしまったことで，両手で行なわれるべきリーチングの半分しか観察できていなかっただけなのかもしれない。

　まとめると，選好リーチングの測定により，この章の最初の方で議論した，

いくつかの注意と行為のシステムの出力に関して，優先順位がどう変化するのかについてのモデルが得られる。霊長類の頭頂－前頭回路で発見されたシステムと類似の，「把握可能性」を計算し，リーチングをプログラムしているシステムは，7～9か月頃に働き始めると推測することができる。これ以前の8か月以下の乳児は，大きい対象（直径6cmの円柱）への選好注視の偏りを示す。したがってこの注視パターンは，同一の把握可能な対象に対して注視とリーチングを結びつけて行なえるよう，抑制されなければならない。つかめて持ち上げることができる対象に好んでリーチングしようとする際には，克服すべき同側性の大きなバイアスがあるのかもしれない。そして，この同側への偏りは，18か月までは片手のリーチングのまま行なわれる。一方でもし子どもの手が直径6cmの円柱でも握れるくらいに十分大きくなったならば，どんな特定の大きさに対する選好もなくなり，単に同側性リーチングの優位性だけが残る。反対側に起こるリーチングと比較して同側性のリーチングは，成人期においてさえ常により簡単であるので，優位な右手によるリーチングと把握のメカニズムが，発達のある段階でより強くより信頼できる回路が働き出すことによって，終了しなければならないと，私たちは推測することができそうである。先行研究から考えられるのは，リーチングと把握に優位な右手を使う年齢は，ある程度リーチングのターゲットに依存するだろうということである（Bishop, 1990）。リーチングと把握が簡単である対象（近い空間にあり，表面がつるつるしていなくてつかめる大きさ）に対してならば，4～5歳になるまで子どもたちは，しばしばどちらの手でも使う。2～5歳までの間のより詳細な研究のためには，対象の特性による手の使用がどうなるかということを測定する必要がある。一般に乳児は，発達初期のリーチングの時代から成熟した成人の時代まで，柔軟な運動計画システムを常に改善し続けている。物体認識系のメカニズムによって最初に支配的になる，注意顕在性システムは，把握可能性と関係づけられた物体が持つ複数のアフォーダンス（affordances）を見積もることができるように調節される必要がある。幼い子どもが，対象がどのような視覚的特性を持つときによりつかみやすいか，ということについて学習し，それを使用することは，生態学的に意味をなす。「スマーティー」もしくは「M and Ms」と呼ばれている甘いおかしが，よい腹側系の物体認識システムを持って

おり，正確なはさみ把握を発達させた幼児に，特に人気があるということは，偶然ではないかもしれない。

# 7節
## 結　論

　ヒト以外の霊長類の視覚のシステムには，4つの異なる行為／注意モジュールが定義されており，各々は行動の異なる面に役立つ。これらのモジュールの各々に含まれる領域について知られていることは，この章の初めの方にある図8.4において図示してある。2つの運動系に関連する注意の発達について，私たちが知っていることが議論された。その1つは（頭と眼球運動を使用した）視覚運動性の選択的注意であり，もう1つは頭と眼球運動に加えて腕と手の運動を使用するものである。

　サッケード性の追視システムは，誕生時にすでに働いている。このシステムは，完全に信頼できて正確というわけではなく，ゆっくりとした速度でのみ機能する。これは，根底にある皮質下メカニズムが，すでに配線されているということを示唆している。これらの回路には，上丘（superior colliculus），大脳基底核（basal ganglia），視床枕（pulvinar），小脳，などがかかわっているようである。これらの皮質下メカニズムは，周辺視に呈示されたターゲットへの定位において，大雑把な再注視（refixations）のために活動する。これらの活動が皮質下制御であるという証拠の一部は，発達初期に大脳半球切除（hemispherecromy）を受けたにもかかわらず，依然として側方に呈示された単一の周辺刺激に定位を行なうことができる乳児の研究からきている（Braddick et al., 1992）。この行動は，明らかに皮質下でのみ制御されている。

　3か月頃，注意をすばやく移動させる乳児の能力に劇的な変化がある。それは，複数の物体が存在している環境の中で，サッケードによる中心視システム（foveation system）を用いて，興味ある1つの物体から他の物体へと，注意を移すことができるようになる，ということである。この行動の土台は，図8.1で示される頭頂・前頭回路の若干の部分を含んでいそうである。注視の移動，

視野，復帰抑制の各パラダイムに基づいてこの章で議論された研究の結果から，頭頂モジュールが，頭頂部とコネクションがある前頭部分より，早く機能するようになることが示唆される。

しかしながら，6か月までには，注意抑制システムを含む，サッケードモジュールと追視モジュールは，少なくとも乳児に比較的近い空間に呈示された刺激では，成人と同じような形式で機能している。この年齢で，リーチングと把握行動を支えているモジュールの一部が機能しはじめる。しかし，このリーチングと把握が，18か月までのおよそ1年間は，非常に未熟であることから，運動と知覚のサブシステム（領域AIP，BA4，F4とF6を含む）が1年にわたって比較的ゆっくりと発達することは明白である。このような発達初期の段階では，注意によって中心視が行なわれる際の頭と眼球運動のシステムは，リーチングに関連する注意のシステムと，常にうまく統合されているわけではない。6～9か月周辺は，眼球運動を駆動している注意のメカニズムが，腕と手に関する視覚運動性の領域においてアフォーダンスを操作している注意システムと，あまりうまく同期して働いていない時期である。私たちは，こうした研究結果を選好リーチングや選好注視の研究を通して何度も見てきたのである。

もう1つは，生体力学的なサブシステム（同側および反対側のリーチングと胴体の安定性を制御しているメカニズムを含む）の未成熟さに，純粋に依存した説明もある。それは，発達初期のリーチングと把握行動について考える際，考慮に入れなければならないものでもある。これらの固有受容器や視覚を用いたフィードバックメカニズムは，今度は，成熟した目標志向的なリーチングと把握行動を制御するために，注意システムと統合される必要がある。乳児が無関係な妨害刺激（distracters）に対して眼球運動や手の運動を抑制できないのは，前頭葉が未成熟であることにもよるのかもしれない。しかし，成人でさえ，ターゲットへのリーチングの軌道は，ターゲットの近くにある妨害刺激となる物体（distracter object）によって変えられてしまう。この運動システムは，最も適切な応答を計算するために，常に注意による選択と抑制のメカニズムにかかわる活動を行なっている。この選択過程は，ある程度は注意の容量に依存する（容量が大きくなればなるほど，ターゲットに対してより多くの妨害刺激となるノンターゲットを扱うことができる）。ただ，ある運動ができないこと

を，選択的な注意の制約から完全に純粋な形で切り離して扱うことは，今のところ非常に難しい。これらの過程に関連する，数多くある潜在的なフィードフォワードとフィードバックの回路を考えていくためには，運動と注意の関係を分けてしまうことは，あまり賢明なやり方ではない。

9章では，通常に発達している運動システムに対する様々な考え方が，発達の可塑性へと結びつけられる。ここでは，これらのシステムのうちいずれか1つが，発達の初期に起こった妨げによって被害を被っている。こうしたことが起こってしまう原因としては，異常な遺伝子のプログラミング，眼球の処理に影響を及ぼしている周辺的な要因，あるいはまた，視覚脳に影響を与える酸素の不足のような発達初期の異常な出来事，などがある。子どもが到達した発達の特定の段階について，非常に敏感な指標が用いられると，4つの運動システム（追視，サッケード移動，リーチング，把握行動）すべてが，かすかに影響を受けていることがはっきりとしたのである。これらのシステムから注意の構成要素を分離しようとすることは意味がない。しかし，知能にも視覚運動技能にも関連する問題が，もう少しあとになって起きた場合，そのための治療による解決方法を特定していくことは重要であるが，その目的のために，異常な発達の連続が爆発しはじめるその起点となっているメカニズム（神経学的基盤を持つ）を特定することは，役に立つことかもしれないだろう。この治療方法は，この本で記述されているようなシステムレベルの理解と同様に，分子と遺伝子の用語で記述される異常なシステムを理解することで，可能となるのかもしれない。

# 9章

# 視覚発達の可塑性

　視覚発達に関して，研究者と子どもたちの親の双方からしばしば提起される問題がある。最も重要なものの1つは，視覚発達の過程における個人差はどのくらいあり，そしてそれはどうして生じるものなのかという問題である。この領域で実際に役に立つ重要な問いは以下のようなものである。視覚発達において，脳のネットワークはどの程度の可塑性を持つのか？　もし脳の視覚領域の一部に，遺伝的プログラムの欠陥があったり，あるいは発達初期にダメージを受けたりした場合，快復の過程で他の領域が代替として機能するのだろうか？

　あるいはその場合，視覚の経路が通常より遅く発達するのだろうか？　例えば，かなり初期から斜視のため異常な両眼入力を受けている子どもでは，正常な三次元の視覚が発達するのだろうか？　脳内で標準的な視覚経路と考えられてきた領域以外の部分がダメージを受けた場合，視覚発達に問題は生じるのだろうか？　初期の視覚上の問題は，子どもの読字能力に影響するような永久的な視覚認知的問題となるのだろうか（初期の視覚的な問題は読字障害を引き起こしうるのだろうか）？

　これらの問題に対して，ヒトに関してはまだ十分な答えが得られていない。しかしながら，他の種において数多くの参考となる研究がなされており，それらは上記のような問題の答えを出す上で，ヒトにおける臨床研究に類推をもたらすものである。霊長類における研究から，小児科学的な視覚の問題に対する答えを類推することができる。私たちは現在のところ，ヒトの特異的な特性ゆえにこの可塑性を容易に変えることはできないし，その範囲においても期間に

おいても制限したり広げたりすることはできない。小児科の視覚障害の臨床研究から，視覚発達がどのように変化するかを知ることはできるが，すべての症例に対する有効な治療法はまだ得られていない。

可塑性について，ネコや霊長類，そして他の種におけるすべての研究と，白内障や先天性斜視，弱視などの小児の一般的な視覚障害について，すべての臨床研究を体系的にレビューするには，まるごと1冊の本を要する。この章では，視覚が通常の発達をとげなかった多くの臨床事例についての私たちの研究に焦点を当てる。これらの例を用いて，上述したような可塑性についての問題に対する答えを探っていく。可塑性については以下の3つの観点から考察する。

①特別なあるいは異常な視覚入力は脳内の視覚領域のメカニズムに変化をもたらすのか？
②異常な入力は，より末梢的な視覚システムの発達に変化をもたらすのか？
③脳へのダメージや脳の構造の異常があると，脳内の他の視覚領域のシステムにそれを補償するような変化が起こるのか？

# 1節
## 特別なあるいは異常な視覚入力は脳内の視覚領域のメカニズムに変化をもたらすのか

氏か育ちか（nature-nurture）の議論においてこのテーマは，環境要因に対する感受性という観点で永遠の問題である。視覚に異常あるいは障害のある子どもを持った親は，子どもに与える視覚刺激が，眼－脳の結合において，視覚発達に効果を及ぼすのかどうかを知りたいと思っている。ヒトの発達においては，異常な視覚入力による影響の方が，正常な環境での特別な視覚刺激による影響より，結果を得ることが容易である。例えば，生後1年間斜視であった子どもは，弱視になることが多いということは200年以上前から知られている。先天性内斜視に関する私たちの独自の研究については以下に述べる。先天的な両眼の白内障で手術が行なわれなかった場合，視覚発達において悲惨な影響が

あることも長年にわたり知られている。特別な視覚入力の効果を数量化することは難しい。健常な子どもの場合でも「特別な」の意味を規定することは難しいが，視覚的な障害がある場合，特別な視覚刺激が治療の一環として与えられるので，視覚的な障害と付加的な問題の複雑な相互作用が起こり，治療の効果のみを切り離して測ることは困難である。特別な刺激に関する私たちの研究を，病状のために視覚入力を減じたケースについて，以下に論じる。

## 1. 健常児の脳の視覚領域の発達において，特別な視覚刺激はどのような影響を与えるのか

私たちの研究における2つの条件は以下の通りである。

①早期産のために特別な視覚経験を持つ，神経学的には正常な極低出生体重児（very low birth weight（VLBW）premature infants）
②乳児期初期に特定の斜めの線にさらされた2人の満期産の乳児

### (1) 早期産のために特別な視覚経験を持つ，神経学的には正常な極低出生体重児

特別な視覚刺激の効果の問題は非常に難しい。なぜなら正常な満期産の乳児で複数のグループを作り，視覚刺激の量や種類をグループ間で体系的に変え，その結果を比較するような研究が行なわれていないからである。実際問題として，そのような研究をすることは倫理的に非常に難しい。

しかし，自然にもたらされるヒトにおける実験として，満期産で生まれた乳児に比べ，出生後1か月もしくはそれ以上，視覚的に特別な経験をする健常な早期産の乳児のケースがある。早産児の視力を測る研究は数多くなされてきたが，初期のものは，早産児の視力は，満期産の乳児に比べ，変わらないかせいぜいほんの少し良い程度であることを示していた（例えば，van Hof-van Duin et al., 1989）。早産児と健常の満期産の乳児の比較を行なう場合，日齢は実際に生まれた日ではなく，予定日から計算される。これは受胎後の日齢もしくは満期後の日齢と相関するものである。これらの結果は，かなり初期の視覚発達は特別な視覚的経験の影響はほとんど受けないということを示唆している。

私たちの研究では，出生後同じ病棟にいた早期産児のグループを満期産児と比較して調べた。そして方位反転視覚誘発電位（orientational-reversal VEPs：OR-VEPs）（6章を参照のこと）やABCDEFV（2章を参照のこと）のような，幅広い行動学的な指標や視覚誘発電位（VEP）などの指標を用いた。

　初期の結果からは，早期産児群全体のOR-VEPsの平均は，コントロール群の平均に比べて小さいこと，早期産児の中にはコントロール群に比べてOR-VEPsの反応が遅い時期に表れるケースがいくつかあるということが示された。このことは早期産児においては皮質の発達が遅れる可能性があることを示している（図9.1）。

　脳の機能的な損傷を検出するために，早期産児全員が標準的な超音波検査を受けた。そしてその結果，胎児期もしくは出生時に起こったと思われる異常が見つかった乳児を早期産児の群から除いて2つの群を比較すると（早期産児群と満期産児群の双方の日齢を予定日から換算する），OR-VEPsにおける有意差は無くなった（図9.2）。このことは超音波検査で異常が無く，神経学的検査でも異常の無い早期産児では，予定日（受胎日）からの日数が満期産児と同じ時期にこれらの皮質機能の反応が増えることを意味する。そしてまた，早期産児

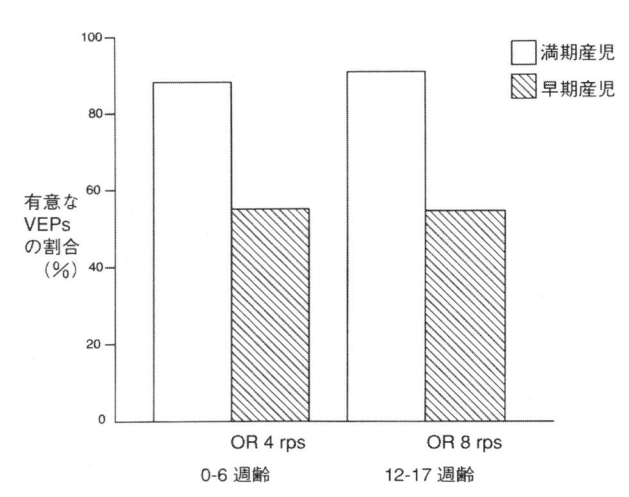

図9.1　早期産児全体のグループと満期産児のOR-VEPsのデータの比較
ここで留意すべきは，早期産児は満期産児に比べ，発達が遅れているように見えることである。

# 9章 視覚発達の可塑性

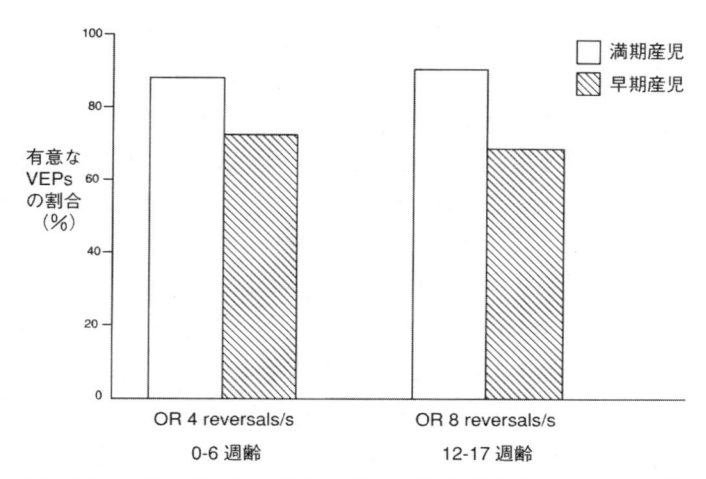

図9.2 超音波検査で正常であった早期産児のグループと満期産児のグループとのOR-VEPsのデータの比較
ここで留意すべきは，このcortical VEPにおいては2つの群に有意差が無いことである。

が経験する特別な視覚刺激は，視覚皮質の発達を促進しないことをも示唆している。

　ここでいくつかの注意が必要である。1つ目は，早期産児の多くが保育器の中で特別な視覚経験をするという事実が，正常ではなくむしろ異常な視覚経験であるのかどうかが，わかっていないという点である。新生児の集中ケアシステムにおける強いライトの影響については多くの議論がなされてきている（Fielder et al., 1993を参照）。2つ目に，早期産児にとって，正常というベースラインから始めるという考え方が正しいかどうかを問い直されなければならない。早期産児には成長を促進させるような処置が多く施されるが，それが発達に影響を与えているのかもしれない。3つ目は，VEPの指標が，発達上の小さな個人差を検出できるほど敏感でないかもしれないという点である。

　もし1日のうちの全く同じ時間に，そして正確に同じ間隔で，テストを行なうことができたなら，健常な早期産児において発達が促進される時期を測定することができるかもしれない。もちろん，発達を促進させるのは付加的な視覚経験ではなく，早期産児に固有の遺伝的にプログラムされた発達の性質

*187*

ではないかと懐疑的に考える人もいる——「早期産のスーパーベビー」理論（"premature superbabe" theory）。つまり健康な早期産の赤ちゃんは，胎児期を通して発達が促進されたゆえに早く産まれるという考え方である。

　視覚発達の行動学的な指標の1つは，予定日の4週から6週間後の間に，満期産児よりも早産児において，発達の加速を示す。これには中心視野の注視されるターゲットと，周辺視に現れるターゲットとの間の，注意のシフトの指標としてサッケードを用いている（注意のfixation shift measureの議論は8章参照のこと）。正確に注視された回数は早期産児と満期産児とでは変わらなかったが，サッケードシフトが起こる平均反応潜時は，早期産児の方が有意に短かった（周辺部のターゲットが現れたときに中心部のターゲットが消えるという非競合条件と，周辺部のターゲットが現れたときにはまだ中心部のターゲットが存在しているという競合条件の両方の実験条件においてそのような結果が得られた）。注意の発達は（8章で）すでに論じられたが，両方のターゲットが見えているときに，一方のターゲットから他方に注意を移さないためには，皮質が機能することが必要である。競合条件において，早期産児と満期産児で異なる行動が見られたという結果により，皮質の機能化が加速されていることが推定される。これが本当であるかどうかは，まだ明らかにはされていない。早期産児のグループの方が競合条件においても非競合条件においても反応潜時が短いということは，選択的注意の回路の皮質の発達よりも，むしろ運動調整（頭や眼の動き）の機能が加速されることを意味しているのかもしれない。そしてもう1つの，上述した「早期産のスーパーベビーの理論」の可能性が挙げられる。その議論とは以下のようなものである。

　子宮内あるいは妊婦と胎児との相互作用の遺伝的な要因により，早期産児は早く産まれる。そして，これらの要因により，満期産児に比べて子宮内での発達が早くなるだけでなく，出生後も発達が早くなる，というのである。おそらく私たちが調査した早期産児のうち，子宮内でトラブルが起こるのを避けるために早く産まれてきた乳児がいる一方で，数人は「スーパーベビー」であったのであろう。周辺部のターゲットへシフトする潜時が短いということは，眼球運動がより急速に発達しているということを表しているのかもしれない。または，この指標が他の指標と比べてより注意の状態に依存しているということか

もしれないし，また予定日後1か月の時期には，早期産児の方が普通の満期産児より，注意の状態が安定しているということかもしれない。これらの可能性を明らかにするためには，さらなるテストが必要である。

視覚の成熟を表す他の行動学的指標について，健常な早期産児と満期産児のコントロール群との間で比較すると，強制選択選好注視法（FPL）を用いて測定された視力は，2～3か月齢においても（早期産児の平均は3.8cycles/degree，満期産児の平均は5.3 cycles/degree），7か月齢においても（早期産児の平均は5.6cycles/degree，満期産児の平均は6.7 cycles/degree），有意差が無いことがわかった。そして（2か月と4か月の間には）対称的な単一のOKN反応が見られ，7か月時の（ビデオ屈折法により測定された）調節能力（accommodative ablity）も，毛様体筋麻痺薬による屈折の測定（cycloplegic refraction）においても有意差が見られなかった。しかしながら，予定日から4～6か月後に行なわれたABCDEFVバッテリー（2章を参照のこと）では，満期産児のコントロール群に比べて早期産児のグループの方が有意に劣っていることがわかった。この主な要因は，超音波検査で脳に損傷があることがわかっている早期産児のサブグループの影響である。そして超音波検査で異常があった乳児を除いた早期産児のグループとコントロール群を比較すると，有意差は無くなったのである（しかしながらそれでも前者の方が後者よりわずかながら劣っている傾向は見られた）。

これら一連の研究による主な結論は，1つの例外を除いては，視覚刺激を付加されたり，あるいは「スーパーベビー」であったりすることによって，早期産児の視覚発達が加速されるというような明確な証拠は得られなかったということである。予定日後1か月の時点で，早期産児のグループの方が満期産児に比べ，注視移動テスト（fixation shift test）において周辺のターゲットに対する横方向へのサッケード反応の平均値がわずかながら速いという結果のみが得られた。

## (2) 乳児期初期に特定の斜めの線にさらされた2人の満期産の乳児

発達初期に方向性のある模様にさらされると，皮質内の方向性を選択するニューロンに影響があるということは明らかである（Blakemore and Cooper,

1970；Hirsch and Spinelli, 1970；Stryker et al., 1978；Rauscheker and Singer, 1981)。よく知られている「オブリーク効果：oblique effect」によれば，斜めの縞に比べて，垂直と水平方向の縞に対しての方が解像力がより高い（Applle, 1972)。これは発達初期から，斜めの（網膜の）方位より，垂直や水平方位の線にさらされることが多いため，皮質内の神経がこれらの方位に反応しやすくなった結果と考えられる（Mitchell et al., 1973)。いわゆる"carpentered environment"（建てた人が作った環境）の影響に関する論争が行なわれてきたが，それは人工的な環境で育つ乳児にとっての視覚的な世界は，室内の壁と壁の境界によって作られる垂直および水平の線にさらされているというバイアスを含むという考えである。この議論の論点は，日常生活の中で，網膜上特定方位にさらされているということが，真のバイアスとなりうるのかどうかという点である。それでもやはり，オブリーク効果は，正常な視覚を持つ大部分の成人において，様々な程度で見られる。

　乳児期に斜め方位の線に多くさらされることは，成年期の視覚に影響を及ぼすのか，またそのことはオブリーク効果を否定する環境となりうるのかを調べるために，私たちは長女を特別な視覚環境下に置いた。彼女の移動式ベッドやベビーベッド，ベビーカーの頭部の柵は，（横を向いて寝たときに網膜に刺激が入るように），斜めの縞模様のカバーで覆われた。彼女は出産後3週間から8か月の間，この模様にさらされた。これらのクッションは，白地に広い間隔で，様々な幅や色のストライプを含むように特別に作られた。私たちの末っ子には，異なるタイプの斜めの縞を用意した。彼女には生後1日目から3.5か月の間，コントラスト感度，視力，そしてOR-VEPs（この研究の詳細は4章とAtkinson and Braddick, 1989を参照のこと）の様々な指標を用いて，おおよそ150ものセッション（各々のセッションは10〜45分）のテストを行なった。これらのセッションでの刺激として，すべてコントラストや幅が様々に異なる斜めの縞模様が用いられた。この環境下におかれている時間は，長女と末っ子の両者の場合とも，起きている時間の5〜10％の間と私たちは見積もった。2人には後に，Keelerの視覚カードを，縞が垂直，水平そして45°の方向になるよう回転させて，テストを行なった（Atkinson et al., 1992b)。それは長女が18歳（軽度の近視性乱視矯正用のメガネをつけて)，末っ子は3歳2か月の

## 9章　視覚発達の可塑性

時であった。長男は乳児期に特別な視覚環境下におかれず，同様の手続きでテストを受けた。末っ子と長男にはどの年齢においても，重大な屈折異常は無かった。

　Keelerカードは，丸い「窓」の中に縞が見えると選ばれる。しかし細くて白い同心円によりその縞は灰色の背景から分離され，縞の線の端は検出可能な「ギザギザの」縁を形作る。それゆえこの指標は，時々成人において得られる高い値の視力を説明する，副尺視力の一側面を反映している可能性がある。

　オブリーク効果は，垂直あるいは水平方位の縞と比較したときの斜め方位の縞に対する解像力の割合として測定される。長女と末っ子は発達初期において，斜めの縞模様に囲まれるという特別な視覚経験を有した。グラフは垂直，水平および斜め方向の縞に対する3人の視力を比較したものである。図9.3に示されるように，3人には非常に似たレベルのオブリーク効果がみられ（水平と垂直方位の平均に対し斜め方位の解像力は70～80%），その値は成人の標準に近いものであった。つまり，斜めの縞にさらされることが発達中の視覚システ

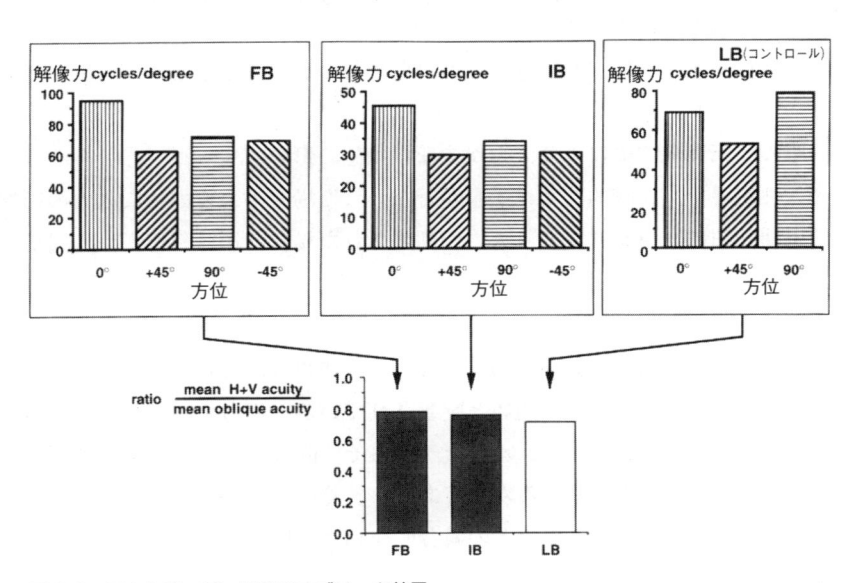

図9.3　長女と末っ子，長男のオブリーク効果
　割合：水平方向および垂直方向の解像力の平均／斜め方向の解像力の平均

ムに影響を与えるということは示唆されなかった。

　乳児期の特別な視覚経験に関する私たちの限られた研究結果により，2つの知見のうちの1つが示唆された。それは，特別なパターンの刺激を与えられることにより方位選択性が加速されることや方位弁別のための皮質システムが開始することを含め，生後数か月のうちに視覚システムのある部分の発達が加速される可能性は低いということである。あるいはそうではなく，上記のような研究で与えられた視覚刺激は皮質の機能の初期過程を加速させるには十分でなかったということがいえるかもしれない。皮質における発達初期の方位に対する感受性のシステムは，特別に敏感なものではないということは明らかなようである。このことはStryker et al.による研究結果によっても支持されている。つまり，方位選択性コラムの配置はあらかじめプログラムされていて，初期に片目を失っても変わらないということが示されたのである（Crair et al., 1998）。

## 2. 脳の視覚領域の発達において，制限されたあるいは異常な視覚入力がどのような影響を与えるか

　ここでは私たちが研究してきた3つの条件について考察する。

① 両眼の先天性白内障により入力が少ない状態の影響
② 先天性斜視で，比較的初期に手術が行なわれた場合の，変則的な入力の影響
③ 乳児期初期に屈折異常があり入力が制限された場合の影響（例えば，屈折不動：anisometropiaや乱視）

　これらはすべて弱視の発達に関係している。弱視は，眼鏡では矯正できない，眼の病気とは無関係の視力の問題と定義されている。視力の問題は，もとの原因が治ったとしても続くのである。なぜならその眼は，皮質との関連において機能しなくなってしまっているからである。多くの場合，皮質との結合を構築していく過程で，もう1つの眼との競合的な相互作用の結果により，一方の眼が機能しなくなってしまうのである。

　弱視は臨床的には視力解像度の観点から定義されているが，少なくともいく

# 9章 視覚発達の可塑性

つかの弱視は(特に斜視による弱視では),単に解像度が低くなるのみではなく,知覚の問題を含んでいる。つまり,ものがごちゃごちゃに見えたり歪んで見えたりするのである(例えば,Hess eta al., 1978 を参照のこと)。これらは子どもについてはまだ十分に調べられていない。しかし,スネレンチャートのような単なる縞視力でない視力の指標は,上記の「ごちゃまぜ」効果("scrambling" effect)をある程度反映している。あるいはこのチャートでは文字が接近しているので,クラウディング効果とも呼ばれている。私たちは弱視の問題を十分反映するように,そしてスネレンチャートが読めない子どもでもテストができるようにチャートを改定した Crowding Cards(2章参照)を視力テストとして用いた。後述する私たちの研究の多くはこのアプローチを使用している。

## (1) 先天性白内障と斜視が発達に及ぼす影響
### ● 先天性白内障

私たちが臨床ケースとして最初に携わった先天性白内障の子どもは,1978年当時神経学的には正常で,両眼の先天性白内障を持って生まれ,一方の眼を生後2週間で,そしてもう一方の眼を3週間で手術した(患者 S. J.)。図9.4は,彼の手術成功直後の視力と手術後の視力の発達,および比較として私たちの実験室で同じ FPL set-up を用いて同時期に得られた正常な乳児のグループのデータを示したものである。図に示されているように,S. J. の視力は初期の頃は標準的な発達曲線に追いつくべく見事な立ち上がりを示しているが,2歳を過ぎた頃から標準より低い値になってしまっている。1つの要因として,S. J. も含めてこのような子どもの多くは,斜視となり,先天的に発達初期に始まる眼震を持っているということが挙げられる。このこと自体が視覚発達を変えてしまうのである。白内障,手術,そして健眼遮蔽(occlusion therapy)[*1]についての長期にわたる研究もなされている(例えば,Birch et al., 1986;Maurer and Lewis, 1993)。一般的に,3〜18か月の間の視力の問題は後の発達に多大な影響を与えることが多いが,その期間に眼鏡をかけたりレンズを埋め込んだりし,さらに健眼遮蔽を行なうと,弱視の程度をかなり弱めることができることが知られている。さらに興味深いことに,レンズが正しく装着されれば,手術後1時間以内に視力の急激な上昇が見られる(Maurer et al., 1999)。

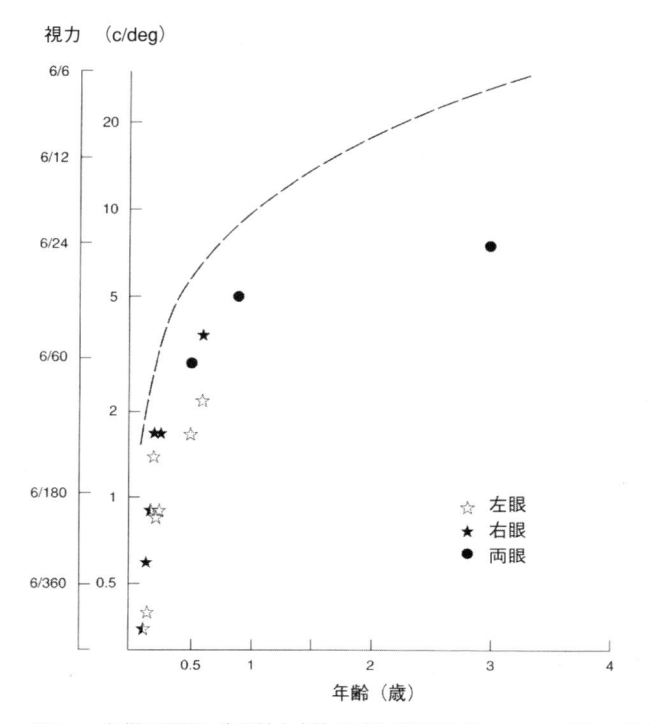

図 9.4 初期に両眼の先天性白内障の手術が行なわれたケースの視力の発達

　視力の発達途上で白内障のために片目が剥奪されると，両眼の機能の競合により，弱視が引き起こされる。健眼遮蔽は，「良い方の眼」が覆われる時期にこの競合を軽減しようとするものである。片方の眼の弱視を最小限にすると同時に，眼帯をされた「良い方の眼」のいかなる弱視も最小限にすることがその目標である。いくつかの異なる条件で健眼遮蔽を行なった広範囲にわたる研究が，霊長類を被験体として行なわれている。その研究から示唆されるのは，成人期になった際の両眼の視力が最終的に最適な視力になるよう，良い方の眼のみに治療を行なう際は，臨界期内における覚醒性時間の約 70％が最適なレベルである，ということであった。（レビューとして Boothe, 1996 を参照のこと）。これまでの広範な研究により，眼帯をした「良い方の眼」に逆転的に引き起こされてしまう弱視の可能性を低くするために，片眼に健眼遮蔽を行なう場合は，

生後1年間はその程度に関して十分に注意しなければならないという一般的なコンセンサスが得られている。ただし，ヒトの乳児に関してもそれが最適な療法なのかはまだわかっていない。しかしながら，片眼の白内障の場合，もし悪い方の眼の視力が向上するなら，手術と適正なレンズの装着を行ない，生後1年間は良い方の眼に積極的にそして継続的に健眼遮蔽を行なうことが必要であると，多くの臨床医に信じられている。片眼の白内障の子どもに対し健眼遮蔽を行なうか否かを決定することは，臨床的にも倫理的にも非常に難しい問題である。先天的に病気を持っている一方の眼が，少しでも良くなる可能性にかけて，子どもに良い方の眼の治療を続けさせること，そしてこのことにより発達期における相当な期間，片眼の最適な視力を阻害されることは，両親にとって非常に厳しい選択であり，つらいこととなる。

● 初期からの斜視

6章では，両眼の相互関係や両眼視差を検出するために乳児が2つの眼の像からの情報を組み合わせているかどうかを調べるために用いたコレログラム（correlogram）とステレオグラム（stereogram）刺激について記述した。これらの刺激を用いた実験からは，正常な発達においては，出生後およそ3～4か月で両眼からの情報が組み合わせられていると考えられる。ここで，いわゆる「初期からの」あるいは「先天性の」斜視により両眼の発達が正常でない場合，どのようなことが起こるのかを考えてみよう。「先天性」という語は，皮質の両眼視に障害を持って生まれた，ととられると誤解を招くかもしれない。このような視差検知システムの問題でないという点で，初期からの斜視と呼ぶ方が望ましいと思われる。視差反応性における問題は，眼の輻輳（convergence）における眼位（alignment）といったメカニズムの，不具合の結果によるものかもしれないのである。

動物生理学と臨床経験から，視覚皮質の両眼組織化は最初に作られた後もしばらくの間，修正可能な状態を保つことが明らかである（Daw, 1995によるレビューを参照のこと）。両眼の機能の維持は，2つの眼からの像の両眼の関係を検知するメカニズムと，眼位を調節する運動メカニズムのきわどい共同作業によるのである。正確なバージェンス（vergence）の制御は，その制御のた

めの主要な情報を提供する,視差に敏感な (disparity-sensitive) メカニズムに依存している。しかしこの視差に敏感なメカニズムは,きちんとした眼位 (well aligned) で相関を持った入力がなされないと,機能が低下してしまうか,もしくは壊れてしまうこともある。小児科のすべての神経学的症例の中で斜視の出現率が高いということは(例えば,Atkinson and van Hof-van Duin, 1993 を参照),この連鎖がもろく非常に壊れやすいことを表している。

6章ではすでに,正常な眼位の両眼による視覚経験が,最初の皮質の両眼機能を確立するために必要かどうかも議論してきた。Birch and Stager (1985 ; Birch, 1993) による乳児の初期の内斜視についての研究の結果は,そうではないことを示唆している。彼らは生まれた時から内斜視の乳児についての長期にわたる研究を行なった。彼らには斜視を矯正するプリズム双眼鏡をつけさせたが,4か月までは,内斜視乳児において視差の感受性を持つ割合は,正常なグループと同程度であった。しかしこの月齢を過ぎると,良い結果を示した子どもの人数は健常児群で増加し,内斜視群では急激に減少した。正常な眼位の両眼の入力は,両眼のメカニズムを維持するためには,欠くことのできない先行条件ではないとしても,必要な条件であったと思われる。

Birch and Stager の研究結果もまた,感覚上の両眼視の欠如は一般的には初期からの斜視を引き起こすわけではないことを示唆している。このことは,家族歴から斜視の危険性のある乳児のグループを対象にした私たちの研究結果 (Wattam-Bell et al., 1987) と一致している。このグループの中には,生後11週から20週の間にコレログラムを用いた VEP テストによってよい結果が得られたにもかかわらず,その後6か月までの間に明白な斜視になってしまった乳児が含まれている。両者の結果から,感覚－運動のループは,はじめに感覚側でなく,むしろ運動側において途絶するのではないかということを示している。この場合,例えば眼の色素欠乏症 (albinism)[#1]のように視覚経路が先天的に正常に機能していないことによって,そもそも感覚的両眼視の不具合が存在する場合もあるということも当然否定できない (Apkarian, 1996 ; Guillery, 1996)。

もし乳児の眼位が生まれた時から正常でなく,2つの眼の眼位や視野においてずれてしまった場合,両眼の並び方のずれや逸脱を修正して,両眼の視野の

# 9章　視覚発達の可塑性

対応点をうまくみつけることができるだろうか？　換言すると，このような両眼の相互関係が成立するために，特定の範囲内に両眼が並ぶようにする両眼のシステムの可塑性に制限があるのだろうか？　生後1年以内に斜視が始まり，2歳前に手術を受けたグループについて私たちが調べた結果，非常に広い範囲の可塑性を示した子どもたちがいた(Smith et al., 1991)。視差選択性(disparity selectivity)を手術前と手術後に測定したが，単眼での注視を強く好んだ眼を持つ乳児は，一般的には手術前の視差検出に対するFPLの結果は良くなかった。しかしながら，手術前にどちらの眼でも注視することができた乳児の大部分は，手術前に視角にして40分（比較的大きな視差である）の視差に対する両眼性の反応を示した。このテストではプリズムによる矯正は行なわれなかったので，これらの結果は，眼位の角度のずれに対する両眼の統合能力によっている。これは，もしプリズムで修正したならば，約30Dに相当するずれであった。このことは生後1年間における視差調節の初期の可塑性が，広範であることを示している。その後の手術（と療法）により，多くの子どもは両眼視を用いたFPLテストにおいて良い結果を示すようになった。このことは，手術を行なう月齢（11か月〜27か月）では，新たに配置されたポイント間で両眼の相互関係を作り直すために，視覚システムは十分に可塑的であることを示している。しかしながらこれは一時的な効果のように見える。上記の子どもたちの大部分に対し，4歳の時点で再度様々な両眼視のテストを行なった。その結果，両眼立体視を持続しているという根拠は得られなかった。2年前にはこの子どもたちが良い反応を示したFPLテストにおいてさえ，良い結果が得られなかった。同様の結果が，Charles and Moore (1992)の幅広い臨床的な追跡調査により得られた。なぜ，両眼の相互関係が維持されないのか，その理由は明らかではない。作り直された両眼の相互関係は弱く壊れやすいものなので，感覚－運動の共同作用が簡単に途絶してしまうのかもしれない。あるいは，手術と両眼矯正療法（orthoptic therapy）は，視覚による眼球運動の制御(oculomotor)の結果を，容易には検出できないということを意味しているのかもしれないが，もとの斜視に戻そうとする力が働いている可能性もある。

● 調節性内斜視

　内斜視を引き起こすさらに微妙な条件は，著しい遠視性の屈折異常によってもたらされる調節－輻輳関係への圧力である。調節性内斜視の概念は，斜視の乳児が医師のもとに行き，屈折異常が判明することで，明らかになってきた。写真とビデオによる屈折のスクリーニング・プログラム（5章で簡潔に述べている）により，遠視と斜視の関係が示されている。しかし遠視が，なぜ両眼の感覚－運動の連結を途絶させてしまうのか，その詳細な仕組みはまだよく解明されていない。一般的には，遠視の乳児は正常な眼の乳児より多大な調節を行なう必要があり，調節と輻輳の自然な共同作業のために，過度の調節が過度の輻輳をもたらし，それが原因で内斜視となると考えられている。この理論により，調節の程度と輻輳の程度との関係が推測されるが（AC/A 比として測定される），なぜこの比が遠視の乳児の場合には適切な値にならないかについては何1つ説明できない。

　私たちの1回目のスクリーニングプログラムでは，毛様体筋麻痺薬のもとで明らかに遠視であった乳児と斜視になった乳児との間に，正の相関関係が見られた。しかし，遠視であった乳児すべてが斜視になったわけでは全くない。このことは，遠視性の屈折異常を持つ乳児がどのくらい斜視になりやすいかについての，個人差を説明するための別の要因があることを示している。1回目のスクリーニングプログラムにより，遠視の乳児は，近くのターゲットに対してどの程度適切に調節できるのかについては個人差があった。実際，その中の多くの乳児は，乳児期全体を通じて調節が極めて下手であった。このことは，このような内斜視は，過度な調節と輻輳の失敗によるものではないということを示唆している。2回目の，現状のスクリーニングプログラムでは，毛様体筋麻痺薬無しの調節の成績によりスクリーニングを行なっている（Atkinson et al., 1996）。スクリーニングにより調節がうまくできない乳児が選ばれ，彼らが毛様体筋麻痺薬のもとで遠視となるのかが追跡調査された。多くは遠視となったが，毛様体筋麻痺薬無しの状態での調節の遅れの程度が，ほぼその遠視性の屈折異常と等しいという興味深いグループがあった。さらに，少ない人数だが，スクリーニングでは十分に調節ができるように見えたため統制群に入れたが，毛様体筋麻痺薬を用いた1回目の追跡調査では，明らかに遠視と判明したグル

# 9章 視覚発達の可塑性

ープがあった。調節性遠視の理論によると，後者のような乳児は，斜視となるリスクがおそらく非常に高いと思われる。これまでのところ，このグループのほうが，調節がうまくできなかったグループより斜視となる危険性が高いと言える根拠は少ない。このスクリーニングプログラムで明らかな遠視とみなされた上記の乳児たちが最終的にどうなるかは，調節と屈折の相互関係を解明する手がかりとなるかもしれない。この相互作用次第で，ある遠視の乳児たちは斜視となる可能性が高まるが，他の子どもたちではそうならないのである。上記の結果は，乳児期全般にわたる調節の能力と屈折異常の関係をはっきりとさせる手がかりにもなるだろう。

● 初期両眼視の可塑性についての生理学的基礎

　Wiesel and Hubel（1963）による古典的なネコの研究は，子ネコの片眼を閉鎖してしまうと，視覚経路の構造と機能において著しい変化が引き起こされることを示している。閉じてしまった方の眼は弱視になり，視覚皮質内の細胞が働かなくなってしまうのである。閉鎖してしまった眼につながる外側膝状体の層内の神経細胞体の面積は，開いている眼とつながっている方に比べて小さくなる。この大きさの相違は，目の閉鎖により入力を剥奪された細胞の縮小より，むしろ剥奪されていない細胞の肥大によるということがわかってきている（Sloper, 1993）。この現象は，片眼の視力が生後1か月以内に失われた場合にのみ起こり，また早い時期に両眼が閉じてしまった場合より片眼が閉じてしまった場合の方がより顕著に現れる。このことは，この現象は部分的には2つの眼につながる経路間の競合の過程によるものであるということを示唆している。このような早い時期に，皮質内の眼優位性コラムは各々の眼に分離するので，片眼の視力の剥奪の程度によりその幅が変わるのであろう。もしもっと遅い時期（たとえば生後数か月）に片眼の視力が剥奪された場合，霊長類においては第2の敏感期の存在が指摘されうる。剥奪によって生じるこの期間は，LGN層において，マグノ系層とパーボ系層の両者ではなく，パーボ系層の細胞の縮小により特徴づけられる。霊長類においては，このような第2の敏感期は生後8週間から1年くらいに及んでいる（Sloper, 1993）。この期間は，2つの眼の経路間の相互交渉は協調的で，それゆえ皮質の片眼の入力層であるⅣ層

内の眼優位性コラムの幅にはあまり影響を及ぼさない。しかしながら，遅い時期に片眼の視力が失われると，両眼の相互交渉が最初に起こるⅣ層以外のより深い層と表面の層の両方に影響を与える。この相互交渉は両眼からの入力によるものなので，片眼が失われると，どちらの眼からもこの経路を使用できなくなり，最終的には両眼性入力の細胞の縮小により両眼視ができなくなってしまうのである。

　残念なことに，ヒトの皮質内の視覚優位性の分離のタイミングについてはほとんど知られていない。Hickey and Peduzzi（1987）は予備的報告書の中で，6か月児においては眼優位性コラムがすでによく形成されているが，4か月児ではまだ形成されていないことを報告している。この結果は，視覚コラムの分離が，ヒトにおいてはおそらく両眼立体視（stereopsis）の開始とほぼ同時期に始まるのではないか，という考えと非常によく合致している。Sejnowskiのグループによる両眼立体視の発達モデルでは，両眼間の細胞間の信号の協調は，視差に対する細胞の感受性が発達する以前に必要であるということを示唆している（Berns et al., 1993）。各々の眼の信号内に相関があり，両眼の間の相関が無い場合，単眼性の細胞しか発達しない。もし各々の眼の中での相関とそれに先立つ両眼間の相関の2つの過程があるならば，このモデルは，視差がない状態（zero disparity）に敏感な両眼細胞と，視差が0ではない状態（non-zero disparity）に敏感な単眼細胞を作ることとなる。

　両眼の相互交渉の可塑性が弱まるか，あるいは高まるか，を左右する神経科学的要因と細胞のメカニズムを調べるために，ネコと霊長類を用いた広範な研究が行なわれているが，その優れたレビューが Daw（1995, 12章）によって書かれている。例えば，N-methyl-D-aspartate 受容体（NMDA receptors）[2]の集中は，ネコにおいては敏感期のピークと強く関係し，またそれはカルシウムのレベルとも関係しているということがわかってきている。視覚皮質内のたんぱく質 kinase C のレベルもまた，敏感期という時間的な要因と関係している。多くの研究結果から，暗いところで飼育すると敏感期の開始を遅らせることができるということはよく知られている。暗い場所での飼育はまた，視覚反応に対して NMDA の関与が減少することを遅らせるので，可塑性との関連をさらにもっともらしいものとするのである。しかしながら，これらの関連のうちの

大部分は，ヒトの発達においては，すでに機能しているものである。

　総括すると，2つの眼からの信号の皮質における相互交渉は，初期の頃は非常に柔軟なシステムである，ということは明らかである。この可塑性が高まるには多くの異なったレベルがあるが，一次視覚皮質（V1）のレベルを超えた可塑性はほとんど研究されていない。この可塑性の機能は，成長期の子どもにおける，神経，視覚，そして視覚運動性システムの，相互的な組合せを調整し，硬直しすぎた発達パターンでは獲得できないような，正確な両眼視を達成するのである。しかしながらこの可塑性には強い制約条件があり，それは両眼の対応にずれがあった場合，それをうまく調整できるレベルが限られているということと，発達において調整が生じることができる期間が限られているというものである。

## 3. 屈折異常により制限された入力の影響
　　──例；乳児期に屈折異常（不同視：anisometropia[*2]や乱視：astigmatism）
　　があると判明したが，治療されなかった経歴の子ども

　焦点の異常により視覚が不鮮明な期間が長くなると，心理物理学上は弱視とみなされる皮質システム内の変化が起こる，ということはよく知られている。特に不同視が治療されない場合と小さいうちからの強度の乱視の場合は，両者とも弱視と関係することがわかってきている。しかしながら私たちのスクリーニングプログラム（5章で記述している）により，軽度の不同視と極めて強度の乱視は正常な幼児に非常に多く見られるが，弱視が正常な成人に占める割合はずっと少ないということがわかっている（基準，測定法，母集団によるが，その割合は2〜5％）。このことは，子どもたちの多くは，元々持つ可塑性によって屈折異常がなくなり，皮質の視覚システムが弱視のない正常なものに修正され，成人と同じような正常な視覚になるということを意味している。私たちのほとんどすべてが，少なくともオブリーク効果を示すすべての成人が，子午線に沿った軽い乱視の形態のレンズになっている，という議論はもちろんある。つまり，垂直や水平の線に比べ斜めの線に対して解像度が低くなるというのは，乳児期初期の乱視によりもたらされた効果が残っており，成人期に焦点化が甘くなってしまっている（defocus）ということを意味する（水平や垂直

の軸が大きくボケてしまうような乱視は，後には，斜めの線ではなく，水平や垂直の輪郭がちょうどよく焦点化されるようになるということを意味している）。この仮説を支持するために，乳児の乱視の個々の程度を彼らのその後のオブリーク効果と比較したり相関させたりするようなデータが必要であるが，現在のところ，このようなデータは得られていないようである。

　5章では，私たちのスクリーニングプログラムについても，また，初期の屈折異常が後の視覚発達に及ぼす影響についても，少ししか述べなかった。最初の写真屈折法（photorefractive）によるスクリーニングプログラムでは，（屈折異常の部分的な矯正をするために）遠視の乳児の半分に眼鏡を与えるという無作為比較試験（randomized control trial）が行なわれた。この試験では，眼鏡を与えられたすべての子どもたちがそれを一貫して付けていたわけではなく，それゆえこの子どもたちは屈折異常の観点からは「治療されていない」と考えることができる。無作為試験で施された，適切な眼鏡による矯正を行なうかどうかの決定基準は控え目なものだったので，遠視や乱視のすべての乳児に矯正が試されたわけではなかった。その判断は，乳児の乱視とその年齢による変化に対する私たちの知識によるものであった。長期にわたって個々の乳児の乱視のレベルを測定した以前の研究により，ほとんどの乱視の乳児は3～24か月の間に乱視のレベルが下がるということがわかった（Atkinson et al., 1980）。この自然に起こる標準化（正常眼化）のプロセスが知られているので，屈折の査定の間，数か月にわたって矯正を施されている子どもに対して，乱視の成分を過度に矯正してしまう危険性のあるような処方をしないように注意しなければならないということが決められている。したがって，矯正の大部分は屈折異常の球面成分（spherical component）に対するものであって，円柱成分（乱視）に対するものではない[*3]。このことは，矯正眼鏡をつけている人の中には乱視のために焦点が若干合っていない人がいる可能性があるということを意味する。もう1つ覚えておくべきなのは，1回目のプログラムでは（遠視性の屈折異常を含む），すべての屈折異常が毛様体筋麻痺薬を用いたスクリーニングによって測定されていたという点である。つまり日常生活では，ほとんどの乳児がある程度調節（accommodation）を行なおうとするため，経験される視覚の不鮮明さが大きく減らされる傾向にあったと考えられる。しかし，多

くの乳児の遠視はある程度調節によって対処可能であるが，調節した状態が一貫して続かない場合も多い。この調節に関する個人内と個人間のばらつきは，再びデータをより複雑なものにしている。

　しかしながら，これらのことをふまえても，明らかな遠視があって屈折異常を部分的に矯正するために眼鏡をかけていた乳児のグループ，矯正をしなかった遠視の乳児のグループ，そしてスクリーニングで屈折が正常であった統制グループの間に，大きな視覚的な差が生じたことを私たちは発見した。処置を施されなかった遠視のグループでは，4歳までに，統制グループの3倍近い人数が斜視になった（遠視グループの21%）が，処置を施されたグループではずっと低い出現率であり（6.3%），それは統制グループの斜視の出現率（1.6%）より高い数値ではあったが有意差はなかった。2つ目として，乳児期に著しい遠視性の屈折異常を示し，眼鏡による矯正をされなかった乳児のグループは，眼鏡をしていたグループと正常な統制グループの両者と比べて視力が有意に劣ることとなった。この視力はCambridge Crowding Cardsを用いて測定された。しかしながら，ターゲット文字の認知は，いかなる経線においても，視力が弱いとうまくできない。これは経線弱視（meridional amblyopia）と呼ばれている（Mitchell et al., 1973；Gwiazda et al., 1986）。この可能性を検証するために，処置を施されていない遠視のサブグループに対して，異なる経線の縞刺激を用いて，経線弱視に対するFPLのテストを行なった（Atkinson et al., 1982）。被験者の年齢は4歳であった。当然のことながら，いかなる視力の低下も屈折による不鮮明さの直接的な結果とならないように，テストを行なう際には，他の屈折異常は矯正された。視覚の測定は垂直と水平方向の正弦波による縞パターンに対して行なわれた。2つの経線間の視力の差が0.67オクターブ以上なら，経線弱視と考えられる。

　（スクリーニングで遠視とされた）子どもたちに対して3歳までの間屈折の変化を測定し，2歳を過ぎるまでずっと乱視であった子どもたちのグループと，2歳までに乱視が治ったグループに分けた。図9.5に示されるように，経線弱視の子ども（modified FPLテストにて測定された）と2歳を過ぎても乱視が残っている子どもとでは，高い相関関係がある。経線弱視の測定は，その子どもたちが4歳のときに，Cambridge Crowding Cards視力テストを用いても行

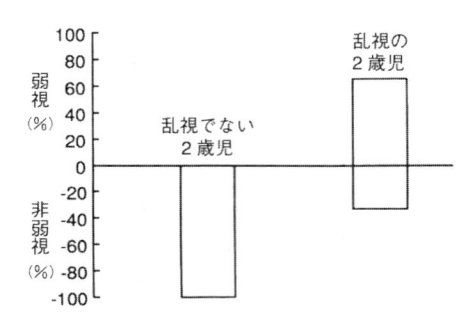

図9.5　経線弱視の子どもたちと2歳を過ぎても乱視であった子どもたちとの関係

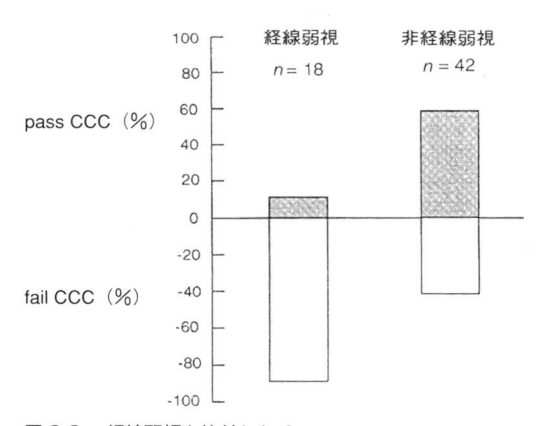

図9.6　経線弱視と比較したCambridge Crowding Cards（CCC）テストの結果

なわれた（図9.6）。

　視力テストで良い結果が得られなかった子どもたちは，経線弱視である傾向も高かった。しかしながら，文字（letter）テストの結果は良くなかったが，FPLによる縞テストの結果では経線弱視ではないとみなされるグループもあった。縞視力は弱視において報告される"scrambling"効果を必ずしも反映しないということは早い時期から指摘されている。知覚の混乱により縞の方位がうまく認識されてしまう可能性さえある。Crowding Cardsの文字の形を認識し区別することは，弱視のもっと敏感なテストなのである。1つの可能性とし

ては，矯正されなかった遠視の子どものうちの何人かは軽度の弱視であり，縞視力においては著しい低下を示すほどではなかったが，Crowding Cardsでは視力の低下が十分に見られた，ということがあるだろう。もう1つの可能性は，「中央の」文字に注意を向け続けなければならないCrowding Cardsは，さらなる認知を必要とするかもしれないということである。4歳で文字マッチングテストの視力が依然として良くならなかった子どもたちの中で，2歳を過ぎても乱視であった子ども以外の子どもたちは，視覚認知発達のすべての面においてわずかだが総体的な遅れが見られるということかもしれない。1回目のスクリーニングプログラムではこれらの要素は排除されなかったが，2回目のスクリーニングプログラムでは，4～6歳でさらに広範な視覚認知の指標が用いられたので，将来はこの問いに答える試みができるかもしれない。

これまでの結果から，（乱視性の異常を含む遠視性の屈折異常を矯正するために）眼鏡をかけることは，乳児期に遠視性の屈折異常を持った多くの子どもたちが就学前に弱視になるのを防ぐための良い処置だろうと私たちは信じることができる。

これらスクリーニングのデータ結果は，異なる方位に対して発達する皮質システムの感受性が，乳児期の視覚入力により変わりうることを示してはいるが，4歳を過ぎてもなお可塑性が残るかどうかについては示唆していない。ここでの問題の1つは，4歳で経線弱視が見られたがこのときまでに乱視の矯正をされなかった子どもたち（乳幼児期の乱視は2～4歳までの間に弱まることが多い）に対して，適切な処置があるのかどうかを決めることである。これは1回目のスクリーニングプログラムで，遠視と乱視が4歳までにほとんど見られなくなっていた子どもたちの大部分のケースである。2回目のスクリーニングプログラムでは，後期発達の臨界期の範囲を調べるために，3.5～6歳の間に弱視の測定がされた。

弱視の始まりの根拠を解明する手助けとなるものとして，もう一方では先天性の内斜視の子どもたちについての研究がある。Birch and Stager（1985）は異なる年齢において，各々の視力を測定した。正常な幼児においても両眼間で視力の違いは見られるので（Atkinson et al., 1982），先天性の内斜視の子の弱視の程度を数量化することはしばしば困難であった。しかし，Birch and

Stagerは，内斜視の幼児の両眼間の差は，生後9～11か月までは標準の域を超えることはないと報告している。この結果は，生後1年以内に生じる斜視は弱視を引き起こすものではないということを示唆しており，これは私たちの上記の知見と類似したものである。そしてこのことは，その時期の屈折異常は，一般的には弱視をまねくものではないということをも示唆している。もしこれらの屈折異常が2歳を過ぎても続くなら，弱視になるリスクは高いということのみが言えるだろう。

## *2*節
**異常な視覚入力はより末梢部の視覚システムに変化をもたらすのか**

### 1. 剥奪近視と正常眼化

5章ではケンブリッジ乳幼児スクリーニングプログラムでの正常眼化（emmetropization）のデータについて議論した。正常眼化とは，大部分の乳幼児において，像の焦点が網膜上にくるように眼球が成人期に正しい大きさに成長する過程のことである。ほとんどの乳幼児は，積極的に調節するときには幾分近視的な焦点になるが，屈折の状態からすると，わずかながら遠視で生まれてくるのである。ほとんどの乳児は3歳までに正常眼になり，4～5年でさらに近視になる子どもたちもいる。そして成人では10～50％の人が近視である（人種による差を含め，母集団によりかなりの差がある）。これらのケースでは，眼球がレンズと角膜の屈折に対し，大きく成長し過ぎてしまうのである。乳児期にひどい近視性の屈折異常を示す子どもは非常に少ない。そして軽度の近視の子どもたちでは，4歳以前に自然に正常眼化が進むことが多い。

しばらくの間，ヒトを含む多くの種において，片眼でパターン視を剥奪すると，中枢部分に変化が起こるだけでなく，近視になる傾向があるということがよく知られていた（Wiesel and Raviola, 1977により初期の研究の1つが行なわれた）。例えば，C. Johnson et al.（1982）による研究では，双生児の屈折が比較されたが，それぞれの双子の一方の子どもの片眼のレンズは，先天的に不透明であった。異常のある眼は正常な方の眼よりも2mm長いことがわかった

が，初期に視力がそこなわれなかった方の子どもには非常に小さい差異しか見いだされなかった。

完全に不透明なケースでは，当然のことながら，結果はどの研究でも一致しているが，一般的な結論は，レンズと角膜，眼球の成長が，正常眼化に歩調を合わせるためには，視覚的なフィードバックが必要であるということである。しかしながら，視覚的なフィードバックによる補償の範囲と程度については議論がある（例えば，Schaeffel, 1993；Hung et al., 1995）。無作為比較試験（randomized control trial）を含む私たちのスクリーニングプログラムの一部として，一方のグループでは遠視性の屈折異常のため眼鏡による矯正がなされ，もう一方のグループでは矯正がなされないようにした。こうして乳児におけるヒトの正常眼化の比較が初めて行なわれた。重要なのは，乱視の議論ですでに述べたが，スクリーニングプログラムで施された矯正は，屈折異常の過矯正を避けるために，控えめであったということである。こうした部分的な矯正では，乳児が像の焦点を合わせるために，あまり調節の努力をする必要がなかったかもしれないが，しかし依然として少しは調節の必要があったと考えられる。

5章では，1回目のスクリーニングプログラムにおいて異なるグループで見られた屈折の変化についてすでに論じた。統制群では，正常眼化は，2歳までに乱視のわずかな低下によってなされた。2回目のスクリーニングプログラムにおいても同様の結果が見いだされた（Ehrlich et al., 1995, 1996）。

屈折の矯正をしている遠視の乳児を，遠視で矯正をしていない乳児と比べると，正常眼化の程度において有意差は見られなかった。このケースでは，部分的な眼鏡による矯正が正常眼化を妨げているようには思えない。しかしながら，ここでの重要な発見は，遠視の両方のグループとも，3歳でも統制群と比べると遠視は強く，また正常眼化が標準的な成人のレベルまで進んでいないということである。ここで1つの疑問が残る。彼らに重大な遠視が残るのか，それとも統制群に比べて遅い時期に正常眼ができるようになるのかを調べるために，私たちは彼らが6歳になるまで，2回目のスクリーニングプログラムで追跡したいと思っている。現在までのデータは，正常眼化は部分的な矯正の影響を受けないという考えを支持している。それは，ヒトの正常眼化を制御する要因は，他の種と比べても，あまり高い可塑性を有していないということかもしれない。

その結果，発達段階を逆にたどらなくてもよいように，乳児期の比較的小さな屈折異常によって，急速な変化が起こらないようになっている。

　このスクリーニング研究では，最も強い遠視性の屈折異常は3〜5Dであり，2〜4Dの眼鏡による矯正が行なわれた。これは正常眼化の標準的な経過を変えるのには十分ではないかもしれない。部分的ではなくむしろ十分な矯正により正常眼化が途絶させられる可能性は高い。なぜならそれが，視力の不鮮明さからのシグナルを完全に消してしまうからである。しかし，このことはHung et al. (1995)によるサルの研究結果と一致しない。このグループは，軽い屈折性不同視の補償作用を発見したが，−10Dのレンズをかけると，大きいというよりもむしろ眼球が小さくなるという変則的な結果をも発見した。これは，もしうまく形成されている像が欠けてしまうと，システムはその状態を近視として扱い，その結果遠視を導くように眼球の成長を抑えてしまうという可能性がある（Kiorpes and Wallman, 1995）。確かに私たちは，遠視性の屈折に対する強い矯正が，近視ではなくむしろ顕著な遠視を引き起こすという報告事例を持ち合わせてはいない。もしそれが存在するなら，ヒトと他種の可塑性の程度の真の相違の可能性を検討する必要があるかもしれない。

　遠視の乳児において，正常眼化の程度に非常に大きな個人差があるのはなぜかという疑問も残っている。眼の大きさの成長に関係しているのは，DNAとたんぱく質，そして強膜内のプロテオグリカン（proteoglycan）[3]の増大であるということは知られているが（Christensen and Wallman, 1991；Rada et al., 1991），眼の成長をコントロールする網膜のメカニズムはまだわかっていない。これらのプロセスをコントロールする様々な成長要因はまだ解明されていない。しかし，ヒトにおいては，神経のフィードバックの連鎖が重要であり，これらが眼内部における局所的要因と相互作用しているに違いないということも知られている。局所的な成長ホルモンの要因と，屈折異常と調節の間のフィードバックメカニズムの効果の両者において，個人差は確かにあるであろう。正常眼化がうまく進まず，学童期後期にまで顕著な屈折異常をともなったり，また調節がうまくいかなかったりすることは，小児神経学の分野では広く見られるということを私たちはよく知っている（例えば，脳性麻痺に見られるように）。類似してはいるが，生化学的なレベルでのより軽い障害が，神経学的に

は正常だが顕著な屈折異常を持つ幼児における可塑性の限界の基礎にあるのかもしれない。

## *3*節
### 脳損傷あるいは初期の脳の異常な構造は視覚システムに補償的な変化をもたらすのか

　前節では，子ども自身の要因ではない環境要因の様々な変化によって，より末梢的なメカニズムにおける補償的な視覚発達がどうなっていくのかについて論じた。ここでは，成長している脳内のより根本的な変化を補償するようなメカニズムについて考察する。子どもたちが脳に異常を持って生まれてくる原因は，異常な発達の道筋をたどるような発生学的プロセスが起こっているか，あるいは脳損傷を引き起こすような出生前後のトラブルによる場合が多い。これら2つを正確に分けることは難しい場合が多いし，出生前後の問題は子宮内の出来事の長い連鎖の一部であり，現時点では特定できないことが多いと考えられている。潜在する視覚的な問題を調べるために私たちの研究室に紹介されてきた患者のおおよそ50％は，妊娠中や出生時での出来事の中からは問題の前兆を特定できなかった。そして発達的な問題の原因がわからないまま，障害を持った子どもたちの多くの親はずっと不安を持ち続けるのである。新生児仮死（neonatology）についての研究が，ヒトの分野においても動物モデルでも数多く行なわれ（Thoresen et al., 1995；Penrice et al., 1996），これらの問題からの回復を促すために，新生児の脳の可塑性を維持するような療法が今やできつつある。見込みがありそうなのは，短期間の冷却療法（cooling regimen）で，代謝を遅らせ，酸素欠乏症に続く細胞死をもたらすような問題の連鎖を防ぐのである。

　この節では，3つの非常に異なった症状の患者のグループにおける補償的な変化について考察する。

①乳児期に半球を切除した子どもの視覚発達

②最初期に脳損傷を受け,（全般的かつ局所的な）構造的 MRI（structural magnetic resonance imaging）によりモニターされた子どもの視覚発達
③ウィリアムズ症候群（Williams syndrome）の子どもの視覚発達

## 1. 乳児期に半球を切除した子どもの視覚発達

8章ですでに，ひどいてんかんの処置のために，（5か月と8か月で）完全な半球切除をした2人の乳児における注意障害（attentional deficits）を論じた（Braddick et al., 1992）。空間の右半分と左半分（同側と反対側の視野）における反応を比べることにより，1つは中心視野内，もう1つは周辺視野にある2つの目標物が視覚的注意に対し競合するなら，乳児は，残されて機能している半球によりコントロールできる側の周辺視野の目標物に対してのみ，眼や頭，手を動かせる，ということを示すことは可能である。残された皮質下の視覚システム（網膜－上丘経路，retinocollicular pathway）は，皮質の命令なしには注意のシフトを生じるようには見えない。上記の研究から，これらの反応の改善は時を経てもなされず，むしろ不均衡状態が減少するどころか増大するようにみえる。

6章では，単眼視と両眼視の両方について，OKN（視運動性眼振）を調整するシステムを考察した。このような半球切除の子どもたちに，私たちは残された半球側に向かうパターンの動きによって生じるOKNを見いだしたのみであった（例えば，左の半球に対する右から左への動き）。この反応は，単眼視でやっても両眼視でやっても同じであった。つまりこの結果は，片側半球の皮質のメカニズムが損なわれると，OKNに対する皮質と皮質下の両方の制御に影響が出ることを示している。最近，私たちはもう少し小さい年齢で半球切除を行なった事例についての研究を行なった。その子どもは生後2か月で手術を行なった。興味深いことに，単眼視では，発達のかなり初期の時期にもかかわらず，損傷した側の孤立した皮質下システムにおいて，欠損している皮質の方向に向かってOKNを生じうるが，同じような永続的な非対称性が両眼に見られたのである。つまりOKNはパターン運動の両方向に生じる可能性がある（Morrone et al., 1999）。

注意のシフトとOKNの双方の結果は，残された半球が損傷した側の調整を

引き継ぐことができるような可塑性がないことを意味する。このことは，損なわれていない半球との同側性のコネクションに基づく補償機能を示す，半球切除を行なったもっと年長の患者の体性感覚および運動に関する研究結果と対照をなす。半球切除は極めて極端な損傷のケースであり，視覚においては，それはいかなる機能の回復もその基礎としている経路の大部分，あるいはすべてを取り除いてしまうことになるのかもしれない。

## 2. 最初期に脳損傷を受け，（全般的かつ局所的な）構造的MRIによりモニターされた子どもの視覚発達

Hammersmith病院から紹介された患者のグループに対する現在進行中のプログラムの中で，私たちは，脳の片側のみの局在性の損傷から，脳全体に広がる両側の損傷にいたるまで，広い範囲の脳の異常を持つ200人を超える子どもたちを見てきた。後者は低酸素性虚血性脳症（hypoxic-ischaemic encephalopathy：HIE）[#4]の結果であることが多い。彼らは出生時の臨床的な神経学的徴候，もしくはMRIで見られた構造上の異常により分類される。全員の子どもたちに対し，生後2年間にわたって精査を行なった。私たちは一般的には，満期産の乳幼児に対しては，生後1週間以降の新生児期に行なったMRIの記録を参考にした。しかし何人かのケースでは，後のMRIの結果を，同時期に起こる視覚発達と比較した。

出生前後の異常な出来事から回復しつつある彼らの視覚発達の可塑性に関して，これまでのところ何が言えるのであろうか。この問いに答えるために，彼らが4歳になるまでの間に一連の視覚テストが行なわれたが，特に最初の1年間により多くのテストが行なわれた（これらの結果の詳細については，Mercuri et al., 1995, 1996, 1997a, 1997b）。

視覚皮質に損傷を受けて生まれた子どもの視覚は正常な発達をとげられるのだろうか。この問いに対する答えは3つの要因によると考えられる。それは，損傷の範囲，損傷をうけた部位，そしてその子どもに内在する頑強さである（これらは様々な遺伝的および環境的要因によると思われるが，そのうちの多くは現時点ではまだ特定できない）。一般的には出生時に広範な脳障害（encephalopathy）を持っていると診断されたなら（HIE 3の脳損傷で，広範

な損傷の可能性が高い），視覚の予後は非常に厳しいものとなる。このような子どもは，「皮質的な盲目（cortical blindness）」を含む深刻な神経学的障害を持っていると思われる。幸運なことに，生存している満期産の乳児でこのカテゴリーに入る子は，極めて少ない。多くは HIE1 と HIE2 に分類される。一般的には，HIE1 の子どもたちの視覚は正常に発達するし（少なくとも生後2年以内の測定では），その2年間は神経学的にも小児科学的にも正常範囲内の視覚となる。このことは，彼らが必ずしも同じ年齢集団の中で平均的もしくはよい方ということではないし，のちに若干の視覚認知的な問題がないということでもない。HIE2 に分類された子どもたちにとっては，その予後を早い時期に断定するのは難しい。HIE2 の子どもたちのおおよそ半数は HIE1 の子どもたちと同様によい発達をとげる。そして残りの半数は，私たちが使っている皮質機能の開始の指標（5か月までの方位の VEPs 活動と注視の切り替え）では遅れをとるが，しかしその多くは2〜3歳までにいくぶん回復する。これらの子どもたちの多くが，後にわずかでも視覚障害と視覚認知的障害を有するようになるかはわからない。もちろん彼らは他の領域でも同様に軽微な障害を示すかもしれない。私たちは現在，彼らの初期の言語発達を調べているが，この領域でも後に遅れが出てくるかもしれない。

　出生時に構造的 MRI により局在性の障害が見つかった場合に，個々の視覚的指標との相関をとると，頭頂葉の一部に異常があるケースが多いが，皮質領域のみの損傷では視覚的問題との相関は十分ではない。つまり，他の領域，例えば，通常の視覚経路以外の領域が，正常な発達を予測するには重要と思われる。たとえばそれは，大脳基底核や小脳である。

　図 9.7 では，大脳基底核のみに損傷を受けた乳児（構造的 MRI により検出された）の方が，通常の視覚皮質の広い領域に損傷を受けた乳児よりも，初期の多くの視覚テストでの成績が悪いことを示している（Mercuri et al., 1997a）。大脳基底核と皮質に損傷を受けた子どもたち（MRI 上で）は，どちらか片方だけの損傷の子どもたちよりも明らかに成績が悪くなっている。大脳基底核内のある構造の特定の部位（例えば，尾状核：caudate）が，皮質／基底核の特定の回路と深く関わっており，これらが正常な視覚発達の要であるのであろう。あるいはまた，構造的 MRI において大脳基底核に異常が見いだされた場合，

**9**章　視覚発達の可塑性

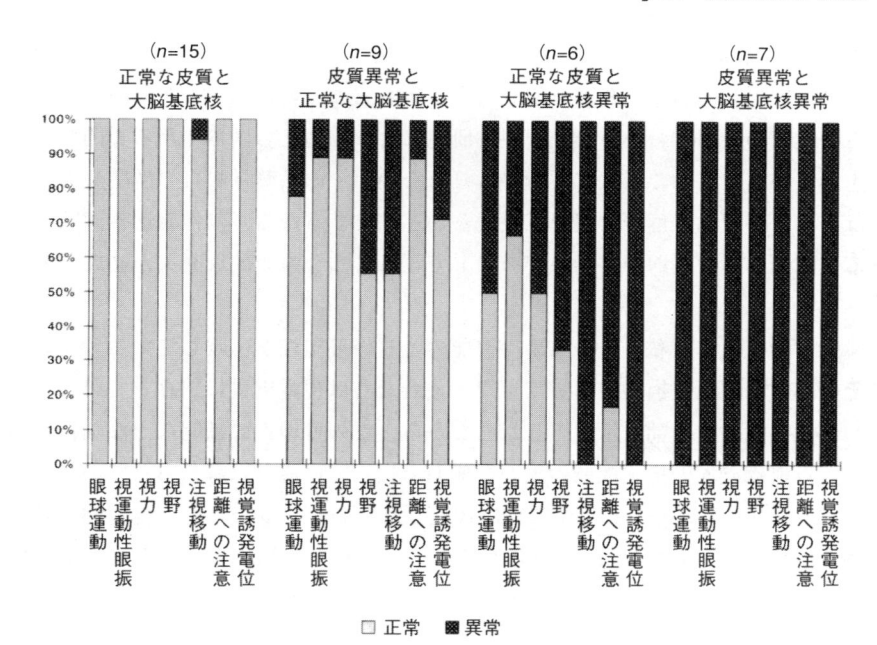

図 9.7　皮質と大脳基底核の損傷に関係する視覚障害

　現在の小児科での MRI 検査では検出できない基礎的な構造（おそらく皮質下）の損傷を意味しているかもしれない。小脳の明らかな損傷は早期の MRI 検査ではほとんど見つからないが，ある神経学的症候群では，小脳の組織に構造的変化が起こることがある。このことが何を示しているのかはわかっていないが，ある症候群では，それが明らかな神経学的な障害と結びついているということが知られている。私たちは最近の研究で，2 人の年少のウィリアムズ症候群の脳を調べている。彼らには空間視の発達と視運動の発達において多くの異常が見られるが，小脳の構造におけるわずかな変化は，大きな神経学的な障害とは関係していないことが示唆された（Mercuri et al., 1997c）。

　これらの研究から，少なくとも 2 つの潜在的に大きな問題が考えられる。1 つ目は，HIE のレベルの診断，構造的 MRI からの異常の査定，そして初期視覚のわずかな遅れや障害を同定するための方法，などにおける私たちの指標の相対的な検出力の問題である。2 つ目の問題は，初期段階の脳の発達における

*213*

微妙な変化は,それ自体では初期の視覚障害を引き起こさないかもしれないが,後に複雑な脳の回路の発達を危うくするかもしれないということである。これらの集団の長期にわたる詳細な追跡研究により,私たちはさらなる相関を後知恵的にひねり出すことはできるかもしれないが,因果関係の真の解明のためには,もし倫理的に可能な案を工夫することができるなら,無作為比較試験による短期的および長期的な効果がテストできるような臨床的な介入が必要であろう。

　総体的に見て,私たちの結果は機能の著しい可塑性を示唆している。つまりその部位に広範な損傷があっても,子どもたちは視覚皮質に依存していると思われる視覚的な行動を示す。しかしながら,この可塑性には明らかな制約がある。以前は成人の視覚機能の重要な側面を担っているとは考えられていなかったが,1つの半球の損失は十分には代償されないし(少なくとも視覚的行動の特定の様相においては),大脳基底核内に目に見える損傷の形跡がある場合は長期的な視覚障害が残る可能性がある。

### 3. 異常な脳の発達――ウィリアムズ症候群のケース

　これまでの節では,脳発達のプログラムが外的な問題に直面するような事例について考えられてきた。例えば,部分的あるいは全体的な酸素の欠乏などである。プログラムそれ自体が変則的な道筋をたどるような他の事例もある。脳の設計図が不完全であるか,あるいは正常な発達が妨げられている場合である。これらの事例は可塑性の問題をも提起する。脳は,通常の道筋でないルートを通っても,正常に機能する目標に向かって発達しうるのだろうか? 脳の構造あるいは機能のある側面が適切に働いているなら,それは欠損した,あるいは異常な発達をしている他の側面とどのように相互交渉するのだろうか? 脳の正常に発達している部分は,異常な部分を押しやってその発達を広げるのだろうか?

　これらの問題は,ウィリアムズ症候群(WS)として知られる症例により提起されてきた。WSは認知発達の特徴的なプロフィールを含む,まれな先天的症例であり,7番目の染色体の一部が欠けていることと関係している。そしてその欠如の範囲は個々のケースによりかなり異なっている(Ewert et al.,

1993；Frangiskakis et al., 1996)。この症候群では，言語や顔認知が比較的ましな形で残されている一方で，空間認知には深刻な障害があることから，多くの興味が持たれてきた（Bellugi et al., 1988, 1990)。興味深いことに，WS の子どもたちは精緻な言語的，社会的，そして音楽的な技能をも獲得するようになる。彼らは優秀な話し家であり，音楽を耳で覚えて演奏するすばらしい音楽家であることが多い。

視空間情報の過程に関わるあるシステムが，WS の子どもの脳の発達においてかなりの損傷を受けていることは明らかである。言語領域，特に話しの産出の部分を扱う他のシステムは，比較的損なわれていない（彼らの会話は正常な発達の子どもたちとはしばしば異なっているが)。このことが 2 つのシステムの発達の独立性を反映しているかどうか，あるいは発達途上の言語システムは視空間システムの異常性を補償する，あるいは開発するのかどうかということがわかれば，脳の発達と可塑性の性質の理解がずっと進むであろう。残念ながら，特定の脳のシステムが視覚のプロセスから言語のプロセスに切り換えられるのかどうか，あるいは WS の脳はある特定の型のプロセスしか（言語学習には有用だが，視空間の学習には適切でない）行なうことができないのかどうかはわかっていない。統制された認知課題を行なうときの脳の機能的イメージングが，これらの問題に対する答えを導くかもしれない。しかし技術的な問題により，年少の子どもたち，あるいは WS に典型的に見られる認知レベルと特性を持った成人に対しても，その研究を今のところ実践不可能にしている。

WS の染色体の異常は脳構造内のあるレベルで発現しているはずであるが，脳構造から認知のプロフィールにいたる経路は，まだ解明されていない。しかし，様々な脳の全体の構造における体積比の相違は発見されている（Jernigan et al., 1993)。私たちは構造的 MRI を使用して以下のことを見いだした。すなわち，発達初期において（3 歳と 2 歳 4 か月の 2 人の WS の子ども)，染色体の大きさにも構造にも異常があること，そして脳の白質（white matter）の特定の領域にも異常があるということである（Mercuri et al., 1997c)。後者は特定の機能的メカニズム間の連結とかなり関係しているかもしれない。しかし，私たちが，構造の持続的な異常性を見ているのか，あるいは遅れを反映すると思われる一時的な発達の様相を見ているのかはわからない。

*215*

## 4. ウィリアムズ症候群の視覚発達および認知発達

　初期のWSの研究は，基礎的な視覚のメカニズムと空間認知機能の関係を考慮していなかった。年少の子どもの発達過程より，むしろ成人に近いケースの研究に集中する傾向があった。私たちが1993年より，12か月から13歳までのWSを持ったイギリスの子どもたちの大きなグループで系統的な研究を最初に始めたときも，それらの領域にアプローチしたのであった。研究が進むにつれ，WSの変則的な脳の発達の本質に関するより特異的な問いに焦点を当てることができるようになってきたのである。

　WS研究の初期の目的の1つは，斜視やステレオ視における障害，視力の弱さ，そして屈折異常などのような基礎的な視覚の問題を調べることにより，WSの子どもたちが持つ視覚認知的な障害の（視覚に関する），あらゆる前兆の可能性を探すことであった。108の家族からの回答が得られた最初の質問紙により，空間認知と行動の問題（例えば，レゴのようなおもちゃを組み立てることや階段を降りること，平らでないところを歩くこと，などが困難である）とともに，屈折異常と斜視の出現率も高いことがわかった。この質問紙に続いて，家族に対し，私たちの研究室での詳細な調査の申し出を行なった。それは，視覚的，視覚認知的，そしていくつかの言語的指標に関する，発達のすべての側面の調査である。子どもたちはそれぞれ，社会的相互交渉のための休憩をたっぷりとりながら，広範囲にわたる一連のテストを受けるために，私たちの研究室で少なくとも半日は過ごした。その詳細な結果は他で報告している（Braddick and Atkinson, 1995）。

　彼らについてのシステマティックな追跡研究により，以下のことがわかった。すなわち，暦年齢ではなく言語的IQが相当する年齢の標準でみても，おおよそ半数が，標準発音テストおよび標準両眼視テスト（TNOおよびラング）での得点が低く，また屈折が年齢に比して著しく悪く，視力も年齢の標準を下回っていた。興味深いことに，彼らの屈折異常のほとんどが近視ではなく遠視であり，そのことは神経学的にリスクのあるグループは正常眼化が遅れる可能性があるという知見を支持している（健常児では正常眼化が完成すると考えられている6歳という年齢を，グループの大部分の子どもたちはすでに過ぎてい

**9**章　視覚発達の可塑性

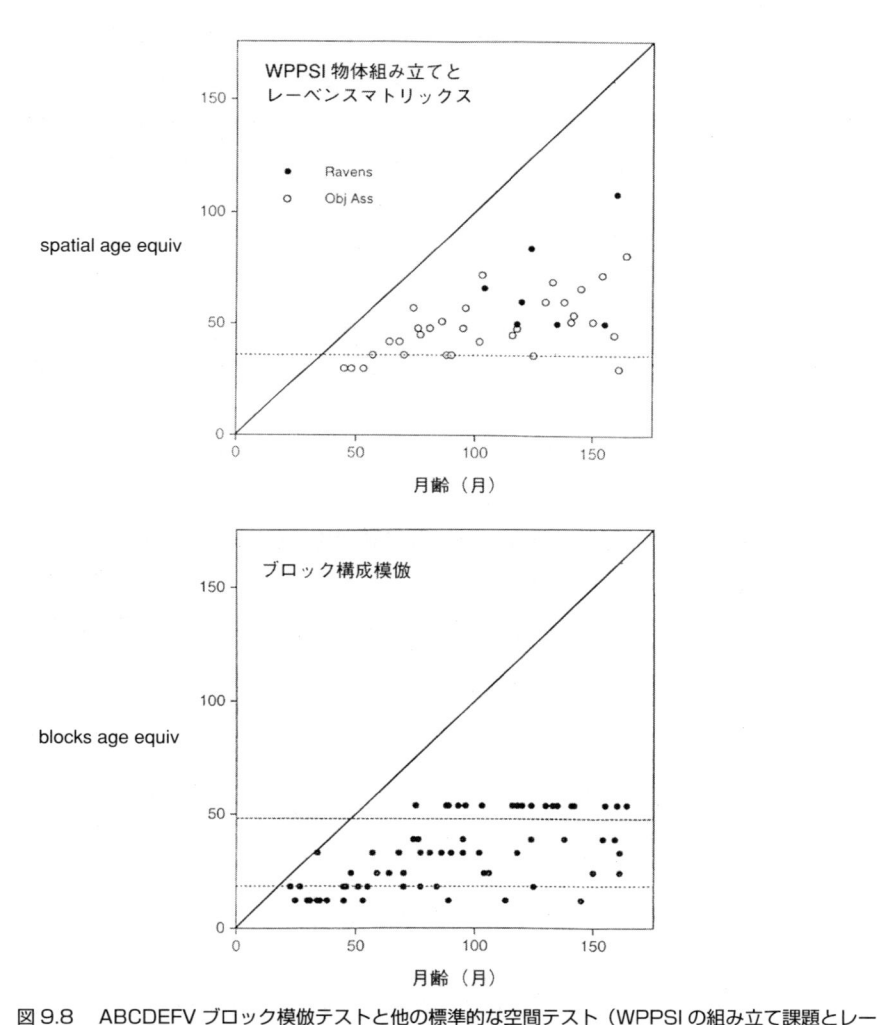

図 9.8　ABCDEFV ブロック模倣テストと他の標準的な空間テスト（WPPSI の組み立て課題とレーベンス・マトリックステスト）における WS の子どもたち（2〜13歳）の発達年齢

各々の点は 1 人の子どもの結果を表している。ブロック構成課題では，WS のあるグループが，このバッテリーの中で最も複雑な課題を模倣することができたので，それがこの課題での上限となっている。彼らの結果は 50 か月の上方の点線で示されている。他の WS の子どもたちは，その暦年齢に関わらず，健常児の 4 歳のレベルを超えては発達しない。

た)。

　上記の子どもたちに対して多くの視空間的な課題が行なわれた。その中には私たち独自のアセスメントバッテリーからのものもあったし，また標準的な小児科学のテストからのものもあった。図9.8の例は，空間領域における彼らの困難さを示すために行なわれた空間能力を測る2つのテストの結果と暦年齢との関係を示している。グループ内でも能力の幅は大きく，ある子どもたちは他の子どもたちよりずっと大きな問題を示しているように見える。

　ブロック構成課題とWPPSIの組み立て課題の両方の結果により (図9.8)，多くの場合，WSの子どもたちは健常児の4歳の水準を超えることはないということが示されている。WSの子どもに特徴的な行動の基礎となっている，脳の発達の違いに関して，いくつかの神経学的な仮説が考えられているが，それらについて以下に簡単に論じる。

### (1) 仮説1：視覚障害 (visual deficits) と空間障害 (spatial deficits) は深く関係している

　これまでに見てきたような視力や屈折，両眼視の問題は，WSの空間的問題

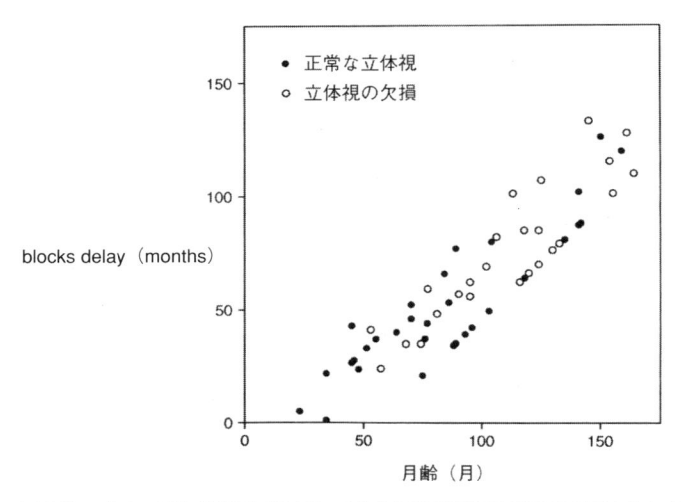

図9.9　ブロック構成課題において，立体視の問題があるWSの子どもたちと問題のないWSの子どもたちの遅れの程度（年齢に相当する）の比較

# 9章　視覚発達の可塑性

の前兆となりうるのだろうか——因果関係の連鎖の一部か，あるいは共通のメカニズムを反映するものか——これは心ひかれる単純な仮説であろう。

データの比較により，WSの子どもたちにおいて，空間障害の程度と感覚視覚的な障害（例えば，両眼立体視の欠如や，斜視，視力の弱さなど）の存在との間の有意な相関を探そうとしても，はっきりとした関係があるという根拠は発見できない。例えば，図9.9では，立体視に障害があるということは，空間的な構成や認知のテストにおける行動のレベルとは関係しているようには見えない。空間の発達に深刻な遅れのあるWSの子どもたちは，感覚視覚的な障害を有していないかもしれないし，著しい感覚視覚的な障害を有しているWSの子どもたちは，感覚的な障害を有していない子どもたちより，むしろ空間的な課題における問題は小さいのかもしれない。

### （2）仮説2：背側経路（dorsal stream）の損傷

WSでは空間的な問題は広範囲にわたっているにもかかわらず，顔の認知はできるという事実は，WSの障害と背側皮質経路の機能との間に関係があるということを示唆している。前章までに何度も述べてきたように，この経路は，基礎的な視覚皮質を超えて，空間関係（Mishkin et al., 1983）と行動の視覚的な制御（Glickstein and May, 1982；Milner and Goodale, 1995）についての情報を結びつけていると考えられてきた。対照的に，顔の認知は側頭葉につながる腹側経路の機能の基礎的なものである。多くのWSの子どもたちが，大きな動きの検出を求められる課題と視覚操作の制御の課題において特定の障害を示すことがわかり，WSにおける背側経路の損傷の説が一層支持されることとなった。

● 運動と形態のコヒーレンス

3章では，皮質領域V5（MT）は背側経路の中で重要な構造であり，広く，方向選択性のある受容野を持つニューロンを含むことが指摘された。そしてその領域はノイズがある中でのコヒーレントなグローバル運動（coherent global motion）に対して感受性が高いのである（Britten et al., 1992）。運動コヒーレンスの閾値は，マカク（Newsome and Paré, 1998）やヒト（Baker et al.,

1991）において，V5の損傷により非常に減じられてしまう。このように，運動コヒーレンスの閾値は背側経路の機能の指標となりうる。WSのいかなる障害も，グローバルな刺激の心理物理学的な判断に関する単なる一般的な問題によるのではない，ということを確かめるために，腹側経路との比較に耐えうるようデザインされた新しい課題を用いて，運動コヒーレンス閾が調べられた（Atkinson et al., 1997）。そこで用いられた刺激はすでに7章で例示した（図7.5）。「背側経路課題」では，ランダムに動いているドットの割合が徐々に増加していく状況で，被験者はそのまわりの点とは反対に動いているランダムなドットの細長い部分の場所を示さねばならない。これは乳児で成功した実験でも用いられた刺激ディスプレイである（Wattam-Bell, 1994）。「腹側経路課題」では，被験者は，短い線分が同心円を描くように並んだ部分を指し示すように言われるが，他の部分の線分はランダムに並んでいる。ここで円の内部にあるランダムに並んだ線分が，次第に増えていく。これは腹側領域の静的な形態視のプロセスをテストするために設計された。特に，同心配置（concentric arrangement）に反応するニューロンはV4に報告されている（Gallant et al., 1993）。

図9.10は，WSの子どもたちの，運動および静止の形態に対するコヒーレン

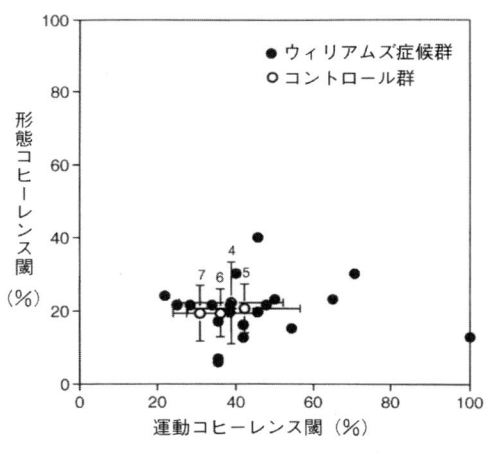

図9.10 コヒーレンス閾－運動と形態，WSの子どもたちと健常児のコントロール群

ス閾を，4〜8歳の健常児の大きな集団によるコントロール群の平均コヒーレンス閾と比較して示している。WSの子どもたちは，運動コヒーレンスにおいては，健常児の多くより幾分高い値を示しているだけだが，多くの形態コヒーレンス閾は，健常の範囲におさまっている。何人かのWSの子どもでは，運動と形態のコヒーレンスにおける相対的なパフォーマンスが，4〜5歳の健常児の結果と類似しており，運動より形態コヒーレンス課題の方がずっと成績がよかった。それは，このタイプの運動処理の発達が4歳のレベルで止まってしまうか，あるいは遅くなり，それ以上の進歩や改善が見られないかのようである。

● レターボックス課題——方位のマッチングとポスティング

背側経路は，空間の位置関係に広く関与しているだけではなく，特に手の場合において，その動きを導くための情報を特別に処理するといわれてきた。腹側経路の構造に損傷を受けたと思われる患者が，様々な方位のスロット（slot）に流暢にカードを入れることができたにもかかわらず，同じスロットの方位を視覚的にマッチングさせることはまったくできなかったということから，1つの根拠が導き出された（Milner and Goodale, 1995）。

このテストは，WSの子どもたちがこの課題を行なう際に，腹側経路の患者と逆のことが起こらないかどうかを調べるために行なわれた（Atkinson et al., 1997）。これらのテストの結果は図9.11に，ポストボックスに手紙を入れている子どもの写真とともに示されている。WSの子どもたちは手紙を入れることをとても楽しんだが，多くの子どもたちはポストに入れるという動きをうまく行なえず，非常に不確実であった（図9.11）。

ポスティングを行なわず，マッチング課題を理解することが難しいWSの子どもたちもいたが，それにもかかわらずマッチング課題の方が，ポスティング課題より正確であった。ポスティングにおいては，普通の4歳児では7〜15°のエラーで，もっと年長の子どもと成人の平均エラーは4〜10°であった。しかし，この範囲内であったWSの子どもは2人しかいなかった，そして5人のWSの子どもたちは手紙の方位が大きく違っており，それは穴の角度とはほとんど関係していなかった。これらのケースでは，視覚的に方位を合

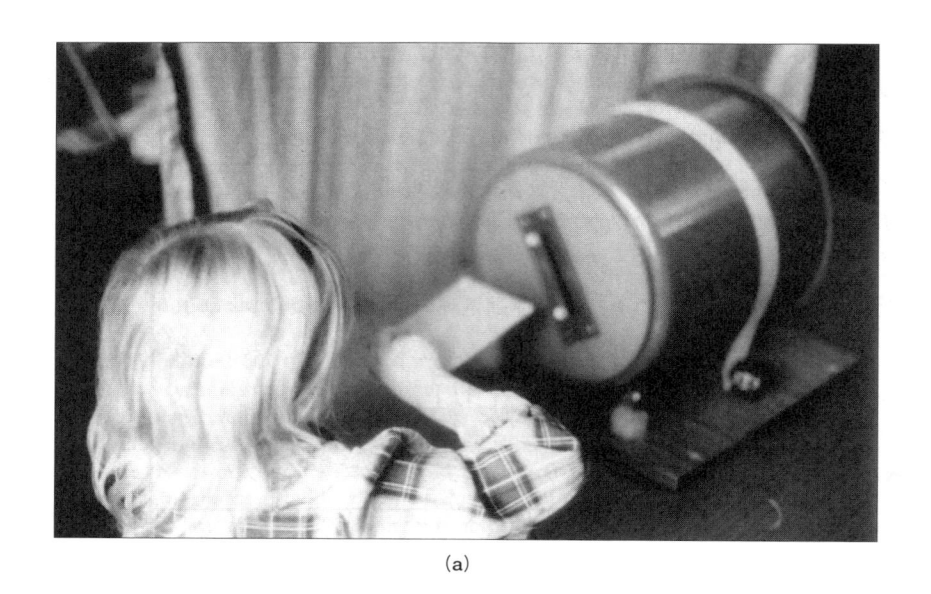

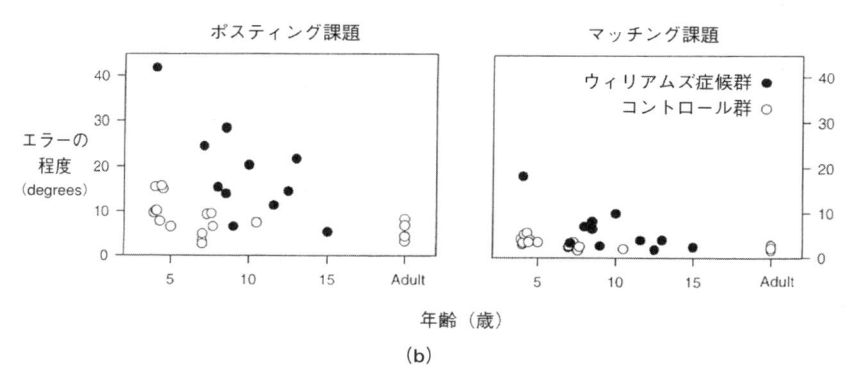

図9.11
(a) 子どもは手紙を不確実にポスティングする。
(b) WSの子どもたちとコントロール群におけるポスティングとマッチングの結果。ポスティング課題では、手紙の端が穴から2mm以上ずれていたときに、手の軌道のElite記録より計算した各々の子どもの角度のずれの平均がプロットされている。マッチング課題では、子どもがマネキン人形の手紙をセットしたときの角度のずれの平均がプロットされている。

わせようとして手紙を入れるというより、むしろ試行錯誤によって入れられることが多かった。ポスティングにおいて標準のレベルを示した2人のWSの

子どもたちが，ときどき補償的な方略の兆候を示しているのが興味深い。彼らはポスティングの行為を速く自動的に行なうのではなく，初めに穴を見て，それからゆっくりと手紙を持ち上げ，そしてそれをレターボックスへと持っていくのである。手や腕が動くときに，彼らは手紙の位置とスロットの方位をチェックする。これは「自動的な」動きではなく，むしろ目で見てずっとチェックしながらなされる小さな動きの連続である。

それゆえ，少なくともWSの子どもたちの何人かにおいては，ポストボックス課題と運動コヒーレンス指標の両方とも，背側経路の損傷をはっきりと示している。このような損傷は，WSの子どもたちが，ブロック構成や物の組み立て，描画などの課題を行なう際に特定の問題があるということを説明するのに役立つ。それはまた，彼らが物理的にあるいは視覚的に平らでない面の上を移動する際の困難さにも関与しているであろう（Withers, 1996）。しかしながら，グループ内のばらつきの程度や損傷のパターンの他の側面から，腹側経路の損傷が，WSの認知および行為の特異性に対する唯一の神経学的基礎ではないともいえるだろう。

## (3) 仮説3：前頭葉の損傷

WSの子どもたちの共通の特徴の1つは，注意の範囲が非常に限られており，また周囲の環境，例えば実験室の外部の音などにより，容易に気が散るということがある。しかしながら，彼らは時に，ある行為を決まりきった様式で何度も何度も繰り返すという極端な固執性も示している（例えば，ジュークボックスで同じ曲を何度も何度も聴いたり，同じ質問を，たとえいつも答えがなされても，何度も何度も繰り返したり，など）。これら両方の行為は前頭葉皮質の損傷を受けた成人の患者においても報告されている。

多くのWSの子どもたちが前頭葉の損傷を示しているということの根拠がいくつかある。そしてそれは言語領域あるいは視空間領域において明確であろう。私たちが用いた2つの課題は，新しく学習したもの同士を結びつけている間は，すでに学習してよく知っている（familiar）反応を，抑制したり禁じたりすることに関連している。1つの課題はストループテスト（Stroop test）の改良版であり，昼－夜課題（day-night test）と呼ばれ，Diamondにより紹介

されたものである (Diamond et al., 1997)。Diamond はフェニールケトン尿症 (phenylketonuria)[#5] の子どもたちの前頭葉の問題を調べるためにこのテストを用いた。子どもは夜空を表す絵に対して「昼」と，そして太陽の絵に対して「夜」と言わなければならない。私たちが用いたもう1つの前頭葉の課題は，私たち独自の注視移動 (fixation shift) ディスプレイの改良版であり，反対側指差し (counterpointing) と呼ばれている。それは成人の前頭葉の機能を調べるために使われるアンチサッケード課題 (antisaccade task) と類似している。指差し／反対側指差し課題 (pointing/counterpointing task) では，目標物が現れると，スクリーン上の目標物と同じ側 (pointing)（例えば，目標物をねらう），あるいは反対側 (counter pointing)（例えば，目標物から遠ざかる），いずれの場合でも，子どもはできるだけ速く指し示さなければならない（図9.12 (b)）。試行を1回か2回行なうと，4歳を過ぎた正常な子どもたちは，両方の課題を早く自動的に行なうことができるようになる。2つの平均反応潜時は，課題が自動化されると同じような値となる。言語IQが4歳以上のWSの子どもたちに対し，指差し／反対側指差し課題を行なったが，結果は図9.12 (a) に示されている。

　昼－夜課題では，WSの子どもたちは2つのグループに分けられた。7歳以上の健常児と同じような結果で，言葉と絵のよく知っている連合を抑制することができたグループと，対連合学習のコントロール課題はできたが，ストループ課題はできなかったグループ（彼らは昼－夜課題でよく知っている反応を抑制することができなかったのである）があった。彼らは太陽の絵に対し「昼」と，そして月の絵に対して「夜」と言ってしまっていたのである。

　指差し／反対側指差し課題では，それぞれの子どもの正しい側を指した平均反応潜時と，目標物と反対側へ反対指差しをした平均反応潜時とを比較した。WSの子どもたちは，年少の健常児より，ずっと長い時間がかかることが多かった。WSの子どもで，自動的に反対側指差しをすることができたものは非常に少なかった。課題を上手に行ない，そして目標物が現れたときにそれをねらわなかったときでさえ，反応するときに「反対側」と言葉で言うことを必要としていた。このことは，彼らが健常な子どもたちと何か異なる方略を使っているということを示唆している。それは，あたかも彼らがそれぞれの試行のたび

**9**章　視覚発達の可塑性

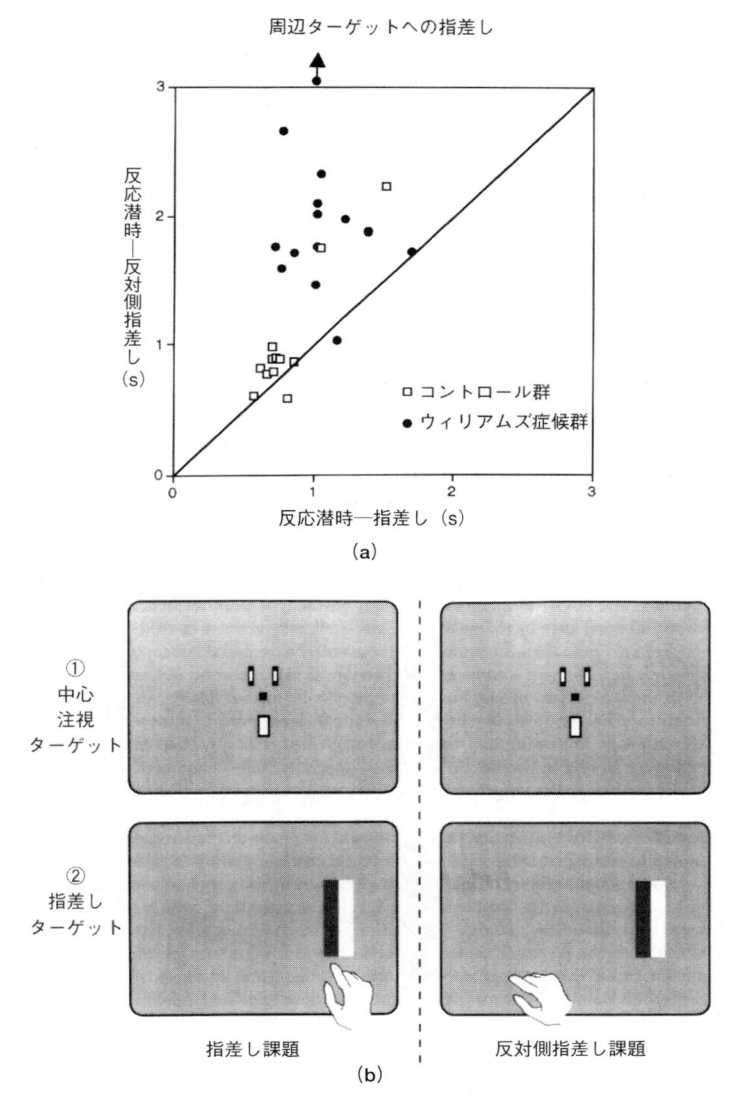

図9.12
(a) WSの子どもたちと正常のコントロール群（4歳以上）の指差しと反対側指差しの平均潜時の比較。WSの子どもたちの中には，反対側指差しの潜時が長いものが数人いた。またWSの子どもたちの中には，反対側指差しではなく，指差ししてしまうという誤りをする子どもたちも数人いた。
(b) 指差し課題と反対側指差し課題の図案。

に，改めてよく知っている反応を抑制しなければならず，その反応を抑制するための方略を容易に変えることができないかのようである。昼－夜課題と指差し／反対側指差し課題の両方において，言語的精神年齢が4歳以上のWSの子どもたちの多くが，成人の前頭葉損傷の患者と類似した障害を示している。私たちの現在のプロジェクトの1つは，それが一般的な前頭葉の障害なのか，それとも前頭頂部という特別な回路の発達に関する特定の障害なのかを調べるために，これらの子どもたちに対する前頭葉の様々な指標となる課題を比較することである。

### (4) 右と左の半球の損傷

空間表象の処理と表現において，右半球が特別な役割を持つということに関しては，明らかな根拠がある。このことは，発達において左より右半球に局在する損傷の方が，子どものブロック構成の成績において，より大きい影響を与えるということを示したStilesの研究により説明されている（Stiles-Davis et al., 1985；Stiles and Nass, 1991）。他方，言語領域は左半球にあるということはよく知られている。

WSの子どもたちはしばしば言語的には流暢だがブロック構成は著しく困難なので，彼らの問題は右半球，おそらく特に右頭頂葉と深く関係しているだろうと考えたくなる。成人の脳卒中の患者では，左側の空間がうまく認識できなくなるというのが，右側損傷の共通の特徴である。それゆえ，WSの状況からは，「無視のような」行動（"neglect-like" behaviour）が予見されよう。しかしながら，年長のWSの子どもたちの注視移動課題（8章で記述した）では，「競合条件」（それは競合しない課題よりネグレクトテスト（neglect testing）の条件に近い）でさえも，左側の空間（右半球）が損傷しているという根拠は示されなかった。WSの子どもたちに，ネグレクトの神経心理学的なテストに類似した課題（例えば，削除課題：cancellation tasks）を行なうのは興味深いことだろうが，WSの子どもたちでは半球間の差異が存在するという知見を強く支持する根拠は今のところ見当たらない。

図9.13は，WSの子どもたちの脳の発達において，変則的な発達のコースをたどりはじめる可塑性のシステムが，どのように推移していくかを示した，推

# 9章 視覚発達の可塑性

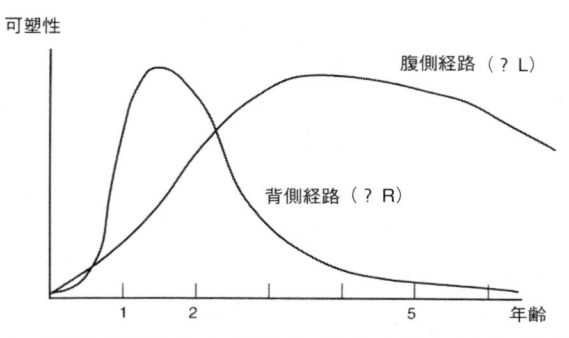

図9.13 WSの子どもの脳発達における異なる皮質経路の可塑性の推測的モデル

測的だが妥当と思われるモデルである。先に示唆したように，腹側背側双方の皮質経路の健常な発達は生後すぐ始まる。そして，WSの子どもでは生後数か月ほど遅れるが，健常な子どもの場合は，まず腹側経路の発達が先に起こり，その後背側経路が発達する。健常な子どもの発達においては，背側経路の急速な発達は生後1年あるいは2年の後半に起こるが，WSの子どもではその山がだいぶ遅れ，そしてそのシステムは通常の発達より可塑性が非常に低いと思われる。健常の1～3歳では，言語のプロセスと，熟練した空間定位的な運動は平行して急速に発達する。WSの子どもたちでは，一般的に言語の開始と運動面の発達の両者において遅れが見られる。しかしながら，言語の遅れが行為の遅れより少ないなら，これら2つの領域のバランスと発達のタイミングは逆転し，同調しなくなる。言語のシステムは情緒や社会的行為と効果的に結びつくようになるのである（しかし背側経路を基礎とした空間，そして行為の表象とは結びつきが弱まるのである）。これは背側経路のシステムを犠牲にして，言語システムがそのコネクションを拡張していることを意味しているが，初期の遅れや可塑性の低下は決して回復されない。

眼や手の動きをつかさどる信号を制御し，選択し，抑制するために，前頭葉の機能の主要な部分は，正常な発達においては，最初から作られているということも支持されている。WSでは，これらの信号を提供し，前頭部の制御機能にドミノ倒し的な障害をもたらす背側経路の頭頂部のシステムに，発達的な障

害がある。しかしながら，この説明では，言語と前頭部のシステムとの間の結びつきが遅れることを説明しているわけではないので，昼／夜ストループ効果の障害の明らかな説明とはならない。1つの可能性として，WSにおける3〜4歳の頃の言語産出の豊かさと，前頭部の健常な発達過程との，タイミングにおける不一致が挙げられる。ストループ状況における優れた発語反応の抑制のためには，前頭部の制御システムと発話メカニズムの間との適切な同調が必要とされる。これはまだ推測ではあるが，もし，最初は独立している時間パターン発生器が次第に発達してくことで，その相対的なタイミングをあわせていくような神経ネットワークモデルが表現できるのなら，興味深いものとなるだろう。この非常に推測的なスキーマは読者のみなさんにゆだねよう。そして私は，推測的な部分を確信させる，あるいは否定するための，さらなる実証的な根拠を提供してくれることを，読者のみなさんに期待したいと思う。

# 4節
## 概　観

　発達の可塑性は，一般的に心理学，神経科学そして生物学においてもっとも広くいきわたっている問いである。私たちが行なってきた幅広い領域にわたる小児科学の臨床的な症例における研究の視点は，ヒトについての実践的な示唆をも与えた。出生前後の脳障害や早期の白内障や斜視を持つ子どもの親たちはみな，脳のシステムの可塑性に希望をつないでいる。

　このようなことに直面し，私は自分たちの知識がいくぶん断片的であることを痛感している。10年ほど前に，ネコや霊長類での実験が行なわれ，両眼の皮質組織の可塑性が示された。これらは，例えば，重度の白内障などのために片眼または両眼の視力を失った場合に，手術や健眼遮蔽に何が期待できるかということに対するある程度のガイダンスを与えてきた。しかしながら，V1の効果が，斜視や屈折異常と関係する通常の弱視に対してどのくらいなのかはわかっていない。また，斜視が手術により回復した場合，両眼の視力がどの程度保たれるものなのかについても本当にはわかっていない。なぜなら，最初に斜

# 9章　視覚発達の可塑性

視を引き起こす調節，屈折異常，輻輳と視差の処理の関係について真の理解がなされていないからである。

皮質への視覚入力は，皮質のレイアウトと特異的な受容野を形成すべく，比較的単純な，そして秩序だった形で組織化される。もしこの組織化が，堅固なプログラムではなくむしろ入力依存的で可塑的なシステムの結果なら，物体や物体の空間内の関係を表しているより高度で柔軟なシステムを作り上げるため，そして脳内で総合的な情報の流れを決定し制御するため，少なくともさらなる可塑性が必要とされるにちがいない。しかしながら，初期段階の視覚処理を通じて伝達される子どもの経験が，これらのレベルにおいて，いかにして組織化されていくのかについては，ほとんどわかっていないのである。

私たちは，出生時の明らかに大きな皮質の損傷から回復した子どもたちを観察している。これらのケースにより，脳は自己組織的なシステムとしてみずからの可塑性を開発することができると考えられるし，私たちはいつの日にか，この可塑性をより効果的に導くような入力を提供することができるかもしれないと考えている。同時に，他の小さな損傷が，ずっと永続的に続く障害として影響を与えるようにも見える。これらの違いが解明されたとき，残された部位の柔軟な発達を導くうえでの特定の脳のシステムの役割を同定することができるのかもしれない。その一方で，生き残ったあるいは回復したニューロンに対しての細胞や分子の基礎についての研究が続けられている。それが，機能のレベルおよびシステムのレベルで，発達の解明と結びつけられることが望まれる。

この章で取り上げた様々な異常な発達の例を比較するならば，共通のテーマは，腹側経路に比した背側経路の機能の脆弱性（vulnerability）である。つまりそれは，両眼の相互交渉や運動コヒーレンス，そして視運動行為の脆弱性である。この脆弱性は，視覚的失読症（例えば，高い運動コヒーレンス閾）のあるサブグループにおいて見られ，また最近では形態コヒーレンス閾に比して高い運動コヒーレンス閾を示す半身麻痺の子どもたちにおいても見られる（Atkinson et al., 1999）。しかし，脆弱性は背側経路に限られたことではない。弱視の多くの側面が背側経路と腹側経路内の両方の過程に関係していると思われるし，皮質の方位処理過程は（皮質過程の開始を調べるためにVEP指標を用いたとき），背側経路と腹側経路の両方の脆弱性，およびその両者の相互作

用が，多くの小児患者の異常な発達の基礎となっているということを示しているように見える。

# 10章 結論

## 1節 視覚脳（visual brain）の発達に関する私たちの現在のモデルは何か？

　乳児の視覚脳に関する知見は，ここ25年の間に，ほとんど何もなかった状態から，豊富で複雑な，しかし時に難解な研究成果を示すものにまで発展してきた。それらの難解さと向き合うには，これまで私たちが行なってきた以上に，忍耐強く独創的な実験を行なっていく必要がある。成熟した視覚脳のよりよい理解を待っている人もいる。こうした実験を行なっていくことには，はっきりしないものと科学的正確さを結びつけることができるような，あの手この手の実験技術の進歩によっているものもある。また，赤ちゃんたちと仕事をする，ほんの短いつかのまの機会のおかげでもある。

　この本の主要なテーマは皮質機能の発達に関するものである。初期の私たちの多くの研究では，このテーマに関して2つの側面の分析から取りかかった。第1には，特化した属性の検出器を分析することであり，第2には，それらの検出器が初期の選択的注意の処理の中でどのように選択されたのかを分析することであった。私たちは，ある様々な特性に感度を持つよう特化した，皮質検出器の出生後の発達に，自分たちの研究結果の焦点をあてた。その特性とは，V1領域という第一次視覚野で処理されることで知られているような特性である。そこには，以下の3つの空間的な属性が存在した。それは，①方位（形状分析のために必要である），②方向性のある運動（物体を分化し，奥行きに応

じて順に配置すること，物体の軌跡を分析すること，そして生物学的に重要な事象を同定すること，などのために必要である），そして③両眼の相関と視差（三次元の形状，表面，および距離を分析するために必要である）である。

　これらの検出器の特性は，同時には発達しないようであった。これらの違いは，視覚皮質へ向かい，そしてその中を通過している，大細胞系の経路と小細胞系の経路の違いから分析されるかもしれない。より後になって発達する機能（運動と視差の分析）は，どちらも主に大細胞系の経路であると確認されている。方位に対する感度は，生後かなり早くに現れる。私たち自身の研究では，色の感度については検討してこなかったが，他の研究者からもたらされたデータから，等輝度色刺激への反応が生後2か月でみられることが示された。方位（形態）と色は，その分析が小細胞系の経路であると一般的に確認されている特性である。したがって，少なくとも機能的な特性という点からみると，小細胞系のシステムは，生後数か月の間に，大細胞系のシステムよりもいくぶん早く発達するのかもしれない。

　視覚処理のこれら2つの経路は，もちろん，V1で見つかった初期の検出器以降も連続している。発達途上にある乳児の方位，運動，視差に対する感度を限定する要因が，実際のところ，どの程度までV1の検出器の中に存在するのか，またその後の処理の中に，どの程度まで存在するのかについて，私たちはまだ理解していない。これらの属性に関する情報は，有線外視覚野（extrastriate visual area）を通って，それぞれ腹側経路と背側経路に伝えられる。将来の研究へ向けての1つの大きな課題は，これらの各経路で行なわれる連続的な処理段階の間を，明確に区別できるような行動学的な方法と視覚誘発電位を用いた方法を，発展させることである。この課題には，機能的画像化研究がその助けとなるだろう。この方法により私たちは，ヒトの視覚野の様々な領域で生じる処理を分離できるようになってきており，さらにヒトの視覚脳と他の霊長類で調べられた構造との対応関係を，より確固たるものにしようとしている。

　腹側経路と背側経路の区分は，脳組織の主要な側面の1つではあるが，しかしながらそれは絶対的なものではない。例えば，特定の個別の物体へのリーチング能力やヒトであることを認知する運動パターンを使う能力などは，1つの経路で分析される情報が，もう1つの経路に送り込まれうることを示唆してい

# 10章 結論

る。したがって，乳児の視覚発達についてのストーリーには，各経路内で機能が発達したり，進歩したりすることと同様に，これらの経路の統合も含めなければいけない。この考えは，これまでの発達研究で示唆されてきたものである。例えば，Bower（1974）は，約5か月までの乳児が，静止した状態かあるいは軌道に沿って動いている状態かのいずれかで，物体を同定できることを示唆した。つまり，静止した物体と動いている物体は，かなり年少の乳児によっても，2つの異なる物体として処理されていた。そのことは，動的な入力情報と静的な入力情報の分析は，最初は別々に行なわれ，そしてあたかもその後統合されるかのようである，ということを示している。

さらに，各経路内あるいは経路間で，低次のレベルから高次のレベルまで分析が進むという考えは，視覚脳の機能に対する，せいぜい不完全な指標の1つにすぎない，ということもある。近年の神経生物学の進歩によって，私たちの視覚皮質の機能に関する見解は，かなり豊富でより複雑なものとなった。皮質の視覚野間の「上昇」経路と同じように「下降」経路が数多く存在すること，さらに，皮質と皮質下の視覚に関する構造間の（両方向の）多様な経路もまた存在することが明らかになっている。注意の制御，視運動反応，そしてセカンド・オーダー情報の処理などの発達の重要な側面には，この種の経路の1つあるいは両方の経路が関わっているようである。

発達異常に関する私たちの研究からは，このシステムの様々な部分で特異的な脆弱性があることを示唆している。両眼の相互作用はとりわけこの損傷を受けやすく，容易に障害になりやすいようである。したがって，斜視と両眼視の損傷は，周産期に脳の損傷を受けた子どもや，ウィリアムズ症候群を含めた発達障害のある子どもに共通の特徴であり，同様に，屈折，調節，バージェンスの3者の異常な関係にもつながっている。このことは，視差の処理自体にかかわる背側経路の特徴よりも，正確に両眼が調和して働くためには厳密さが要求されることによるのかもしれない。しかしながら，その他の視覚に関する発達障害は，腹側経路よりも背側経路とかなり関連しているようである。ウィリアムズ症候群の子どもでは，腹側系の処理による形態コヒーレンス・テストよりも，背側系の処理による運動コヒーレンス・テストにおいて，より問題のあることが示された。しかし，おそらくこれは，この症候群に特異的にみられると

いうものではない。例えば，半側麻痺の子どももまた，形態コヒーレンスよりも運動コヒーレンスにおいて，より重い障害を示す。さらに，発達的な失読症患者でも，運動コヒーレンスの閾値がより高いということが示されてきた。注意障害もまた，神経学的な問題に関して共通の特徴をもち，両眼視や運動の問題と同じように生じる。他方，相貌失認（顔認識の障害）や中枢の色覚障害といった，特に腹側経路に関連しているかもしれない皮質上の問題が，子どもで見られることは非常に珍しいことである。うまくいけば，発達初期の構造的な脳のイメージングの正確な分析や，様々な子どもで背側－腹側経路における不均衡がどれぐらいばらついているかを明らかにすることによって，このようなはっきりとした特異的な脆弱性が存在する根拠の解明に役立つのかもしれない。背側経路と腹側経路の発達に関する現時点での私たちの結論としては，初期の背側経路の統合と処理に関する何かによって，背側経路がかなり傷つきやすいものであり，さらにこのことは腹側経路では見られないようである，ということである。

　いまだ不明なままであるが，明らかに重要な皮質と皮質下構造のシステムの1つは，大脳基底核である。皮質から大脳基底核を通って視床へ，そして皮質へ戻るというループ状の経路が考えられてきたが，それらの主な役割は眼球運動を含む運動プログラムの選択と実行にあると考えられてきた。大脳基底核のとても小さい損傷であっても，視覚発達にかなり重大で明確な影響をもたらしてしまう，ということが9章からわかる。それは，眼球運動が明確に関与している問題を超える。これらのループ状の経路は，たとえそれらが成人の皮質の視覚処理では明確な役目を全く果たしていないとしても，皮質における視覚処理システムを構築するのには，役に立っているのであろうか？　乳児と成人の患者に関するより十分でより多くの詳細にわたる比較が，ここから前に進む方法を与えてくれるかもしれない。

　これらの解剖学的なデータを解釈する際に注意しなければならないことが，異なる構造を持つ小脳からもたらされる。周産期の重篤な脳損傷による検死解剖では，小脳に重大な損傷があることが示されることが多い。それにもかかわらず，この損傷をMRIで確認することはかなりまれである。イメージングは私たちに，脳の状態のほんの一部分の画像を示しているにすぎないのかもしれ

ない。おそらく大脳基底核あるいはその他の場所において私たちが見ることのできる損傷は，より広範囲で表に出てこない損傷の，徴候の1つでしかない。イメージングの技術がより精巧になり多様化されるにつれ，私たちはもっといろいろな画像を得ることができるようになるかもしれない。

## 2節
### 私たちの現在のモデルを前提にして考えると，年少の乳児にとって視覚とは実際にどんなものなのか？

多くの未解決で完結していない問題が，この結論の概観と同様に，この本を通して明らかになってくるだろう。私はその欠点を隠すことはしたくないし，将来のためにもそれらを広く明らかに示しておきたい。もっとも明らかで，なおかつ最も難しい問題は，「乳児の視覚世界は，本当はどんなものなのか？」ということである。例えば，生後8週以前の乳児は，運動に基づいた弁別ができるという兆候を全く示さない。しかしながら，動いている刺激は注意をひきつける。おそらくその刺激は，どこかが魅力的なのだろう。特定方向の運動でさえ，眼球運動のメカニズムは利用することができるし，何らかの皮質の信号に変換されうる。運動によって注意を喚起され，それに対して反応するが，それにもかかわらず，あらゆる点でその運動が方向性をもったものとしては見えていないということは，どのようなことなのか？　母親がそばを歩いているときに何が起こっているのか？

同様に，物体の特性を統合することは，初期の乳児期においては，遅く不確かな処理過程であるようだ。このことは乳児にとって，物体は断片化されている，つまり知覚の上では存在しているが，なぜか時空間上では一致していない属性の集団であることを意味するのだろうか？　あるいはそうではなく，物体は，例えば，頭の動きによってほんのわずかな変換が生じる属性集団の中から，最も単純で最も顕著な特徴またはアフォーダンスによってのみ表象されているのだろうか？　このことは，乳児における皮質の選択的注意のメカニズムが発達している特定の段階において，最も顕著な特徴がどれであるかを決定する，

ということと同じことなのだろうか？

## *3*節
### 意識と制御の役割

　もしこれらの質問が，乳児と幼い子どもが統合的な視覚意識（unified visual consciousness）を持っているという意味ならば，このような形でこれらの質問をすることはおそらく誤っているのだろう。成人における意識的な経験に関する神経基盤は，Crick, Zeki, Weiskrantz そして Cowey といった多くの著名な神経科学者たちによって現在活発に議論されている問題の１つである。彼らの中には，「意識」とは，例えば時間的に一貫した高次の活動など，おそらく脳全体でみられる，特定の活動形態に関連しているものであると主張する人もいる。そのような活動は，一般化された注意の回路（generalized attentional circuits）によって喚起され，あるいは変調されるかもしれないが，しかしながら，それらは脳内における特定の構造に特有のものでもなく，さらにいえば統合されることさえ必要でないかもしれない。他方，特定の脳領域の活動が本質的には意識に直接到達することはなく，その一方で，アウェアネス（awareness）は脳内の特定の別の位置にある特性であると主張している人もいる。いずれのアプローチも，乳児の視覚意識について直接的な仮説を導くことはないが，しかし２つのアプローチは，乳児の脳に視覚意識の証拠を探すために，たいへん異なった方向を目指しているだろう。

　私自身の見解としては，最初の３〜４か月において覚醒状態（alertness）と視覚的行動の中に私たちが見る変化は，活動的（active）で，自己制御された（self-controlled），情報を探索する知覚者（information-seeking perceiver）が出現してくる過程にみえる，ということである。仮に，意識とはそれを記述できない生物においても存在するということを，私たちが常に受け入れることができるならば，生後３〜４か月児においても意識があるということを受け入れなければならないだろう。その変化が皮質の機能に反映しているという証拠がもしあるのなら，私は，意識とは初期の選択的注意に本来関係してい

# 10章 結 論

る皮質領域の1つの機能であると提案するだろう。しかしながら，このような初期の意識は，他の人々と共有できうる意識とは質的に異なっているとも論じられるだろう。3，4歳で，子どもたちは自分自身の心的な処理過程に対する内省（reflection）の証拠を示しはじめる。それは心理学者が「メタ認知（metacognition）」と呼んでいるものである。さらに，他者が自分自身と同じように考えや願望そして信念を含む内的な生活（inner life）を持つことを，自分たちが理解していることを伝達しはじめる。これは，「心の理論（theory of mind）」と呼ばれている。

これよりもさらに進歩した，より明確な意識の段階は，他の認知的な処理過程の流れを監視し，調整し，制御できる実行過程の働きを含んでいる。そのような過程は前頭葉の回路によるものであるという多くの証拠がある。しかしながら現在，実行機能に関する考えとしては，それは統一されておらず，分割されていると考えられている（Shallice and Burgess, 1996）。このような分割の性質は，前頭葉の制御過程を調べるときに考慮されなければならない。それは私たちが視覚発達研究ユニット（Visual Development Unit）で研究しはじめた領域であり，そのような制御のための入力情報は，視覚情報処理の目標の1つを表象しているからである。

異なるテストが異なる年齢にはふさわしい。1歳児では，「A-not-B」で知られているPiagetの探索課題における遅延が，優位な反応を抑制するような子どもの能力をテストするための1つの手段を提供し，Diamondとその共同研究者（Diamond et al., 1997）によって，前頭葉の46野の機能と関連づけられてきた。その後成長すると，9章のウィリアムズ症候群に関する箇所で述べた昼－夜ストループテストや反対側指差しテストといったその他のテストが，反応抑制についてより感度の高い指標を提供する。これらの課題間での進歩は，子どもに伝えられる課題の複雑性が単に量的に増加したことを表しているのだろうか？　あるいはそうではなく，異なるタイプの制御の過程が移行していくことを表しているのだろうか？　後者の移行は，子どもによって入力処理に持ち込まれているある種の意識的監視システムが，質的に変化することとおそらく関連している。その詳細は私たちにはわからないが，しかし，次のことは明らかである。すなわち，子どもであれ，成人であれ，視覚と関連のある意識の

*237*

理解を進めようとするならば，脳の後方にある視覚的なメカニズムの理解で終わるのではなく，いかにして，これらが脳の前方にある制御メカニズムに通じているのかについて考えなければいけない，ということである．

## *4*節
### 発達において，どの程度の可塑性とバリエーションがあるだろうか？

　視覚脳の発達に関するモデルを考案する試みにおいては，単一で正常な発達がたどる道筋を定義している標識（milestones）がずっと強調されてきた．確かに，機能とメカニズムが現れる順序とタイミングには，子どもたち全体に顕著な類似性がある．しかしながら，9章では可塑性に関する広範な問題について論じた．発達は，固定された計画を展開していく過程ではなく，個々人の経験に左右される道筋をたどっていく，ということは明らかである．さらに，乳児それぞれに，行動的パターン，情動的な気分，そして社会的なスタイルの幅広い個人差があり，同じ乳児でも時間が違えば変化する．発達中の脳内の発達プランに対する個体差と準拠のバランスとは，どのようなものなのか？　またそれは，いかにして発達の最終目標に到達するために維持されるのか？

　可塑性そのものが，個人差という問題なのか？　そして，もしそうなら，それを制御する限定要因は何なのか？　70歳で新しい言語を学ぶことができる人もいるし，できない人もいる．このような違いは可塑性の基礎となる変異（variation）を反映しているのか？　あるいは，それは，初期の，しかし限定された可塑的な期間に発達してきた認知的な構造を反映しているのか？

　前章で氏と育ち（nature-nurture）の相互作用に関するあらゆる問題について触れてきた．しかし，現在私たちは，かなりおおまかなキーワードである「正常」と「異常」という語を用いて，個人の視覚発達の経過を予測できるだけである．そして（9章で論じられたように）異常の範囲はとても広い．

## 10章 結論

## 5節
### 視覚障害とは何か？

　損傷に直面して，可塑性が発達過程を十分に維持できない場合，視覚障害が結果として生じるかもしれない。しかしながら，この障害（disability）という用語は，特に発達している子どもにおいて使われるときに，それ自体の問いを引き起こす。障害とは，子どもの生活の質に対する衝撃（impact）を意味する。子どもたちは，当面の生活のため，そして未来の発達に向けて基礎を与えるため，異なるニーズをそれぞれの年齢で持っている。また，子どもたちは，それぞれの年齢で様々な認知能力を持ってもいる。したがって，視覚的な問題の検査は，子どもの認知能力のレベルと子どもの変化するニーズ（空間的スキルと言語的コミュニケーションのレベルとの，両方を含んでいる）との，両方についての理解を必要としている。同様に，子どもが，それより以前に達成したものの上に，新しい技術を築く，動的な過程についての正しい認識も必要である。

　9章でみてきたように，発達の経過は，発達の多くの異なる段階において働いている異なる水準の要因によって，様々な形で妨害されうる。個々のケースにおいて，問題の最重要領域がどこに存在するのか，あるいはいかにして効果的な治療が提供されるのかについては，わかっていないことが多い。発達異常の原因や障害による影響を明示することに困難があるとするなら，私はあることに確信を持っている。それは，私たちが障害を正確に特定して理解しようとするならば，それぞれに訓練され異なる技術を持った様々な専門家グループ間の相当な協力と謙虚さを必要とするだろうということである。

　もし私たちが成功した治療法の中に，何らかの真の洞察を得ることができるとすれば，既存の健康管理システム内で，人間的，倫理的，実用的な，よく制御された無作為化試験を必要とするだろう。多くの場合，専門的な「臨床的知恵（clinical wisdom）」は適切な答えをもたらさないということを認める必要がある。しかしながら現実には，専門家たちは，科学的で臨床的な知識の限界に気がついている一方で，患者と介護者に対して支えとなり有用となるアドバイスを与えていかなければならない。このアドバイスを与える際，私たちは，知識の不確実さに対する気丈さと寛容さにおいて，家族間にそれぞれ違

いがあることを理解しなければならない。私たちは，自分たちの研究結果を伝えることができるようになるために，文化的，社会的，道徳的な問題における教育を必要としている。それができるなら，私たちが助けようとしている人々に，私たちの研究結果を理解してもらえるだろう。私たちは，一般の人々とコミュニケーションするやり方や，より広範囲の社会的な議論に参加するやり方を学ぶ必要がある。同時に，私たちは，あらゆる小児科学的な健康問題の観点から，小児科での視覚的な問題を考える必要がある。もし私たちが，視覚障害についての理解を進めようとするだけでなく，問題のある子どもを治療するために有効な専門的知識を提供しようとするならば，常に資源は限られており，費用対効果分析（cost-effectiveness analysis）と費用対利益分析（cost-benefit analysis）に関する公衆衛生の問題を専門とする，健康管理の専門家と連携しなければならない。とりわけ，私たちは他者から多くのことを進んで学ぼうとしなければいけない。

# 6節
## 私たちは，いかにして複数のレベルにわたる分析を進めていくことができるのか？

　正常そして異常な視覚発達のどちらも，異なるレベルの分析を通じて研究され，多様な技術を通して検討されてきた。電気生理学，解剖学および機能的画像化を含む神経科学，薬理学や細胞と分子レベルの分析，行動実験と観察，心理学的モデルと理論，神経学あるいは眼科学の臨床医のアプローチ，それぞれからもたらされる結果や考えに，私たちは触れてきた。これらの異なるアプローチにおける専門用語や概念を1つにまとめることは困難であるかもしれないが，そのどれもが単独では私たちに十分な理解をもたらすことはなく，各々がジグソーパズルのピースの役割を果たすのである。私たちはそれぞれのアプローチで問われている問題を把握しようと取り組む際に，忍耐強く寛容になることを学ばなければならないし，それぞれのお互いの取り組みを支援していかなければならない。常に覚えておかなければいけないことがある。それは，科学

# 10章 結論

の進歩における最も強い力は，思わぬ発見（serendipity）――つまり新しい考えを受け入れる寛容さ――からもたらされるもので，それは慎重で困難な研究と結びついているということである。次のブレイクスルーがどこからもたらされるのかは全くわからないが，しかし逆にそのことにより，楽観的でいつづけることができるのである！

# 用語集

## 1章

**#1 放射伝達（radiant transmission）：**
1つの点光源からの放射光が，どの方向に対しても差異を持たず，拡散して伝達すること。

**#2 眼優位性（ocular dominance）：**
右目からの入力によって発火する細胞と左目からの入力によって発火する細胞との住み分け。生後4か月頃になって成立する（『新編　感覚・知覚心理学ハンドブック』による）。

## 2章

**#1 クラウディング効果（crowding effect）：**
視対象が空間的に互いに接近していると認知成績が低下する現象。

**#2 インファント・コントロール（infant control）：**
刺激の提示時間などを，試行中の乳児の行動をリアルタイムに観察しながら変更していく実験パラダイムのこと。

**#3 正常眼化（emmetropization）：**
前眼部（角膜，虹彩，水晶体およびこれに関連する房室と付属器からなる眼の部分），眼軸（水晶体から網膜までの長さ）において正視となる方向へ向かうこと（『ステッドマン医学大辞典』による）。

**#4 検影法（retinoscopy）：**
網膜に光を照らし，眼から反射する光を観察することにより屈折異常を検出する方法。

**#5 D：**
ディオプター。レンズの屈折力を表す指標。平行光線に対する焦点距離（m）の逆数で表す。平行光線に対して1mの距離に焦点があう凸レンズは1D，50cmなら2Dである。

**#6 散瞳薬（midriases/mydriasis）：**
瞳孔を拡大させる薬。

**#7 毛様体筋麻痺薬（cycloplegia）：**
薬の投与により，眼の毛様体筋力を喪失させ,毛様体筋を麻痺させる。この薬により調節を弛緩させる。

**#8 収穫逓減（diminishing returns）：**
ある生産活動における生産量が一定の大きさを超えると，つぎ込む資源の量に応じた生産量の増加が無くなることを表す。

**#9 高速フーリエ変換（a fast Fourier transform）：**
デジタル化（離散）された信号に含まれる様々な周波数成分を抽出する数的処理（離散フーリエ変換）を高速に行なうことのできるアルゴリズム。音声や脳波などの信号をリアルタイムに分析する際によく用いられる。

**#10 循環変数検定（The circular variance test）：**
ランダムな振幅と位相をもつノイズによって歪められたVEP中に，刺激の変化に対応した周波数成

分が存在するか否かを検討するための統計処理。

## 3章

#1　網膜視蓋系システム（retinotectal system）：
視神経が網膜から視覚中枢である視蓋へ神経連絡するシステム。網膜―上丘―視床枕―二次視覚野の視覚経路で，対象が視野内のどこにあるのかという定位機能に関与している。

#2　膝状体系システム（geniculostriate system）：
網膜―外側膝状体――次視覚野の視覚経路で，視野内の対象物が何であるかという認識に関与している。

#3　有線外野（extrastriate area）：
一次視覚野（＝有線野）よりも高位に位置付けられる脳の視覚領域のこと。MT野，MST野，TEad野やTEav野など。

#4　ウィリアムズ症候群（Williams syndrome）：
精神遅滞，軽度の発育障害，小妖精顔，弁上部大動脈弁狭窄，および時にみられる高カルシウム血を特徴とする先天性疾患。ビタミンDに対する過敏または妊娠中のビタミン過剰摂取と関連している可能性がある（『ステッドマン医学大辞典』による）。

#5　大脳基底核（basal ganglia）：
本来は，大脳半球底にある灰白質のすべての大きな塊をさしたが，現在は，視床下核と黒質のような線状体（尾状核とレンズ核）および線状体に付随した細胞群をさす（『ステッドマン医学大辞典』による）。

#6　視蓋前野（pretectum）：
上丘の前方の狭い領域で，脳幹と間脳の境界にあり，対光反射や調節反射などに関与している。

## 4章

#1　STYCAR（Screening Tests for Young Children And Retardates）：
英国で開発された，比較的新しい文字照合検査のこと。生後6か月ほどの乳児に用いられる。活字体，ミニチュアのおもちゃなどを用いた視力のスクリーニング検査，ノイズ，おもちゃなどを用いた聴覚のスクリーニング検査がある。身体的，および認知的な制限のある子どもに特に用いられている。

#2　スネレンの公式（Snellen notation）：
視力の表記方法の1つで，スネレン（Snellen）によって考案された分数の表記形式。例えば，20/100という表記の仕方の場合，分子は検査距離，分母は弁別すべき部分が視角1分となる距離を示す。

#3　髄鞘化（myelination）：
神経細胞の軸索突起を節状に取り囲む髄鞘が発育，形成すること。これにより，神経細胞内を刺激が伝わる際，刺激の伝達速度が高速化される（『最新医学大辞典』による）。

#4　外枠効果（externality effect）：
年少の乳児が，顔を認識する際に，髪型など顔の外側にある情報に注目し，それらの情報を手がかりとして認識すること。

#5　視床枕（pulvinar）：
突出部として出ている視床の膨らんだ後端部で，膝状体の上にある（『ステッドマン医学大辞典』による）。

## 5章

**#1 内斜視（esotropia）：**
視軸が輻輳する斜視。眼が内に寄っている，眼を外に動かさないなどの症状を示す。生後6か月以内の発症を先天内斜視，生後1年以内の発症を乳児内斜視という（『コンパクト眼科学6 小児眼科』による）。

## 6章

**#1 バリント症候群（Balint syndrome）：**
注視空間障害で①精神性注視麻痺，②視覚失調，③視覚性注意障害の3徴候からなる。両側の頭頂後頭領域の病巣により生じる（『最新医学大辞典』による）。

**#2 理想的な観察者モデル（ideal observer model）：**
信号検出理論における仮説的な観察者のこと。検出問題に関する完全な知識を持ち，その知識に照らして最適な反応をすると仮定される（『心理学辞典』より）。

**#3 分光感度（spectral sensitivity）：**
単色光に対する感度を波長の関数で表したもの。

**#4 周産期無酸素症（perinatal asphyxia）：**
血液中の酸素量が減少すること，あるいは組織を還流する血液量が減少する結果，組織に供給される酸素量が減少することにより生じる。周産期仮死は，分娩時に組織内の酸素量が減少することにより，引き起こされる。

**#5 良性大頭症（megalencephaly）：**
脳が異常に大きい状態で，一般に相当年齢の大きさ，または重量が偏差値2.5以上あるもので，脳浮腫，水頭症，脳腫瘍のあるものは除外される（『最新医学大辞典』より）。

**#6 外斜視（exotropias）：**
視軸が開散している斜視の1型。麻痺性または共動性，一眼性あるいは交代性，恒常性または間欠性のものがある（『コンパクト眼科学6 小児眼科』による）。

## 7章

**#1 テクスチャー分離（texture segmentation）：**
群化の類同性の要因により小さいパターンが集まって視覚的に領域分離を引き起こす現象。

## 8章

**#1 盲視（blindsight）：**
V1の損傷による欠損視野部に運動刺激を提示すると，患者は主観的には何も見えないと報告するにもかかわらず，チャンスレベル以上の正確さで視覚刺激を検出できる現象。

**#2 核上麻痺（supranuclear palsy）：**
一次運動ニューロンより上の病変による麻痺。運動皮質，錐体路または線条体などの運動ニューロン以外の脳構造の破壊または機能障害によって起こる運動障害を表す（『ステッドマン医学大辞典』による）。

**#3 経頭蓋磁気刺激（transcranial magnetic stimulation；TMS）：**
頭蓋骨の外にコイルを置いてヒトの中枢神経を刺激する手段として発明された非侵襲的研究法の1つ

である。頭蓋骨は電気抵抗が高いため，外から電流を流す方法ではその中にある脳を刺激できないため，骨によって減衰しない磁場を使用したものである。

#4 **独立座位（independent sitting）：**
乳児期後半の乳児が自分自身で座ることができること。座位の獲得過程は，四肢座位，投足座位，膝立座位の3つの順序に現れ，座位を出発体位として乳児は外の世界を取り入れる。

#5 **緊張性頸反射（tonic neck reflex）：**
体軸上で頭部（頚椎部）を一側に回旋，または前・後屈させることによって生じる持続的な姿位の変化のこと（『最新医学大辞典』より）。

# 9章

#1 **色素欠乏症（albinism）：**
メラニン産生異常により，皮膚・毛髪・眼の，あるいは眼のみの色素が欠乏または欠損する遺伝的（通常は常染色体劣性遺伝）疾患群（『ステッドマン医学大辞典』による）。

#2 **N-methyl-D-aspartate 受容体（NMDA receptors）：**
グルタミン酸受容体の1型。興奮性神経伝達に関与し，N‐メチル‐D‐アスパラギン酸と結合する。Huntington 病の患者でみられる細胞障害に特に関与している可能性がある（『ステッドマン医学大辞典』による）。

#3 **プロテオグリカン（proteoglycan）：**
共有結合型錯体の蛋白鎖に結合したグリコアミノグリカン（ムコ多糖類）。結合組織の細胞外基質においてみられる（『ステッドマン医学大辞典』による）。

#4 **低酸素性虚血性脳症（hypoxic-ischaemic encephalopathy：HIE）**
新生児仮死に陥った結果，低酸素と虚血に基づく脳細胞の障害が起こった状態のこと。意識障害，筋緊張低下，痙攣，反射の異常などの症状を認める。軽症では後遺症はない場合が多いが，重症では治療にもかかわらず死亡してしまうことや，重度の障害を残してしまうことがある。

#5 **フェニールケトン尿症（phenylketonuria）：**
遺伝的な酵素欠陥のため，アミノ酸の一種であるフェニルアラニンが分解できない。フェニルアラニンおよびその代謝産物の蓄積を起こして脳に障害をもたらし，重篤な精神発達遅滞，しばしばてんかん発作がみられ，髄鞘形成遅延など他の神経学的異常，および皮膚の低色素症，湿疹にかかりやすいメラニン生成欠損をともなう（『ステッドマン医学大辞典』による）。

# 訳書注

## 2章

**＊1**
OKN は滑らかな追視と急速な眼球運動の2つのフェーズからなる。

**＊2　バージェンス（vergence）：**
両眼視を維持するために，刺激の奥行き方向の位置に応じて生じる，左右の眼球運動のこと。正確には，両眼の鼻側への回旋運動を輻輳（convergence）と呼び，こめかみ側への運動を開散（divergence）と呼んで区別する。この両者をあわせた総称がバージェンス（vergence）であり，この語と正確に対応する日本語の単語は存在しない。しばしば簡便的に vergence を「輻輳」と訳す場合があるが，ここではすべてバージェンスとした。

**＊3　視差（disparity）：**
両眼立体視の基礎となる左右の眼に入っている像の違い。本来は網膜像差とするのが正確であるが，ここでは簡便的かつ広く用いられている訳語である「視差」を用いた。

**＊4　眼位（aligment）：**
バージェンスの結果生じた2つの眼球と刺激の位置関係のこと。

**＊5　馴化ー脱馴化：**
厳密な行動主義的定義に従えば，視覚刺激の変更による注視時間の回復を，脱馴化（dishabituation）と呼ぶのは正しくはない。しかし，一般に乳児の知覚・認知実験においては，こうした注視時間の回復を「脱馴化」と呼ぶ場合が多い。ここではこの簡便的な用法に従って，「dishabituation」を「脱馴化」と訳した。

**＊6　情報処理モデル：**
早い habituation は複雑な処理を行なっているとするモデル。

**＊7　スイープ（sweep）：**
1回の脳波による電気活動。

## 4章

**＊1　プレリーチング：**
リーチングが完成する前の発達的段階における，未熟なリーチング運動のこと。

## 5章

**＊1　色収差（chromatic aberration）：**
レンズなどによって結像する場合，光の波長によって屈折率が異なる。これにより生じる像のズレのこと。

**＊2　AC/A 比（accommodative convergence ratio）：**
輻輳は，様々な要因によって駆動されているが，その中でも主に調節を行なう際に生じる輻輳のことを，accommodative convergence と呼ぶ。例えば，片目で何らかの対象に焦点をあわせて調節を行なうと，それにともなって眼球が動き輻輳が生じる。AC/A 比とは，この accommodative convergence（調節にともなう輻輳の程度，Δ：プリズムジオプトリー，1m 離れて 1cm ずれるプリズムは 1Δ）を

accommodation（調節の程度，D：ディオプター，レンズの焦点距離の逆数）で割った値で，輻輳と調節の連動をみる指標である。通常 2 ～ 6 Δ /D が正常値。この値が高いということは，調節をほんの少し働かせるだけで，大きく輻輳が生じてしまい，眼球が過剰に内側を向くということを意味する。

＊3
乱視の記述は，一般に，レンズを 1 個のラグビーボールの面のようなものと仮定して記述される。例えばここでは，垂直軸においては急な 4D の経線，水平軸においてはゆるやかな 2D の経線があることになり，寝かせたラグビーボールのような状態となっている。一般には最も急峻な経線を基準に，最も緩やかな経線を記述する方法と，その逆に後者を基準に前者を記述する方法の 2 つがある（いずれの場合も，2 つの経線は直交している）。このとき，基準となる経線の D（ディオプター）を，球面成分 (sphere component) とよび，直交する経線と基準との差分を D で表したものを円柱成分 (cylindrical component) とよぶ。さらに，基準となる経線が，軸としてどの程度傾いているかを表す角度（axis）とあわせて，3 つの値を用いて乱視を記述する。ただしここで著者は，通常の方法のように，最小もしくは最大の D をもつ経線を基準とするのではなく，最大値と最小値の平均の D を基準とし，そこからのズレをもって乱視の状態を記述している。

### 6章

＊1　トリタンチャンネル（tritan channel）：
「第三チャンネル」との訳も可能であるが，ここではすべて「トリタンチャンネル」とした。本文の説明にあるように，S 錐体の情報を基本とした，S と（L + M）の比から色を識別するチャンネルのこと。基本的には，青とその反対色の黄色を弁別するためには，このチャンネルが機能していなければならない。例えば S 錐体にある視物質が遺伝的変異などの理由により発現していない場合，私たちは青と黄色の弁別が難しくなる。このような状態を第 3 色盲（tritanopia）もしくは第 3 色弱（tritanomalia, tritanomaly）と呼び，緑と赤が弁別しにくい第 1 色盲（L 錐体における変異 protan）や第 2 色盲（M 錐体における変異 deutan）と区別して用いる。

＊2　トリタン刺激（tritan stimuli）：
トリタンチャンネルによって弁別される色刺激セットのこと。主に青と黄色を指す。

＊3
方向の切り替わりでは，まったく異なるドットをうち直したということ。

### 9章

＊1　健眼遮蔽（occlusion therapy）：
一方の眼が弱視などの場合，健常な眼を一定期間眼帯などで覆うことによって，両眼の視力発達を促す治療方法のこと。

＊2　不同視（anisometropia）：
屈折異常などにより，左目と右目の屈折度が異なった状態。

＊3
5 章の＊3 を参照のこと。

# 引用文献

Adams, R. J., Maurer, D., and Cashin, H. A. (1990). The influence of stimulus size on newborns' discrimination of chromatic from achromatic stimuli. *Vision Research*, 30, 2023–2030.

Adelson, E. H. and Bergen, J. R. (1985). Spatiotemporal energy models for the perception of motion. *Journal of the Optical Society of America*, A2, 284–299.

Allen, D., Banks, M. S., and Schefrin, B. (1988). Chromatic discrimination in human infants, a re-examination. *Investigative Ophthalmology and Visual Science (Suppl.)* 29, 25.

Allen, D., Banks, M. S., Norcia, A. M., and Shannon, L. (1993). Does chromatic sensitivity develop more slowly than luminance sensitivity? *Vision Research*, 33, 2553–2562.

Allport, A. (1989). Visual attention. In M. I. Posner (Ed.), *Foundations of cognitive science*, pp. 631–682. Cambridge, MA: MIT Press.

Anker, S., Atkinson, J., and MacIntyre, A. M. (1989). The use of the Cambridge Crowding Cards in preschool vision screening programmes, ophthalmic clinics and assessment of children with multiple disabilities. *Ophthalmic and Physiological Optics*, 9, 470.

Anker, S., Atkinson, J., Braddick, O., Ehrlich, D., Wade, J., and Weeks, F. (1995). Screening for strabismus and refractive errors in the Cambridge Health District, a comparison between cycloplegic and non-cycloplegic techniques: First results. *Strabismus*, 3, 191.

Anstis, S. M. and Cavanagh, P. (1983). A minimum motion technique for judging equiluminance. In J. D. Mollon and L. T. Sharp (Eds), *Color vision: physiology and psychophysics*. London: Academic Press.

Apkarian, P. (1996). Chiasmal crossing defects in disorders of binocular vision. *Eye*, 10, 222–231.

Appelle, S. (1972). Perception and discrimination as a function of stimulus orientation: the 'oblique effect' in man and animals. *Psychological Bulletin*, 78, 266–278.

Arbib, M. A. (1985). Schemas for the temporal organization of behaviour. *Human Neurobiology*, 4, 63–72.

Archer, S. M. (1993). Detection and treatment of congenital esotropia. In K. Simons (Ed.), *Early visual development: normal and abnormal*, pp. 349–363. New York: Oxford University Press

Aslin, R. N. (1981). Development of smooth pursuit in human infants. In D. F. Fisher, R. A. Monty, and J. W. Senders (Eds), *Eye movements: cognition and visual perception*, pp. 31–52. Hillsdale, NJ: Lawrence Erlbaum Associates.

Aslin, R. N. (1993). Infant accommodation and convergence. In K. Simons (Ed.), *Early visual development: normal and abnormal*, pp. 30–38. New York: Oxford University Press.

Aslin R. N. and Jackson, R. W. (1979). Accommodative-convergence in young infants. *Canadian Journal of Psychology*, 33, 1671–1678.

Aslin, R. N. and Salapatek, P. (1975). Saccadic localization of targets by the very young human infant. *Perception and Psychophysics*, 17, 293–302.

Aslin, R. N., Shea, S. L., and Metz, H. S. (1990). Use of the Canon R-1 autorefractor to measure refractive errors and accommodative responses in human infants. *Clinical Vision Science*, 5, 61–70.

Atkinson, J. (1984). Human visual development over the first six months of life. A review and a hypothesis. *Human Neurobiology*, 3, 61–74.

Atkinson, J. (1979). Development of optokinetic nystagmus in the human infant and monkey infant: an analogue to development in kittens. In R. D. Freeman (Ed.), *Developmental neurobiology of vision*, pp. 277–288. NATO Advanced Study Institute Series. New York: Plenum Press.

Atkinson, J. (1989). New tests of vision screening and assessment in infants and young children. In J. H. French, S. Harel, and P. Casaer (Eds), *Child neurology and developmental disabilities* (pp. 219–227). Baltimore: Paul H Brookes Publishing Co.

Atkinson, J. (1991). Review of human visual development: crowding and dyslexia. In J. F. Stein (Ed.), *Vision and visual dyslexia*. Vol. 13, *Vision and visual dysfunction* (pp. 44–57). London: MacMillan Press.

Atkinson, J. (1992). Early visual development: differential functioning of parvocellular and magnocellular pathways. *Eye*, 6, 129–135.

Atkinson, J. (1993). Infant vision screening: prediction and prevention of strabismus and amblyopia from refractive screening in the Cambridge photorefraction programme. In K. Simons (Ed.), *Early visual development: normal and abnormal* (pp. 335–348). New York: Oxford University Press.

Atkinson, J. (1996). Issues in infant vision screening and assessment. In F. Vital-Durand, O. Braddick, and J. Atkinson (Eds), *Infant Vision*, pp. 135–152. Oxford University Press.

Atkinson, J. and Braddick, O. J. (1976). Stereoscopic discrimination in infants. *Perception*, 5, 29–38.

Atkinson, J. and Braddick, O. J. (1981a). Acuity, contrast sensitivity and accommodation in infancy. In R. N. Aslin, J. R. Alberts, and M. R. Petersen (Eds), *The development of perception* Vol. 2 (pp. 245–278). New York: Academic Press.

Atkinson, J. and Braddick, O. J. (1981b). Development of optokinetic nystagmus in infants: an indicator of cortical binocularity? In D. F. Fisher, R. A. Monty, and J. W. Senders (Eds), *Eye movements: cognition and visual perception*, pp. 53–66. Hillsdale, NJ: Lawrence Erlbaum Associates.

Atkinson, J. and Braddick, O. J. (1985). Early development of the control of visual attention, *Perception*, 14, A25.

Atkinson, J. and Braddick, O. J. (1986). Population vision screening and individual visual assessment. *Documenta Ophthalmologica Proceedings Series*, 45, 376–391.

Atkinson, J. and Braddick, O. (1989). Newborn contrast sensitivity measures: do VEP, OKN and FPL reveal differential development of cortical and subcortical streams? *Investigative Ophthalmology and Visual Science (Suppl.)*, 30, 311.

引用文献

Atkinson, J. and Braddick, O. J. (1993). Visual segmentation of oriented textures by infants. *Behavioural Brain Research*, 49, 123–131.

Atkinson, J. and Braddick, O. (1998). Research methods in infant vision. In J. G. Robson and R. H. S. Carpenter (Eds), *Vision research: a practical approach*, pp. 161–186. Oxford University Press.

Atkinson, J. and French, J. (1983). Reaching for rattles: a preliminary study of contrast sensitivity in 7–10 month old infants. *Perception*, 12, A20.

Atkinson, J. and Hood, B. (1997). Development of visual attention. In J. A. Burack and J. T. Enns (Eds), *Attention, Development, and Psychopathology*, pp. 31–54: New York. The Guildford Press.

Atkinson, J. and Van Hof-van Duin, J. (1993). Assessment of normal and abnormal vision during the first years of life. In A. Fielder and M. Bax (Eds), *Management of visual handicap in childhood*, pp. 9–29. London: Mac Keith Press.

Atkinson, J., Braddick, O. J., and Braddick, F. (1974). Acuity and contrast sensitivity of infant vision. *Nature*, 247, 403–404.

Atkinson, J., Braddick O. J., and French, J. (1979). Contrast sensitivity of the human neonate measured by the visual evoked potential. *Investigative Ophthalmology and Visual Science*, 18, 210–213.

Atkinson, J., Braddick, O. J., and French, J. (1980). Infant astigmatism: Its disappearance with age. *Vision Research*, 20, 891–893.

Atkinson, J., Braddick, O. J., and Pimm-Smith, E. (1982). 'Preferential looking' for monocular and binocular acuity testing of infants. *British Journal of Ophthalmology*, 66, 264–268.

Atkinson, J., Pimm-Smith, E., Evans C., and Braddick, O. J. (1983). The effects of screen size and eccentricity on acuity estimates in infants using preferential looking, *Vision Research*, 23, 1479–1483.

Atkinson, J., Braddick, O. J., Durden, K., Watson, P. G., and Atkinson, S. (1984), Screening for refractive errors in 6–9 month old infants by photorefraction. *British Journal of Ophthalmology*, 68, 105–112.

Atkinson, J., Pimm-Smith, E., Evans, C., Harding, G., and Braddick, O. J. (1986*a*). Visual crowding in young children. *Documenta Ophthalmologica Proceedings Series*, 45, 201–213.

Atkinson, J., Hood, B., Wattam-Bell, J., Anker, S., and Tricklebank, J. (1988*b*) Development of orientation discrimination in infancy. *Perception,* 17, 587–595.

Atkinson, J., Wattam-Bell, J., and Braddick, O. J. (1986*b*). Infants' development of sensitivity to pattern 'textons'. *Investigative Ophthalmology and Visual Science (Suppl.)*, 27, 265.

Atkinson, J., Anker, S., Evans, C., and McIntyre, A. (1987). The Cambridge Crowding Cards for preschool visual acuity testing. In *Transactions of the 6th International Orthoptic Congress*, Harrogate, UK.

Atkinson, J., Anker, S., Evans, C., Hall, R., and Pimm-Smith, E. (1988*a*). Visual acuity testing of young children with the Cambridge Crowding Cards at 3 and 6 metres. *Acta Ophthalmologica*, 66, 505–508.

Atkinson, J., Hood, B., Braddick, O. J., and Wattam-Bell, J. (1988*b*). Infants' control of fixation shifts with single and competing targets: mechanisms of

*251*

shifting attention. *Perception,* 17, 367–368.
Atkinson, J., Braddick, O. J., Weeks, F., and Hood, B. (1990). Spatial and temporal tuning of infants' orientation-specific responses. *Perception,* 19, 371.
Atkinson, J., Braddick, O. J., Anker, S., Hood, B., Wattam-Bell, J., Weeks, F., Rennie J., and Coughtrey, H. (1991) Visual development in the VLBW infant. *Transactions of the 3rd Meeting of the Child Vision Research Society.* Rotterdam.
Atkinson, J., Hood, B., Wattam-Bell J., and Braddick, O. J. (1992*a*). Changes in infants' ability to switch visual attention in the first three months of life. *Perception,* 21, 643–653.
Atkinson, J., Weeks, F., Anker S., and Braddick, O. J. (1992*b*). Plasticity of orientation-selective cortical mechanisms in human infants. *Investigative Ophthalmology and Visual Science (Suppl.),* 33, 1257.
Atkinson, J., King, J., Braddick, O., Noakes, L., Anker, S., and Braddick, F. (1997). A specific deficit of dorsal stream function in Williams Syndrome. *NeuroReport,* 8, 1919–1922.
Atkinson, J., Anker, S., Ehrlich, D.,Braddick, O., Rae, S., Weeks, F., and Macpherson, J. (1995). The second Cambridge infant population screening programme using videorefraction without cycloplegia. *Strabismus,* 3, 191.
Atkinson, J., Braddick, O. J., Bobier, W., Anker, S., Ehrlich, D., King, J., Watson, P. G., and Moore, A. T. (1996). Two infant vision screening programmes: prediction and prevention of strabismus and amblyopia from photo- and videorefractive screening. *Eye,* 10, 189–198.
Atkinson, J., Braddick, O., Lin, M. H., Curran, W., Guzzetta, A., and Cioni, G. (1999). Form and motion coherence: is there a dorsal stream vulnerability in development? *Investigative Ophthalmology and Visual Science,* 40(4), S395.
Badcock, D. R. (1990). Phase- or energy-based face discrimination: Some problems. *Journal of Experimental Psychology: Human Perception and Performance,* 16, 217–220.
Baddeley, A. D. and Hitch, G. (1974). Working memory. In Bower G.H. (Ed.), *The Psychology of Learning and Motivation,* 8, 47–90
Baker, C. L., Hess, R. F., and Zihl, J. (1991). Residual motion perception in a 'motion-blind' patient, assessed with limited-lifetime random dot stimuli. *Journal of Neuroscience,* 11, 454–461.
Baldwin, W. (1990). Refractive status of infants and children. In *Principles and practice of pediatric ophthalmology,* Chapter 6. Philadelphia: Lippincott.
Banks, M. S. (1980). The development of visual accommodation during early infancy. *Child Development,* 51, 646–666.
Banks, M. S. and Bennett, P. J. (1988). Optical and photoreceptor immaturities limit the spatial and chromatic vision of human neonates. *Journal of the Optical Society of America,* A5, 2059–2079.
Baylis, G. C., Rolls, E. T., and Leonard, C. M. (1985). Selectivity between faces in the responses of a population of neurons in the cortex in the superior temporal sulcus of the monkey. *Brain Research,* 342, 91–102.
Beck, J. (1966). Effect of orientation and shape similarity on perceptual grouping. *Perception and Psychophysics,* 1, 300–2.
Bellugi, U., Sabo, H., and Vaid, J. (1988). Spatial deficits in children with Williams

引用文献

syndrome. In J. Stiles-Davis, M. Kritchevsky, and U. Bellugi (Eds), *Spatial cognition: brain bases and development*, pp. 273–298. Hillsdale NJ: Lawrence Erlbaum.

Bellugi, U., Bihrle ,A., Trauner, D., Jernigan, T., and Doherty, S. (1990). Neuropsychological, neurological, and neuroanatomical profile of Williams syndrome children. *American Journal of Medical Genetics (Suppl.)*, 6, 115–125.

Berns, G. S., Dayan P., and Sejnowski, T. J. (1993). A correlational model for the development of disparity selectivity in visual-cortex that depends on prenatal and postnatal phases. *Proceedings of the National Academy of Sciences of the USA*, 90, 8277–8281.

Bertenthal, B. I. (1993). Infants' perception of biomechanical motion: Intrinsic image and knowledge-based constraints. In C. Granrud (Ed.), *Visual perception and cognition in infancy: Carnegie-Mellon symposia on cognition* (pp. 175–214). Hillsdale, NJ: Lawrence Erlbaum Associates.

Bertenthal, B. I., Proffitt, D. R., and Cutting, J. E. (1984). Infant sensitivity to figural coherence in biomechanical motions. *Journal of Experimental Child Psychology*, 37, 213–230.

Bertenthal, B. I., Proffitt, D. R., and Kramer, S. J. (1987). Perception of biomechanical motions by infants: Implementation of various processing constraints. *Journal of Experimental Psychology; Human Perception and Performance.* 13, 577–585.

Berthoz, A. (1996). Neural basis of decision in perception and the control of movement. In A. R. Damasio, H. Damasio, and Y. Christen (Eds), *Neurobiology of decision making*. Berlin: Springer-Verlag.

Birch, E. (1993). Stereopsis in infants and its developmental relation to visual acuity. In K. Simons (Ed.), *Early visual development: normal and abnormal*. New York: Oxford University Press.

Birch, E. E. and Stager, D. R. (1985). Monocular acuity and stereopsis in infantile esotropia. *Investigative Ophthalmology and Visual Science*, 26, 1624–1630.

Birch, E. E., Gwiazda, J., and Held, R. (1982). Stereoacuity development for crossed and uncrossed disparities in human infants. *Vision Research*, 22, 507–513.

Birch, E. E., Gwiazda, J., and Held, R. (1983). The development of vergence does not account for the development of stereopsis. *Perception*, 12, 331–336.

Birch, E. E., Stager, D. R., and Wright, W. W. (1986). Grating acuity development after early surgery for congenital unilateral cataract. *Archives of Ophthalmology*, 104, 1783–1787.

Bishop, D. V. M. (1990). *Handedness and Developmental Disorder*. Hove, UK: Lawrence Erlbaum.

Blakemore, C. and Cooper, G. (1970) Development of the brain depends on the visual environment. *Nature*, 228, 477–478.

Blakemore, C. and Vital-Durand, F. (1986). Organization and postnatal development of the monkey's lateral geniculate nucleus. *Journal of Physiology. (London)*, 380, 453–491.

Boothe, R. G. (1996). Visual development following treatment of a unilateral infantile cataract. In F. Vital-Durand, O. Braddick, and J. Atkinson (Eds), *Infant vision* (pp. 401–412). Oxford University Press.

Bornstein, M. H. (1985). Habituation of attention as a measure of visual information processing in human infants: Summary, systematization, and synthesis. In G. Gottlieb and N. Krasnegor (Eds), *Measurement of audition and vision in the first year of life.* 253–300. Norwood NJ: Ablex.

Bornstein, M. H. (1998). Stability in mental development from early life: methods, measures, models, meanings and myths. In G. Butterworth and F. Simion (Eds), *The development of sensory, motor and cognitive capacities in early infancy: from perception to cognition*, pp. 301–332. Hove, UK: Erlbaum and London: Taylor and Francis.

Bornstein, M. H. and Benasich, A. A. (1986). Infant habituation: assessments of short-term reliability and individual differences at five months. *Child Development*, 57, 87–99.

Bornstein, M. H. and Ludemann, P. L. (1989). Habituation at home. *Infant Behavioural Development*, 12, 525–529.

Bornstein, M. H., Pecheux, M.-G., and Lecuyer, R. (1988). Visual habituation in human infants: Development and rearing circumstances. *Psychological Research*, 50, 130–133.

Boussaoud, D., Ungerleider, L. G., and Desimone, R. (1990). Pathways for motion analysis: cortical connections of the medial superior temporal and fundus of the superior temporal visual areas in the macaque. *Journal of Comparative Neurology*, 296, 462–495.

Bower T. G. R. (1974). *Development in Infancy*. San Francisco: Freeman.

Bower, T. G. R. (1972). Object perception in infants. *Perception*, 1, 15–30.

Bower, T. G. R. (1976). Repetitive processes in child development. *Scientific American*, 235, 38–47.

Bower, T. G. R., Broughton, J. M., and Moore, M. K. (1970). The demonstration of intention in the reaching behaviour of neonate humans. *Nature*, 228: 670–681.

Boynton, R. (1979). *Human color vision*. New York: Holt, Rinehart Winston.

Braddick, O. J. (1993). Orientation- and motion-selective mechanisms in infants. In K. Simons (Ed.), *Early visual development: normal and abnormal* (pp. 163–177). New York: Oxford University Press.

Braddick, O. (1996a). Binocularity in infancy. *Eye*, 10, 182–188.

Braddick, O. and Atkinson, J. (1984) Photorefractive techniques: Applications in testing infants and young children. *Transactions of the British College of Ophthalmic Opticians (Optometrists) First International Congress*, 2, 26–34.

Braddick, O. J. and Atkinson, J. (1988). Sensory selectivity, attentional control, and cross-channel integration in early visual development. In A. Yonas (Ed.), *20th Minnesota symposium on child psychology*, pp. 105–143. Hillsdale, NJ: Lawrence Erlbaum.

Braddick, O. J. and Atkinson, J. (1995). Visual and visuo-spatial development in young Williams syndrome children. *Investigative Ophthalmology and Visual Science (Suppl.)*, 36, S954.

Braddick, O. J., Atkinson, J., French, J., and Howland, H. C. (1979). A photorefractive study of infant accommodation. *Vision Research*, 19, 1319–1330.

Braddick, O. J., Atkinson, J., Julesz, B., Kropfl, W., Bodis-Wollner, I., and Raab, E.

(1980). Cortical binocularity in infants. *Nature*, **288**, 363–65.
Braddick, O. J., Wattam-Bell, J., Day, and Atkinson, J. (1983). The onset of binocular function in human infants. *Human Neurobiology,* **2**, 65–69.
Braddick, O. J., Wattam-Bell, J., and Atkinson, J. (1986*a*). Orientation-specific cortical responses develop in early infancy. *Nature*, **320**, 617–619.
Braddick, O. J., Atkinson, J., and Wattam-Bell, J. (1986*b*). Development of the discrimination of spatial phase in infancy. *Vision Research*, **26**, 1223–1239.
Braddick, O. J., Atkinson, J., Wattam-Bell, J., Anker, S., and Norris, V. (1988). Videorefractive screening of accommodative performance in infants. *Investigative Ophthalmology and Visual Science (Suppl.)*, **29**, 60.
Braddick, O. J., Atkinson J., and Wattam-Bell, J. (1989). Development of visual cortical selectivity: binocularity, orientation, and direction of motion. In C. von Euler (Ed.), *Neurobiology of early infant behaviour* (pp. 165–172). Wenner-Gren Symposium Series, Macmillan, London.
Braddick, O., Atkinson, J., Hood, B., Harkness, W., Jackson, G., Vargha-Khadem, F. (1992). Possible blindsight in babies lacking one cerebral hemisphere. *Nature*, **360**, 461–463.
Braddick, O., Atkinson J., and Wattam-Bell, J. (1993). Infants' sensitivity to second order motion. *Strabismus*, **1**, 212.
Braddick, O. Atkinson J., and Hood, B. (1996*a*). Monocular vs binocular control of infants' reaching. *Investigative Ophthalmology and Visual Science*, **37**, S290.
Braddick, O., Atkinson, J., and Hood, B. (1996*b*). Striate cortex, extrastriate cortex, and colliculus: some new approaches. In F. Vital-Durand, O. Braddick, and J. Atkinson (Eds), *Infant vision*, pp. 203–220. Oxford University Press.
Braddick, O. J., Hartley, T., O'Brien, Atkinson, J. Wattam-Bell, J., and Turner, R. (1998*a*). Brain areas differentially activated by coherent visual motion and dynamic noise. *NeuroImage*, 7, S322.
Braddick, O., Mercuri, E., Atkinson, J., and Wattam-Bell, J. (1998*b*). Basis of the naso-temporal asymmetry in infants' VEPs to grating displacements. *Investigative Ophthalmology and Visual Science,* **39**, S884.
Bremmer, F., Duhamel, J. -R., Ben Hamed, S., Graf, W. (1997). The representation of movement in near extra-personal space in the macaque ventral intraparietal area (VIP). In P. Thier and H.-O. Karnath (Eds) *Parietal lobe contributions to orientation in 3D space* (pp. 255–270). Heidelberg: Springer-Verlag.
Britten, K. H., Shadlen, M. N., Newsome, W. T., and Movshon, J. A. (1992). The analysis of visual motion: A comparison of neuronal and psychophysical performance. *Journal of Neuroscience*, **12**, 4745–4765.
Broadbent, D. E. (1958). *Perception and Communication*. London: The Scientific Book Guild.
Bronson, G. W. (1974). The postnatal growth of visual capacity. *Child Development*, **45**, 873–890.
Bronson, G. W. (1990). Changes in infants visual scanning across the 2- to 14-week period. *Journal of Experimental Child Psychology*, **49**, 101–125.
Brookman, K. E. (1983). Ocular accommodation in human infants. *American Journal of Optometry and Physiological in Optics*, **60**, 91–99.

Brown, A. M. (1990). Development of visual sensitivity to light and color vision in human infants: A critical review. *Vision Research*, 30, 1159–1188.

Brown, A., Lindsey, D., McSweeney, E., and Walters, M. (1995). Infant luminance and chromatic contrast sensitivity: OKN data on 3-month olds. *Vision Research*, 35, 3145–3160.

Bruner, J. S. (1969). On voluntary action and its hierarchical structure. *International Journal of Psychology*, 4, 239–255.

Bruner, J. S. and Klossowski, B. (1972). Visually preadapted constituents of manipulatory action. *Perception*, 1, 3–14.

Bushnell, E. W., McKenzie, B. E., Lawrence, D. A., and Connell, S. (1995). The spatial coding strategies of ony-year-old infants in a locomotor search task. *Child Development*, 66, 937–958.

Bushnell, I. W. R. (1979). Modification of the externality effect in young infants. *Journal of Experimental Child Psychology*, 28, 211–229.

Bushnell, I. W. R. (1982). Discrimination of faces by young infants. *Journal of Experimental Child Psychology,* 33, 298–308.

Bushnell, I. W. R., Sai, F., and Mullin, J. T. (1989). Neonatal recognition of the mother's face. *British Journal of Developmental Psychology*, 7, 3–15.

Butterworth, G., Verweij, E., and Hopkins, B. (1997). The development of prehension in infants: Halverson revisited. *British Journal of Developmental Psychology*, 15, 223–236.

Cajal, S. R. (1909). Histologie du système nerveux de l'homme et des vertébrés. Paris: Maloine.

Campbell, F. W., and Robinson, J. G. (1968). Applications of Fourier analysis to the visibility of gratings. *Journal of Physiology*, 197, 551–566.

Caron, A. J. and Caron, R. F. (1969). Degree of stimulus complexity and habituation of visual fixation in infants. *Psychonomic Science*, 14, 78–79.

Cavanagh, P. and Mather, G. (1989). Motion: the long and the short of it. *Spatial Vision*, 4, 103–29.

Charles, S. J. and Moore, A. T. (1992). Results of early surgery for infantile esotropia in normal and neurologically impaired infants. *Eye*, 6, 603–6.

Christensen, A. M. and Wallman, J. (1991). Evidence that increased scleral growth underlies visual deprivation myopia in chicks. *Investigative Ophthalmology and Visual Science*, 32, 2143–50.

Chubb, C. and Sperling, G. (1988). Drift-balanced random stimuli: a general basis for studying non-Fourier motion perception. *Journal of the Optical Society of America A*, 5, 1986–2007.

Chung, S. C. and Dowling, J. E. (1997). Isolation and characterization of a motion sensitive-defective mutant in zebrafish. *Investigative Ophthalmology and Visual Science*, 38, 2888.

Clavadetscher, J. E., Brown, A. M., Ankrum, C., and Teller, D. Y. (1988). Spectral sensitivity and chromatic discriminations in 3- and 7-week-old human infants. *Journal of the Optical Society of America A*, 5, 2093–2105.

Colby, C. L., Duhamel, J. R., and Goldberg, M. E. (1993). Ventral intraparietal area of the macaque: anatomic location and visual response properties. *Journal of*

*Neurophysiology*, 69, 902–914.

Cornelissen, P., Richardson, A., Mason, A., Fowler, S., and Stein, J. (1995). Contrast sensitivity and coherent motion detection measured at photopic luminance levels in dyslexics and controls. *Vision Research*, 35, 1483–1494.

Craik, K. J. W. (1966). In *The nature of psychology*, Sherwood S. L. (Ed.), Cambridge: Cambridge university Press.

Crair, M. C., Gillespie, D. C., and Stryker, M. P. (1998). The role of visual experience in the development of columns in cat visual cortex. *Science*, 279, 566–570.

Cowey, A. (1994). Cortical visual areas and the neurobiology of higher visual processes. In M. J. Farah and G. Ratcliff (Eds), *The neuropsychology of high-level vision*, pp. 3–31. Hillsdale, NJ: Lawrence Erlbaum.

Crick, F. and Koch, C. (1998). Constraints on cortical and thalamic projections: the no-strong-loops hypothesis. *Nature*, 391, 245–250.

Crognale, M. A., Kelly, J. P., Crognale, S., Weiss, A., Teller, D. Y. (1997). Longitudinal development of the chromatic onset VEP in infants. In: *Fourteenth symposium of the international research group on colour vision deficiencies*. Ghent.

Curran, W., Braddick, O., Atkinson, J., Wattam-Bell, J., and Andrew, R. (1998). Development of illusory contour perception in infants. *Investigative Ophthalmology and Visual Science*, 39, S884.

Curran, W., Braddick, O. J., Atkinson, J., Wattam-Bell, J., and Andrew, R. (1999). Development of illusory-contour perception in infants. *Perception*, 28, 527–538.

Cutting, J. E. (1986). *Perception with an eye for motion*. Cambridge, MA: MIT Press.

Damasio, A. R. and Benton, A. L. (1979). Impairment of hand movements under visual guidance. *Neurology*, 29, 170–178.

Daw, N. W. (1995). *Visual development*. New York: Plenum Press

Daw, N. W. and Wyatt, H. J. (1976). Kittens reared in a unidirectional environment: evidence for a critical period. *Journal of Physiology*, 257, 155–170.

De Renzi, E. (1982). *Disorders of space exploration and cognition*. New York: Wiley.

Deary, I. J., Carly, P. G., Eagan, V., and Wright, D. (1989). Visual and auditory inspection time: their interrelationship and correlations with IQ in high ability subjects. *Personality and Individual Differences*, 10, 525–533.

Derrington, A. M. and Lennie, P. (1982). The influence of temporal frequency and adaptation level on receptive-field organization of retinal ganglion-cells in cat. *Journal of Physiology*, 333, 343–366.

Desimone, R. (1991). Face-selective cells in the temporal cortex of monkeys. *Journal of Cognitive Neursoscience*, 3, 1–8.

Desimone, R. and Duncan, J. (1995). Neural mechanisms of selective attention. *Annual Review of Neuroscience*, 18, 193–222.

Diamond, A., Prevor, B., Callendar, G., and Druin, D. P. (1997). Prefrontal cortex cognitive deficits in children treated early and continuously for PKU. *Monographs of the Society for Research in Child Development*. 62, 1–207.

DiFranco, D., Muir, D. W., and Dodwell, P. C. (1978). Reaching in very young infants. *Perception*, 7, 385–392.

Dobson, V. (1976). Spectral sensitivity of the 2-month infant as measured by the visually evoked cortical potential. *Vision Research*, 16, 367–374.

Dobson, V. and Teller, D. Y. (1978). Visual acuity in human infants: a review and comparison of behavioral and electrophysiological studies. *Vision Research*, 18, 1469–1483.

Dobkins, K. R., Lia, B., and Teller, D. Y. (1993). Infant color vision: Temporal contrast sensitivity functions for chromatically-defined stimuli in 3-month-olds. *Vision Research*, 37, 1–18.

Downing, C. J. and Pinker, S. (1985). The spatial structure of visual attention. In Posner, M. I. and Marin, O. S. M. (Eds), *Attention and Performance XI*, Hillsdale, NJ: Erlbaum.

Duhamel, J. R., Bremmer, F., BenHamed, S., and Graf, W. (1997). Spatial invariance of visual receptive fields in parietal cortex neurons. *Nature*, 389, 845–848.

Duncan, J. (1996). Cooperating brain systems in selective perception and action. In *Attention and performance XVI*. Inui T. and McClelland J. L. (Eds), 549–578, Cambridge, MA: MIT Press.

Dziurawiec, S. and Ellis, H. D. (1986). Neonates' attention to face-like stimuli: Goren, Sarty and Wu (1975) revisited. *Annual Conference of the British Psychological Society Developmental Section, Exeter, September 1986*.

Eden, G. F., Vanmeter, J. W., Rumsey, J. M., Maisog, J. M., Woods, R. P., and Zeffiro, T. A. (1996). Abnormal processing of visual motion in dyslexia revealed by functional brain imaging. *Nature*, 382, 66–69.

Edwards, A. D., Wyatt, J. S., and Thoresen, M. (1998). Treatment of hypoxic-ischaemic brain damage by moderate hypothermia. *Archives of Disease in Childhood*, 78, F85–F88.

Ehrlich, D. L., Atkinson, J., Braddick, O. J., Bobier, W., and Durden, K. (1995). Reduction of infant myopia: A longitudinal cycloplegic study. *Vision Research*, 35, 1313–1324.

Ehrlich, D., Anker, S., Atkinson, J., Braddick, O. J., Weeks F., and Wade, J. (1996) Changes of infant refraction with age. *Investigative Ophthalmology and Visual Science*, 37, S730.

Ehrlich, D., Braddick, O. J., Atkinson, J., Weeks, F., Hartley, T., Anker, S., Wade, J., and Rudenski, A. (1997). Infant emmetropization analysed by refractive decomposition. *Investigative Opthalmology & Visual Science*, 38, S980.

Ewert, A. K., Morris, C. A., Atkinson, D., Jin, W. Sternes, K. Splallone, P., Stock, A. D., Leppert, M., and Keating, M. T. (1993). Hemizygosity at the elastin locus in a developmental disorder, Williams syndrome. *Nature Genetics*, 5, 11–16.

Eyre, J. A., Miller, S., and Ranesh, V. (1991). Constancy of central conduction delays during development in man: Investigation of motor and somatosensory pathways. *Journal of Physiology*, 434, 441–452.

Fantz, R. L., Ordy, J. M., and Udelf, M. S. (1962). Maturation of pattern vision in infants during the first six months. *Journal of Comparative and Physiological Psychology*, 55, 907–917.

Farah, M. J. (1994). Specialization within visual object recognition. In M. J. Farah and G. Ratcliff (eds.) *The neuropsychology of high-level vision* (pp. 133–146). Hillsdale, NJ: Lawrence Erlbaum.

Fielder, A. R., Foreman, N., Moseley, M., and Robinson, J. (1993). Prematurity and visual development. In K. Simons (Ed.), *Early visual development: normal and abnormal* (pp. 485–504). New York: Oxford University Press.

引用文献

Finlay, D. C. and Ivinski, A. (1984). Cardiac and visual responses to moving stimuli presented either successively or simultaneously to the central and peripheral visual fields. *Developmental Psychology*, 20, 29–36.
Fischer, B. (1986). The role of attention in the preparation of visually guided eye movements in monkey and man. *Psychological Research,* 48, 251–257.
Foreman, N., Fielder, A., Price, D., and Bowler, V. (1991). Tonic and phasic orientation in full-term and preterm infants. *Journal of Experimental Child Psychology*, 51, 407–422.
Forssberg, H., Kinoshita, H., Eliasson, A. C., Johanssen, R. S., Westling, G., and Gordon, A. M. (1991). Development of precision grip I. Basic co-ordination of forces. *Experimental Brain Research*, 90, 393–398.
Fox, R., Aslin, R. N., Shea, S. L., and Dumais, S. T. (1980). Stereopsis in human infants. *Science*, 207, 323–324.
Frangiskakis, J. M., Ewart, A. K., Morris, C. A., Mervis, C. B., Bertrand, J., Robinson, B. F., *et al.* (1996). LIM-kinase1 hemizygosity implicated in impaired visuospatial constructive cognition. *Cell*, 86, 59–69.
Friede, R. L. and Hu, K. H. (1967) Proximo-distal differences in myelin development in human optic fibres. *Zeitscchrift für Zellforschung*, 79, 259–264.
Gallant, J. L., Braun, J., and Van Essen D. C. (1993) Selectivity for polar, hyperbolic, and cartesian gratings in macaque visual-cortex. *Science*, 259, 100–103.
Garey, L. and De Courten, C. (1983). Structural development of the lateral geniculate nucleus and visual cortex in monkey and man. *Behavioural Brain Research*, 10, 3–15.
Gauthier, G. M., Vercher, J. L., Mussa-Ivaldi, F., and Marchetti, E. (1988). Oculomanual tracing of visual targets: control learning, co-ordination control and co-ordination model. *Experimental Brain Research*, 73, 127–137.
Gentillucci, M. and Rizzolatti, G. (1990). Cortical control of arm and hand movements. In M. A. Goodale (Ed.), *Vision and action*. pp. 147–162. NewYork: Ablex.
Ghim, H. (1990). Evidence for perceptual organization in infants: perception of subjective contours by young infants. *Infant Behavior and Development*, 13, 221–248.
Ghim, H. and Eimas, P. D. (1988). Global and local processing by 3- and 4-month-old infants. *Perception and Psychophysics*, 43, 165–171.
Gibson, J. J. (1950). *The perception of the visual world*. New York: Appleton-Century-Crofts.
Glickstein, M. and May, J. G. (1982). In: W. D. Neff (Ed.), *Contributions to sensory physiology* Vol. 7. New York: Academic Press.
Goren, C. C., Sarty, M., and Wu, P. Y. K. (1975). Visual following and visual discrimination of face-like stimuli by newborn infants. *Pediatrics*, 56, 544–549.
Granrud, C. E. (1986). Binocular vision and spatial perception in 4- and 5-month-old infants. *Journal of Experimental Psychology: Human Perception and Performance*, 12, 36–49.
Grosof, D., Shapley, R. M., and Hawken, M. J. (1993). Macaque V1 neurons can signal 'illusory' contours. *Nature*, 365, 550–552.

Grossberg, S. and Mingolla, E. (1985). Neural dynamics of form perception: Boundary completion, illusory figures, and neon color spreading. *Psychological Review*, 92, 173–211.

Guillery, R. W. (1996). The reasons for the loss of binocularity in albinism. *Eye*, 10, 217–221.

Gwiazda, J., Bauer, J., Thorn, F., and Held, R. (1986). Meridional amblyopia *does* result from astigmatism in early childhood. *Clinical Vision Sciences*, 1, 145–152.

Haddersalgra, M. and Prechtl, H. F. R. (1992). Developmental course of general movements in early infancy. 1. Descriptive analysis of change in form. *Early Human Development*, 28, 201–213.

de Haan, M., Johnson, M. H., and Maurer, D. (1998). Recognition of individual faces and average face prototypes by 1- and 30-month infants. *Developmental Cognitive Neuroscience Technical Report no. 98. 8:* Centre for Brain and Cognitive Development, Birkbeck College.

de Haan, M., Oliver, A., and Johnson, M. H. (in press). Spatial and temporal characteristics of electro-cortical activation in adults and infants viewing faces. *Journal of Neuroscience*.

Hainline, L. (1985). Oculomotor control in human infants. In R. Groner, G. W. McConkie, and C. Menz (Eds), *Eye movements and human information processing*, pp. 71–84. Elsevier-North Holland: Amsterdam.

Hainline, L. (1993). Conjugate eye movements of infants. In K. Simons (Ed.), *Early visual development: normal and abnormal*, pp. 47–79. New York: Oxford University Press.

Hainline, L. and Riddell, P. M. (1995). Binocular alignment and vergence in early infancy. *Vision Research*, 35, 3229–3236.

Hainline, L. and Riddell, P. (1996). Eye alignment and convergence in young infants. In F. Vital-Durand, O. Braddick, and J. Atkinson (Eds), *Infant vision*, pp. 221–248. Oxford University Press.

Hainline, L., Turkel, J., Abramov, I., Lemerise, E., and Harris, C. (1984). Characteristics of saccades in human infants. *Vision Research*, 24, 1771–1780.

Hainline, L., Riddell, P., Grose-Fifer, J., and Abramov, I. (1992). Development of accommodation and convergence in infancy. *Behavioural Brain Research*, 49, 33–50.

Haith, M. M., Bergman, T., and Moore, M. J. (1977). Eye contact and early scanning in early infancy. *Science*, 198, 853–855.

Halverson, H. M. (1937). Studies of grasping responses in early infancy. *Journal of Genetic Psychology*, 7, 34–63.

Hamer, R. D., Alexander, K. R., and Teller, D. Y. (1982). Rayleigh discriminations in young human infants. *Vision Research*, 22, 575–587.

Harris, L., Atkinson J., and Braddick, O. J. (1976). Visual contrast sensitivity of a 6-month infant measured by the evoked potential. *Nature*, 264, 570–571.

Harris, P. and MacFarlane, A. (1974). The growth of the effective visual field from birth to seven weeks. *Journal of Experimental Child Psychology*, 18, 340–348.

Hayhoe, M. and Land, M. (1999). Coordination of eye and hand movements in a normal visual environment. *Investigative Ophthalmology and Visual Science*, 40, S380.

Hein, A. and Held, R. (1967). Dissociation of the visual placing response into elicited and guided components. *Science*, 158, 190–192.

Held, R. (1979). Development of visual resolution. *Canadian Journal of Psychology*, 33, 213–221.

Held, R. (1993). Two stages in the development of binocular vision and eye alignment. In K. Simons (Ed.), *Early visual development: normal and abnormal*, 250–257. New York: Oxford University Press.

Held, R., Birch, E. E., and Gwiazda J. (1980). Stereoacuity of human infants. *Proceedings of the National Academy of Sciences of the USA*, 77, 5572–5574.

Hermer, L. and Spelke, E. S. (1994). A geometric process for spatial reorientation in young children. *Nature*, 370, 57–59.

Hermer, L. and Spelke, E. S. (1996). Modularity and development: The case of spatial reorientation. *Cognition*, 61, 195–232.

Hess, R. F., Campbell, F. W., and Greenhalgh, T. (1978). On the nature of the neural abnormality in human myoblopia: Neural abberations and neural sensitivity loss. *Pflügers Archiv Gesamte Physiologie*, 377 201–207.

von der Heydt, R. and Peterhans, E. (1989). Mechanisms of contour perception in monkey visual cortex. *Journal of Neuroscience*, 9, 1731–1748.

von der Heydt, R., Peterhans, E., and Baumgartner, M. (1984). Illusory contours and cortical neurone responses. *Science*, 224, 1260–1262.

Hickey, T. L. and Peduzzi, J. D. (1987). Structure and development of the visual system. In P. Salapatek and L. B. Cohen (Eds), *Handbook of infant perception* (pp. 1–42). New York: Academic Press.

Hirsch, H. and Spinelli, D. (1970). Visual experience modifies distribution of horizontally and vertically oriented receptive fields in cat. *Science*, 168, 869–871.

Hoffmann K-P (1981). Neuronal responses related to optokinetic nystagmus in the cat's nucleus of the optic tract. In A. Fuchs and W. Becker (Eds), *Progress in oculomotor research* (pp. 443–454). New York: Elsevier.

von Hofsten, C. (1979). Development of visually guided reaching: the approach phase. *Journal of Motor Behaviour*, 5, 160–178.

von Hofsten, C. (1982). Eye-hand coordination in newborns. *Developmental Psychology*, 18, 450–461.

von Hofsten, C. (1984). Developmental changes in the organization of pre-reaching. *Developmental Psychology*, 18, 450–461.

von Hofsten, C. (1991). Structuring of early reaching movements: a longitudinal study. *Journal of Motor Behaviour*, 23, 280–292.

von Hofsten, C. and Fazel-Dandy, S. (1984). Development of visually guided hand orientation in reaching. *Journal of Experimental Child Psychology*, 38, 208–219.

von Hofsten, C. and Ronqvist, L. (1988). Preparation for grasping an object: a developmental study. *Journal of Experimental Psychology: Human Perception and Performance*, 14, 610–621.

Hood, B. (1991). Development of visual selective attention in the human infant. PhD thesis, University of Cambridge.

Hood, B. (1993). Inhibition of return produced by covert shifts of visual attention in 6 month-old infants. *Infant Behaviour and Development*, 16, 255–264.

Hood, B. and Atkinson, J. (1990). Sensory visual loss and cognitive deficits in the selective attentional system of normal infants and neurologically impaired children. *Developmental Medicine and Child Neurology*, 32, 1067–1077.

Hood, B. and Atkinson, J. (1991). Shifting covert attention in infants. *Investigative Ophthalmology and Visual Science (Suppl.)*, 32, 965.

Hood, B. and Atkinson, J. (1993) Disengaging visual attention in the infant and adult. *Infant Behaviour and Development*, 16, 405–422.

Hood, B., Murray, L., King, F., Hooper, R., Atkinson, J., and Braddick, O. J. (1994). Longitudinal measures of habituation from birth to six months. *Infant Behaviour and Development*, 17, 715.

Horowitz, F. D., Paden, L., Bhana, K., and Self, P. (1972). An infant-controlled procedure for studying infant visual fixations. *Developmental Psychology*, 7, 90.

Horton, J. C. and Hedley-White, T. (1984). Mapping of cytochrome oxidase patches and ocular dominance columns in human visual cortex. *Philosophical Transactions of the Royal Society of London B*, 304, 252–272.

Howland, H. C. (1993). Early refractive development. In K. Simons (Ed.), *Early visual development: normal and abnormal*, pp. 5–31. New York: Oxford University Press.

Howland, H. C. and Howland, B. (1974). Photorefraction, a technique for the study of refractive state at a distance. *Journal of the Optical Society of America*, 64, 240–249.

Howland, H. C., Atkinson, J., Braddick, O. J., and French, J. (1978). Infant astigmatism measured by photorefraction. *Science*, 202, 331–333.

Howland, H. C., Braddick, O. J., Atkinson, J., and Howland, B. (1983). Optics of photorefraction: orthogonal and isotropic methods. *Journal of the Optical Society of America*, 73, 1701–1708.

Howland, H. C., Dobson, V., and Sayles, N. (1987). Accommodation in infants as measured by photorefraction. *Vision Research*, 27, 2141–2152.

Hubel, D. H. and Wiesel, T. N. (1977). Functional architecture of macaque monkey visual cortex. *Proceedings of the Royal Society of London B*, 198, 1–59.

Hung, L. F., Crawford, M. L. J., and Smith, E. L. (1995). Spectacle lenses alter eye growth and the refractive status of young monkeys. *Nature Medicine*, 1, 761–765.

Huttenlocher, P. R., de Courten, C., Garey, L. G., and van der Loos, H. (1982). Synaptogenesis in human visual cortex—evidence for synapse elimination during normal development. *Neuroscience Letters*, 33, 247–252.

Jacobs, D. S. and Blakemore, C. (1988). Factors limiting the postnatal development of visual acuity in the monkey. *Vision Research*, 28, 947–958.

Jeannerod, M. (1986). Mechanisms of visuomotor co-ordination. A study in normal and brain-damaged patients. *Neuropsychologia*, 24, 41–78.

Jeannerod, M. (1988). *The neural and behavioural organization of goal directed movements*. Oxford: Oxford University Press.

Jeannerod, M. (1997). *The cognitive neuroscience of action*. Oxford: Blackwell.

Jernigan, T. L., Bellugi, U., Sowell, E., Doherty, S., and Hesselink, J. R. (1993). Cerebral morphologic distinctions between Williams and Down syndromes. *Archives of Neurology*, 50, 186–191.

引用文献

Johansson, G. (1975). Visual motion perception. *Scientific American*, 232( 6), 76–88.
Johnson, C. A., Post, R. B., Chalupa, L. M., and Lee, T. J. (1982). Monocular deprivation in humans: a study of identical twins. *Investigative Ophthalmology and Visual Science*, 23, 135–140.
Johnson, M. H. (1990). Cortical maturation and the development of visual attention in early infancy. *Journal of Cognitive Neuroscience*, 2, 81–95.
Johnson, M. H. and Tucker, L. A. (1993). The ontogeny of covert visual attention: facilitatory and inhibitory effects. *Abstracts of the Society for Research in Child Development*, 9, 24.
Johnson, M. H., Posner, M. I., and Rothbart, M. K. (1991). Components of visual orienting in early infancy: contingency learning, anticipatory looking, and disengaging. *Journal of Cognitive Neuroscience*, 3, 336–344.
Johnson, S. P. (1998). Object perception and object knowledge in young infants: A view from studies of visual development. In A. Slater (ed.), *Perceptual Development: Visual, Auditory, and Speech Perception in Infancy*, pp. 211–239. Hove, England: Psychology Press.
Judge, S. J. (1996). How is binocularity maintained during convergence and divergence? *Eye*, 10, 172–176.
Julesz, B. (1981). Textons, the elements of texture perception, and their interactions. *Nature*, 290, 91–97.
Julesz, B., Kropfl, W., and Petrig, B. (1980). Large evoked potentials of dynamic random-dot correlograms and stereograms permit quick determination of stereopsis. *Proceedings of the National Academy of Sciences of the USA,* 77, 2348–2351.
Kanwisher, N., McDermott, J., and Chun, M. (1997). The fusiform face area: a module in human extrastriate cortex specialized for face perception. *Journal of Neuroscience*, 17, 4302–4311.
Kellman, P. J. and Arterberry, M. E. (1998). *The cradle of knowledge*. Cambridge, MA: MIT Press.
Kellman, P. J., Gleitman, H. and Spelke, E. S. (1987). Object and observer motion in the perception of objects by human infants. *Journal of Experimental Psychology, Human Perception and Performance*, 13, 586–593.
King, J. A. (1998). Visuomotor control in normal infants and children with Williams syndrome. PhD. thesis, University College London.
King, J. A., Atkinson, J., Braddick, O. J., Nokes, L., and Braddick, F. (1996). Target preference and movement kinematics reflect development of visuomotor modules in the reaching of human infants. *Investigative Ophthalmology and Visual Science*, 37, S526.
King, J. A., Newman, C., Atkinson, J., Braddick, O. J., Mason, A. J. S., and Curran, W. (1998). Preferential looking and preferential reaching in infants: neurobiological models of dorsal stream development. *Perception,* 27, S201.
Kiorpes, L. and Wallman, J. (1995). Does experimentally induced myopia cause hyperopia in monkeys? *Vision Research*, 35, 1289–1297.
Kleiner, K. A. (1987). Amplitude and phase spectra as indices of infants' pattern preferences. *Infant Behavior and Development*, 10, 49–59.
Koffka, K. (1935). *Principles of gestalt psychology*. New York: Harcourt, Brace and World.

Konczak, J. and Dichgans, J. (1997). The development towards stereotypic arm movements during reaching in the first three years of life. *Experimental Brain Research*, 117, 346–354.

Konczak, J. and Thelen, E. (1994). The dynamics of goal-directed reaching: a comparison of adult and infant movement patterns. In J. H. A. van Rossum and J. H. Laszlo (Eds), *Motor development: aspects of normal and delayed development* (pp. 25–40). Amsterdam: VU University Press.

Kuypers, H. G. J. M. (1962). Corticospinal connections: postnatal development in the rhesus monkey. *Science*, 138, 678–680.

LaBerge, D. and Brown, V. (1989). Theory of attentional operations in shape identification. *Psychological Review*, 96, 101–124.

Lawrence D. G. and Kuypers, H. G. J. M (1968). Functional organization of the motor system in the monkey: I. Effects of bilateral pyramidal lesions. *Brain*, 91, 1–14.

Ledgeway, T. and Smith, A. T. (1994). Evidence for separate mechanisms for first-order and second-order motion in human vision. *Vision Research*, 34, 2727–2740.

Lennie, P. (1984). Recent developments in the physiology of color vision. *Trends in Neurosciences*, 7, 243–248.

LeVay, S., Stryker, M. P., and Sherk, H. (1978). Ocular dominance columns and their development in layer IV of the cat's visual cortex: a quantitative study. *Journal of Comparative Neurology*, 179, 223–244.

Lewis, T. L., Maurer, D., and Brent, H. P. (1995). Development of grating acuity in children treated for unilateral or bilateral congenital cataract. *Investigative Ophthalmology and Visual Science,* 36, 2080–2095.

Livingstone, M. and Hubel, D. H. (1988). Segregation of form, color, movement and depth: anatomy, physiology and perception. *Science*, 240, 740–749.

Livingstone, M. S., Rosen, G. D., Drislane, F. W., and Galaburda, A. M. (1991). Physiological and anatomical evidence for a magnocellular defect in developmental dyslexia. *Proceedings of the National Academy of Sciences of USA*, 88, 7943–7947.

Lockman, J. J., Ashmead,D. H., and Bushnell, E. W. (1984). The development of anticipatory hand orientation during infancy. *Journal of Experimental Child Psychology*, 37, 176–186.

McCall, R. B. and Carriger, M. S. (1993). A meta–analysis of infant habituation and recognition memory performance as predictors of later IQ. *Child Development*, 64, 57–79.

McDonald, M. A., Sebris, S. L., Mohn, G., Teller, D. Y., and Dobson, V. (1985). The acuity card procedure: A rapid test of infant acuity. *Investigative Ophthalmology and Visual Science*, 26, 1158–1162.

McDonnell, P. M. (1975). The development of visually guided reaching. *Perception and Psychophysics*, 18, 181–185.

MacFarlane, A., Harris, P., and Barnes, I. (1976) Central and peripheral vision in early infancy. *Journal of Experimental Child Psychology*, 21, 532–538.

Marr, D. (1982). *Vision*. San Francisco: W. H. Freeman.

Mash, C., Dobson, V., and Carpenter, N. (1995). Interobserver agreement for measurement of grating acuity and interocular acuity differences with the Teller Acuity Card procedure. *Vision Research*, 35, 303–312.

Mason, A., Braddick, O., Wattam-Bell, J., and Atkinson, J. (1998). Directional motion asymmetry in infant VEPs—which direction? *Investigative Ophthalmology and Visual Science*, 39, S1090.

Mather, G. and West, S. (1993). Evidence for second-order motion detectors. *Vision Research*, 33, 1109–1112.

Mathew, A. and Cook, M. (1990). The control of reaching movements in young infants. *Child Development*, 61, 1238–1257.

Maunsell, J. H. R. and Newsome, W. T. (1987) Visual processing in monkey extrastriate cortex. *Annual Review of Neuroscience*, 10, 363–401.

Maurer, D. (1985). Infants' perception of faceness. In T. N. Field and N. Fox (Eds), *Social perception in infants* (pp. 73–100). Norwood, NJ: Ablex.

Mayer, D. L. and Dobson, V. (1980). Assessment of vision in young children: A new operant approach yields estimates of acuity. *Investigative Ophthalmology and Visual Science*, 19, 566–570.

Maurer, D. and Lewis, T. L. (1993). Visual outcomes after infantile cataract. In K. Simons (Ed.), *Early visual development: normal and abnormal* (pp. 454–484). New York: Oxford University Press.

Maurer, D. and Salapatek, P. (1976). Developmental changes in the scanning of faces by young infants. *Child Development*, 47, 523–527.

Maurer, D., Lewis, T.L., Brent, H.P., and Levin, A.V. (1999). Rapid improvement in the acuity of infants after visual input. *Science*, 286, 108–110.

Maurer, D., Lewis, T., Cavanagh, P., and Anstis, S. (1989). A new test of luminous efficiency for babies. *Investigative Ophthalmology and Visual Science*. 30, 297–303.

Mayes, L. C. Kessen, W. (1989). Maturational changes in measures of habituation. *Infant Behavior and Development*, 12, 437–450.

Mercuri, E., Atkinson, J., Braddick, O., Anker, S., Nokes, L. Cowan, F., *et al*. (1995). Visual maturation in children with focal brain lesions on neonatal imaging. *Neuropediatrics*, 26, 348.

Mercuri, E., Atkinson, J., Braddick, O., Anker, S., Nokes, L. Cowan, F., *et al*. (1996). Visual function and perinatal focal cerebral infarction. *Archives of Disease in Childhood*, 75, F76–F81.

Mercuri, E., Atkinson, J., Braddick, O., Anker, S., Nokes, L. Cowan, F., *et al*. (1997*a*). Basal ganglia damage in the newborn infant as a predictor of impaired visual function. *Archives of Disease in Childhood*, 77, F111–F114.

Mercuri, E., Atkinson, J., Braddick, O., Anker, S., Cowan, F., Rutherford, M., *et al*. (1997*b*). Visual function in full term infants with hypoxic-ischaemic encephalopathy. *Neuropediatrics* 28, 155–161.

Mercuri, E., Atkinson, J., Braddick, O., Rutherford, M., Cowan, F., Counsell, S., *et al*. (1997*c*). Chiari I malformation and white matter changes in asymptomatic young children with Williams syndrome: clinical and MRI study. *European Journal of Paediatric Neurology*, 5/6, 177–181.

Merigan, W. H. and Maunsell, J. H. R. (1993). How parallel are the primate visual pathways? *Annual Review of Neuroscience*, 16, 369–402.

Michotte, A., Thines, G., and Crabbe, G. (1964). Les complements amodaux des structures perceptives. *Studia psychologica*. Louvain: Publications Universitaire de Louvain.

Milewski, A. (1976). Infants' discrimination of internal and external pattern elements. *Journal of Experimental Child Psychology*, 22, 229–246.

Milner A. D. and Goodale, M. A. (1995). *The visual brain in action*. Oxford University Press.

Mishkin, M., Ungerleider, L., and Macko, K. A. (1983). Object vision and spatial vision: two cortical pathways. *Trends in Neuroscience*, 6, 414–417.

Mitchell, D. E., Freeman, R. D., Millodot, M., and Haegerstrom, G. (1973). Meridional amblyopia: evidence for modification of the human visual system by early visual experience. *Vision Research*, 13, 535–538.

Mohindra I., Held R., Gwiazda J., and Brill S. (1978). Astigmatism in infants. *Science*, 202, 329–31.

Mohn, G. (1989). The development of binocular and monocular optokinetic nystagmus in human infants. *Investigative Ophthalmology and Visual Science (Suppl.)*, 40, 49.

Moore, B. R. (1980). A modification of the Rayleigh test for vector data. *Biometrika*, 67, 175–180.

Morrone, M. C., Burr, D. C., and Fiorentini, A. (1990). Development of infant contrast sensitivity and acuity to chromatic stimuli. *Proceedings of the Royal Society of London B*, 242, 134–139.

Morrone, M. C., Burr, D. C., and Fiorentini, A. (1993) Development of infant contrast sensitivity to chromatic stimuli. *Vision Research*, 33, 2535–2552.

Morrone, M. C., Atkinson, J., Cioni, G., Braddick, O. J., and Fiorentini, A. (1999). Development changes in optokinetic mechanisms in the absence of unilateral cortical control. *NeuroReport*, 10, 2723–2729.

Morton, J. and Johnson, M. H. (1991). CONSPEC and CONLERN: A two-process theory of infant face recognition. *Psychological Review*, 98, 164–181.

Mounoud, P. and Vintner, A. (1981). Tire-a-part: Representation and sensorimotor development. In G. Butterworth (Ed.), *Infancy and epistemology: an evaluation of Piaget's theory*. Brighton: Harverster Press.

Mountcastle, V. B. (1978). Brain mechanisms for directed attention. *Journal of the Royal Society of Medicine*, 71, 14–28.

Movshon J. A., Adelson, E. H., Gizzi, M. S., and Newsome, W. T. (1985). The analysis of moving visual patterns. In C. Chagas, R. Gattass, and C. G. Gross (Eds), *Pattern recognition mechanisms. Pontificae Academiae Scientiarum Scripta Varia*, 54, 117–151. Vatican City: Pontifica Academia Scientiarum.

Nelson, C. A. (1994). Neural correlates of recognition memory in the first potential year of life. In Dawson G., and Fischer K. (Eds) *Human Behaviour and the Developing Brain*, 269–313. New York: Guildford Press.

Nelson, C. A. and Ludemann, P. M. (1989). Past, current, and future trends in infant face perception research. *Canadian Journal of Psychology*, 43, 183–198.

Newsome, W. T. and Paré, E. B. (1988). A selective impairment of motion processing following lesions of the middle temporal area (MT). *Journal of Neuroscience*, **8**, 2201–2211.

Norcia, A. M. (1996). Abnormal motion processing and binocularity: infantile esotropia as a model system for effects of early interruptions of binocularity. *Eye*, **10**, 259–265.

Norcia, A. M. and Tyler, C. W. (1985). Spatial frequency sweep VEP: Visual acuity during the first year of life. *Vision Research*. **25**, 1399–1408.

Norcia A. M., Hamer R. D., and Orel-Bixler D. (1990). Temporal tuning of the motion VEP in infants. *Investigative Ophthalmology and Visual Science (Suppl.)*, **31**, 10.

Norcia A. M., Garcia H., Humphry R., Holmes A., Hamer R. D., and Orel-Bixler D. (1991). Anomalous motion VEPs in infants and in infantile esotropia. *Investigative Ophthalmology and Visual Science*, **32**, 346–439.

Nothdurft, H. C. (1990). Texton segregation by associated differences in global and local luminance distribution. *Proceedings of the Royal Society of London B*, **239**, 295–320.

Olson, R. and Attneave, F. (1970). What variables produce similarity grouping? *American Journal of Psychology*, **83**, 1–21.

Packer, O., Hartmann, E. E., and Teller, D. Y. (1984). Infant color vision: the effect of field size on Rayleigh discriminations. *Vision Research*. **24**, 1247–1260.

Pascalis, O., de Schonen, S., Morton, J., Deruelle, C., and Fabre-Grenet, M. (1995). Mother's face recognition by neonates: A replication and extension. *Infant Behavior and Development*, **18**, 79–85.

Peeples, D. and Teller, D. Y. (1975). Color vision and brightness discrimination in two-month-old human infants. *Science*, **189**, 1102–1103.

Penrice, J., Cady, E. B., Lorek, A., Wylezinska, M., Amess, P. N., Aldridge, R. F., *et al.* (1996). Proton magnetic resonance spectroscopy of the brain in normal preterm and term infants, and early changes after perinatal hypoxia-ischemia. *Pediatric Research*, **40**, 6–14.

Perenin, M. T. (1978). Visual function within the hemianopic field following early cerebral hemidecortication in man—II. Pattern discrimination. *Neuropsychologia*, **16**, 697–708.

Perenin, M. T. and Jeannerod, M. (1978). Visual function within the hemianopic field following early cerebral hemidecortication in man—I. Spatial localization. *Neuropsychologia*, **16**, 1–13.

Piaget, J. (1953). *The origins of intelligence in the child.* New York: Routledge.

Pöppel, E., Held, R., and Frost, D. (1973). Residual visual function after brain wounds involving the central visual pathways in man. *Nature (London)*, **243**, 295–296.

Posner, M. I. (1980). Orienting of attention. *Quarterly Journal of Experimental Psychology*, **32**, 3–25.

Posner, M. I. and Dehaene, S. (1994). Attentional networks. *Trends in Neurosciences*, **17**, 75–79.

Posner, M. A. and Petersen, S. E. (1990). The attention system of the human brain. *Annual Review of Neuroscience*, **13**, 25–42.

Posner, M. I., Rafal, R. D., Choate, L. S., and Vaughan, J. (1985). Inhibition of return: neural basis and function. *Cognitive Neuropsychology*, **2**, 211–228.

Ptito, A., Lassonde, M., Leporé, F., and Ptito, M. (1987). Visual discrimination in hemispherectomised patients. *Neuropsychologia*, 25, 869–879.

Pulos, E., Teller, D. Y., and Buck, S. (1980). Infant color vision: a search for short wavelength-sensitive mechanisms by means of chromatic adaptation. *Vision Research*, 20, 485–493.

Provine, R. R. and Westerman, J. A. (1979). Crossing the midline: limits of early eye-hand behaviour. *Child Development*, 50, 437–441.

Prechtl, H. F. R. (1974). The behavioural states of the newborn infant (a review). *Brain Research*, 76, 185–212.

Rada, J. A., Thoft, R. A., and Hassell, J. R. (1991). Increased aggrecan (cartilage protoglycan) production in the sclera of myopic chick. *Developmental Biology*, 147, 303–312.

Rader, N. and Stern, J. D. (1982). Visually elicited reaching in neonates. *Child Development*, 53, 1004–1007.

Rafal, R., Calabresi, P., Brennan, C., and Sciolto, T. (1989). Saccade preparation inhibits reorienting to recently attended locations. *Journal of Experimental Psychology: Human Perception and Performance*, 15, 673–685.

Rafal, R., Henkin, A., and Smith, J. (1991). Extrageniculate contributions to reflex visual orienting in normal humans—a temporal hemifield advantage. *Journal of Cognitive Neuroscience*, 3(4), 322–328.

Rakic, P. (1977). Prenatal development of the visual system in rhesus monkey. *Philosophical Transactions of the Royal Society of London B*, 278, 245–260.

Rauschecker, J. P. and Singer, W. (1981) The effects of early visual experience on the cat's visual cortex and their possible explanation by Hebb synapses. *Journal of Physiology*, 310, 215–239.

Regan, D. (1989). *Human brain electrophysiology: evoked potentials and evoked magnetic fields in science and medicine.* New York: Elsevier.

Richards, J. E. (1989). Development and stability of visual sustained attention in 14, 20, and 26 week old infants. *Psychophysiology*, 26, 422–430.

Richards, J. E. and Casey, B. J. (1992). Development of sustained visual attention in the human infant. In B. A. Campbell, H. Hayne, and R. Richardson (Eds) *Attention and information processing in infants and adults* (pp. 30–60). Hillsdale, NJ: Lawrence Erlbaum.

Rieth, C and Sireteanu, R. (1994). Texture segmentation and 'pop-out' in infants and children: A study with the forced-choice preferential looking method. *Spatial Vision*, 8, 173–191.

Rizzolatti, G. (1983). Mechanisms of selective attention in mammals. In J.-P. Ewwert, R. Capranica, and D. J. Ingle (Eds), *Advances in vertebrate neuroethology* (pp. 261–297). Amsterdam: Elsevier.

Rizzolatti, G. and Camarda, R. (1987). Neural circuits for spatial attention and unilateral neglect. In M. Jeannerod (Ed.), *Neurophysiological and neuropsychological aspects of spatial neglect* (pp. 289–213). Amsterdam: Elsevier.

Rizzolatti, G., Riggio, L., Dascola, I., and Umilta, C. (1987). Reorienting attention across the horizontal and vertical meridians: evidence in favour of a premotor theory of attention. *Neuropsychologia*, 25, 31–40.

Rizzolatti, G., Fogassi, L., and Gallese, V. (1997). Parietal cortex: from sight to action. *Current Opinion in Neurobiology*, 7, 562–567.

Rochat, P. (1992). Self-sitting and reaching in 5- to 8-month-old infants: The impact of posture and its development on early eye-hand co-ordination. *Journal of Motor Behaviour*, 24, 210–220.

Rodman, H. R., Gross, C. G., and Scalaidhe, S. P. (1993). Development of brain substrates for pattern recognition in primates: physiological and connectional studies of inferior temporal cortex in infant monkeys. In B. de Boysson-Bardies, S. de Schonen, P. Jusczyk, P. McNeilage, and J. Morton (Eds), *Developmental neurocognition: speech and face processing in the first year of life* (pp. 63–76). Kluwer: Dordrecht.

Ruff, H. A. and Halton, A. (1978). Is there directed reaching in the human neonate? *Developmental Psychology*, 14, 425–426.

Sagi, D. and Julesz, B (1985) 'Where' and 'what' in vision. *Science*, 228, 1217–1219.

Sakata, H. Taira, M., Mine, S., and Murata, A. (1992). Hand-movement related neurons of the posterior parietal cortex of the monkey: their role in visual guidance of hand movements. In R. Caminiti, P. B. Johnson, and Y. Burnod (Eds), *Control of arm movement in space: neurophysiological and computational approaches* (pp. 185–198). Heidelberg: Springer-Verlag.

Salapatek, P. (1975). Pattern perception in early infancy. In L. B. Cohen and P. Salapatek (Eds), *Infant perception: from sensation to cognition*, Vol. I, pp. 133–248. New York: Academic Press.

Salt, A. T., Sonksen, P. M., Wade, A., and Jayatunga, R. (1995). The maturation of linear acuity and compliance with the Sonksen-Silver Acuity System in young children. *Developmental Medicine & Child Neurology*. 37, 505–514.

Sarnat, H. B. and Sarnat, M. S. (1976). Neonatal encephalopathy following fetal distress: A clinical and electrophysiological study. *Archives of Neurology*, 33, 696–705.

Saslow, M. G. (1967). Effects of components of displacement-step stimuli upon latency of saccadic eye movements. *Journal of the Optical Society of America*, 57, 1024–1029.

Scase, M. O., Braddick, O. J., and Raymond, J. E. (1996). What is noise for the motion system? *Vision Research*, 16, 2579–2586.

Schaeffel, F. (1993). Visually guided control of refractive state: Results from animal models. In K. Simons (Ed.), *Early visual development: normal and abnormal*, 14–29 New York: Oxford University Press.

Schiller. P. H. (1985). A model for the generation of visually guided saccadic eye movements. In D. Rose and V. G. Dobson (Eds), *Models of the visual cortex*. Chichester: John Wiley and Sons.

Schneider, G. E. (1969). Two visual systems: brain mechanisms for localization and discrimination are dissociated by tectal and cortical lesions. *Science*, 163, 895–902.

de Schonen, S. and Mathivet, E. (1989). First come first served: a scenario about the development of hemispheric specialization in early infancy. *Cahiers de Psychologie Cognitive*, 9, 3–44.

Schwartz, T. L., Dobson, V., Sandstrom, D. J., and Van Hof-van Duin, J., (1987).

Kinetic perimetry assessment of binocular field size and shape in young infants. *Vision Research*, 27, 2163–2175.

Servos, P., Goodale, M. A. and Jakobson, L. S. (1992). The role of binocular vision in prehension: a kinematic analysis. *Vision Research*, 32, 1513–1521.

Shallice, T. and Burgess, P. (1996). The domain of supervisory processes and temporal organization of behaviour. *Philosophical Transactions of the Royal Society of London, Series B*, 351, 1405–1411.

Shapley, R. (1994). Linearity and non-linearity in cortical receptive fields. In G. R. Bock and J. A. Goode (Eds). *Higher order processing in the visual system: CIBA Foundation Symposium*, 184: pp. 71–87. London: CIBA Foundation.

Shapley, R. and Gordon, J. (1985). Nonlinearity in the perception of form. *Perception and Psychophysics*, 37, 84–88.

Sheliga, B. M., Riggio, L., and Rizzolatti, G. (1995). Spatial attention and eye movements. *Experimental Brain Research*, 105, 261–275.

Sheliga, B. M., Craighero, L., Riggio, L., and Rizzolatti, G. (1997). Effects of spatial attention on directional manual and ocular responses. *Experimental Brain Research*, 114, 339–351.

Sheridan, M. D. (1969). Visual screening procedures for very young children or handicapped children. In Gardiner P., Mackeith R., and Smith V. (Ed.s) *Aspects of Developmental and Paediatric Opthalmology*, 39–47, Heinemann Medical Books: London.

Sheridan, M. D. (1976). *Manual for the STYCAR vision tests*. Slough: NFER Publishing Co.

Shimojo, S., Birch, E. E., Gwiazda, J., and Held, R. (1984). Development of vernier acuity in infants. *Vision Research*, 24, 721–724.

Shipp, S. and Zeki, S. (1989). The organization of connections between areas V5 and V2 in macaque monkey visual cortex. *European Journal of Neuroscience*, 1, 333–354.

Shupert, C. and Fuchs, A. F. (1988). Development of conjugate human eye movements. *Vision Research*, 28, 585–596.

Siddiqui, A. (1995). Object size as a determinant of grasping in infancy. *Journal of Genetic Psychology*, 156, 345–348.

Sillito, A. M., Cudeiro, J., and Murphy, P. C. (1993). Orientation sensitive elements in the corticofugal influence on center-surround interactions in the dorsal lateral geniculate nucleus. *Experimental Brain Research*, 93, 6–16.

Sireteanu, R. and Rieth, C (1992). Texture segmentation in infants and children. *Behavioural Brain Research*, 49, 133–139.

Slater, A. M., Morison, V., and Somers, M (1988). Orientation discrimination and cortical function in the human newborn. *Perception*, 17, 597–602.

Sloper, J. J. (1993). Competition and co-operation in visual development. *Eye*, 7, 319–331.

Smith, J. (1989). The development of binocular vision in normal and strabismic infants. PhD. thesis, University of Cambridge.

Smith, J., Atkinson, J. Braddick, O. J., and Wattam-Bell, J. (1988). Development of sensitivity to binocular correlation and disparity in infancy. *Perception*, 17, 365.

Smith, J. C., Atkinson, J., Anker, S., and Moore, A. T. (1991). A prospective study of binocularity and amblyopia in strabismic infants before and after corrective surgery: implications for the human critical period. *Clinical Vision Sciences*, 6, 335–353.

Smyth, M. M. and Mason, U. C. (1997). Planning and execution of action in children with and without' developmental coordination disorder. *Journal of Child Psychology and Psychiatry*, 38, 1023–1037.

Sokol, S. and Moskowitz, A. (1985). Comparison of pattern VEPS and preferential-looking behavior in 3-month-old infants. *Investigative Ophthalmology and Visual Science*, 26, 359–365.

Sokol, S., Hansen, V. C., Moskowitz, A., Greenfield, P., Towle, V. L. (1983). Evoked-potential and preferential looking estimates of visual acuity in pediatric patients. *Ophthalmology*, 90, 552–562.

Sokolov, E. N. (1963). *Perception and the conditioned reflex*. New York: Macmillan.

Sonksen, P. M. and Silver, J. (1988). The Sonksen-Silver Acuity System : test system and 15 page instruction manual. Windsor: Keeler Ltd.

Spelke, E. S., Breinlinger, K., Macomber, J., and Jacobson, K. (1992). Origins of knowledge. *Psychological Review*, 99, 605–32.

Spelke, E. S. and Van de Walle, G. A. (1993). Perceiving and reasoning about objects: insights from infants. In N. Eilan, R. McCarthy and B. Brewer (Eds), *Spatial representation*. Oxford: Blackwell.

Spelke, E. S. (1994). Initial Knowledge: six suggestions. *Cognition*, 50, 431–445.

Sprague, J. M. and Meikle, T. H. (1965). The role of the superior colliculus in visually guided behavior. *Experimental Neurology*, 11, 115–146.

Stiles J. and Nass, R. (1991). Spatial grouping activity in young children with congenital right and left hemisphere brain injury. *Brain and Cognition*, 15, 201–222

Stiles-Davis, J., Sugarman, S., and Nass, R. (1985). The development of spatial and class relations in four children with right hemisphere damage: Evidence for an early spatial-constructive deficit. *Brain and Cognition*, 4, 388–412.

Stryker, M., Sherk, H., Leventhal, A. G., and Hirsch, H. V. B. (1978). Physiological consequences for the cat's visual cortex of effectively restricting early visual experience with oriented contours. *Journal of Neurophysiology*, 41, 896–909

Teller, D. Y. (1979). The forced-choice preferential looking procedure: A psychophysical technique for use with human infants. *Infant Behavior and Development*, 2, 135–153.

Teller, D. Y. (1983). Measurement of visual acuity in human and monkey infants: The interface between laboratory and clinic. *Behavioural Brain Research*, 10, 15–23.

Teller, D. Y. (1997). First glances: The vision of infants. *Investigative Ophthalmology and Visual Science*, 38, 2183–2203.

Teller, D. Y. and Bornstein, M. (1987). Infant color vision and color perception. In P. Salapatek and L. Cohen (Eds), *Handbook of infant perception*, Vol. I: *From sensation to perception*. Orlando, FL: Academic Press.

Teller, D. Y. and Lindsey, D. T. (1993). Infant color vision: OKN techniques and null-plane analysis. In K. Simons (Ed.), *Early visual development: normal and abnormal*. New York: Oxford University Press.

Teller, D. Y. and Palmer, J. (1996). Infant color vision: Motion nulls for red/green-vs luminance-modulated stimuli in infants and adults. *Vision Research*, 36, 955–974.

Teller, D. Y., Morse, R., Borton, R., and Regal, D. (1974). Visual acuity for vertical and diagonal gratings in human infants. *Vision Research*, 14, 1433–1439.

Thelen, E., Corbetta, D., Kamm, K., Spencer, J. P., Schneider, K., and Zernicke, R. F. (1993) The transition to reaching: mapping intention and intrinsic dynamics. *Child Development*, 64, 1058–1098.

Thoresen, M., Penrice, U., Lorek, A., Cady, E. B., Wylezinska, M., Kirkbride, V., et al. (1995). Mild hypothermia after severe transient hypoxia-ischemia ameliorates delayed cerebral energy failure in the newborn piglet. *Pediatric Research*, 37, 667–670.

Tootell, R. B. H., Reppas, J. B., Malach, R., Born, R. T., Brady, T. J., Rosen, B. R., and Belliveau, J. W. (1995). Functional analysis of human MT and related visual cortical areas using magnetic resonance imaging. *Journal of Neuroscience*, 15, 3215–3230.

Trevarthen, C. B. (1974). The psychobiology of speech development. In E. H. Lenneberg (Ed.), *Language and brain: developmental aspects*. Neurosciences Research Program Bulletin, 12, 570–585.

Trevarthen, C. B. (1968). Two mechanisms of vision in primates. *Psychologische Forschung*, 31, 299–337.

Trieber, F. and Wilcox, S. (1980). Perception of 'subjective' contours by infants. *Child Development*, 51, 915–917.

Tronick, E. (1972) Stimulus control and the growth of the infant's effective visual field. *Perception and Psychophysics*, 11, 373–375.

Ungerleider, L. G. and Mishkin, M. (1982) Two cortical visual systems. In D. J. Ingle, M. A. Goodale, and R. J. W. Mansfield (Eds), *Analysis of visual behavior* (pp. 549–586). Cambridge, MA: MIT Press.

Valenza, E., Simion, F., and Umilta, C. (1994). Inhibition of return in newborns. *Infant Behavior and Development*, 17, 293–302.

Van Essen, D. C. and Maunsell, J. H. R. (1983). Hierarchical organization and functional streams in visual cortex. *Trends in Neuroscience*, 6, 370–375.

van Hof-van Duin, J., Evenhuis-Leunen, A., Mohn, G., Baerts, W., and Fetter, W. P. F. (1989). Effects of very low birth weight (VLBW) on visual development during the first year after term. *Early Human Development*, 20, 255–266.

Van Hof-van Duin, J. and Mohn, G. (1986). Visual field measurements, optokinetic nystagmus, and the threatening response: Normal and abnormal development. *Documenta Ophthalmologica Proceedings Series*, 45, 305–315.

Varner, D., Cook, J. E., Schneck, M. E., McDonald, M., Teller, D. Y. (1985). Tritan discriminations by 1- and 2-month-old human infants. *Vision Research*, 25, 821–831.

Vargha-Khadem, F. (1998). Compensation of function after hemispherectomy in childhood. *European Journal of Neuroscience*, 10, 12404.

Vital-Durand, F., Putkonen, P. T. S., and Jeannerod, M, (1974). Motion detection and optokinetic responses in dark reared kittens. *Vision Research*, 14, 141–142.

引用文献

Volkmann, F. C. and Dobson, V. (1976). Infant responses of ocular fixation to moving visual stimuli. *Journal of Experimental Child Psychology*, 22, 86–99.
Watson, J. D. G., Myers, R., Frackowiak, R. S. J., Hajnal, J. V., Woods, R. P., Mazziotta, J.C., Shipp, S., and Zeki, S. (1993). Area V5 of the human brain: evidence from a combined study using positron emission tomography and magnetic resonance imaging. *Cerebral Cortex*, 3, 79–94.
Wattam-Bell, J. (1985). Analysis of infant visual evoked potentials (VEPs) by a phase-sensitive statistic. *Perception*, 14, A33.
Wattam-Bell, J. (1991). The development of motion-specific cortical responses in infants. *Vision Research*, 31, 287–297.
Wattam-Bell, J. (1992). The development of maximum displacement limits for discrimination of motion direction in infancy. *Vision Research*, 32, 621–630.
Wattam-Bell, J. (1994). Coherence thresholds for discrimination of motion direction in infants. *Vision Research*, 34, 877–883.
Wattam-Bell, J. (1995). Stereoscopic and motion Dmax in adults and infants. *Investigative Ophthalmology and Visual Science*, 36, S910
Wattam-Bell, J. (1996a). The development of visual motion processing. In F. Vital-Durand, O. Braddick, and J. Atkinson (Eds), *Infant vision*, pp. 79–84. Oxford University Press.
Wattam-Bell, J. (1996b). Visual motion processing in one-month-old infants: preferential looking experiments. *Vision Research*, 36, 1679–1685.
Wattam-Bell, J. (1996c). Visual motion processing in one-month-old infants: habituation experiments. *Vision Research*, 36, 1671–1677.
Wattam-Bell, J. (1996d). Infants' discrimination of absolute direction of motion. *Investigative Ophthalmology and Visual Science*, 37, S917.
Wattam-Bell, J., Braddick, O. J., Atkinson J., and Day, J. (1987). Measures of infant binocularity in a group at risk for strabismus. *Clinical Vision Sciences*, 1, 327–336.
Watts, C., Eyre, J. A., Kelly, S., and Ramesh, V. (1992). Development of the pincer grasp and its relationship to the development of adult corticospinal delays in man. *Journal of Physiology*, 452, P273.
Weiskrantz, L. (1986). *Blindsight: a case study and implications*. Oxford: Clarendon Press.
Werner, J. S. and Wooten, B. R. (1979). Human infant colour vision and colour perception. *Infant Behaviour and Development*, 2, 241–274.
Wertheimer, M. (1923). Untersuchung zur Lehre der Gestalt. *Psychologische Forschung*, 4, 301–350.
White, B. L., Castle, P., and Held, R. (1964). Observations on the development of visually directed reaching. *Child Development*, 35, 349–364.
Wiesel, T. N. and Hubel, D. H. (1963). Single-cell responses in striate cortex of kittens deprived of vision in one eye. *Journal of Neurophysiology*, 26, 1003–1017.
Wiesel, T. N. and Raviola, E. (1977). Myopia and eye enlargement after lid fusion in monkeys. *Nature*, 266, 66–68.
Wilson, H. R., Ferrera, V., and Yo, C (1992). A psychophysically motivated model for two-dimensional motion perception. *Visual Neuroscience*, 9, 79–97.
Wimmer, H. and Perner, J. (1983). Beliefs about beliefs: representation and

constraining function of wrong beliefs in young children's understanding of deception. *Cognition*, 13, 103–28.

Withers, S. (1996). A new clinical sign in Williams syndrome. *Archives of Disease in Childhood*, 75, 89.

Witton, C., Talcott, J. B., Hansen, P. C., Richardson, A. J., Griffiths, T. D., Rees, A., et al. (1998). Sensitivity to dynamic auditory and visual stimuli predicts nonword reading ability in both dyslexic and normal readers. *Current Biology*, 8, 791–797.

Wynn, K. (1992). Addition and subtraction by human infants. *Nature*, 358, 749–750.

Yakovlev, P. I. and Lecours, A. (1967). The myelogenetic cycles of regional maturation of the brain. In A. Minkowski (Ed.), *Regional development of the brain in early life*. Davis: Philadelphia.

Yonas, A., Arterberry, M. E., and Granrud, C. E. (1987). Four-month olds' sensitivity to binocular and kinetic information for there-dimensional object shape. *Child Development*, 58, 910–917.

Youdelis, C. and Hendrickson, A. (1986). A qualitative and quantitative analysis of the human fovea during development. *Vision Research*, 26, 847–855.

Zeki, S. M. (1974). Functional organization of a visual area in the posterior bank of the superior temporal sulcus of the rhesus monkey. *Journal of Physiology*, 236, 549–573.

Zeki, S. (1978). Functional specialization in the visual cortex of the rhesus monkey. *Nature*, 274, 423–428.

Zeki, S. (1983*a*). The distribution of wavelength and orientation selective cells in different areas of monkey visual cortex. *Proceedings of the Royal Society of London B*, 217, 449–470.

Zeki, S. (1983*b*). Color coding in the cerebral cortex—the reaction of cells in monkey visual cortex to wavelengths and colors. *Neuroscience*, 9, 741–765.

Zeki, S. (1993). *A vision of the brain*. Oxford: Blackwell Scientific.

Zihl, J., von Cramon, D., and Mai, N. (1983). Selective disturbance of motion vision after bilateral brain damage. *Brain*, 106, 313–340.

## 監訳者あとがき

　それは2003年の夏，パリで開かれた「ヨーロッパ視知覚会議（ECVP）」でのことだった。のんびりと昼食をとって，私たちの研究室のメンバーの発表するポスターの場所に戻ったところ，ポスターの片隅に小さな名刺を発見した。「連絡を取りたい」。それは運動視で著名な，オックスフォード大学のオリバー・ブラディック教授のものであった。名刺の裏には，「"乳児の視覚研究"にイギリスで大規模な予算が降りる」と走り書きがあった。

　やがて現れたのが，早口で弾丸のようにひたすら喋りまくる，ジャネット・アトキンソン教授その人だった。オリバー・ブラディック教授とジャネット・アトキンソン教授は夫妻であり，赤ちゃん研究をともに続けてきた研究パートナーでもある。私たちも夫婦で研究パートナーであることから話は弾み，「実験のために赤ちゃんを集めるのはたいへん！」から始まり，夫婦で姓が違うためにとんでもない目に遭ったエピソード（序章で書かれているように，招待先に愛人と思われてしまったエピソード）から何から，ひたすら一気に喋りまくる。とにかくそのオープンな人柄に，圧倒されつつとても気楽な気持ちとなったのだ（私もフランクにものを言うたちなので，フランクな人はとても楽なのだ）。そして傍には常に優しそうな目で熱心に話を聞く，穏やかなブラディック教授がいる。

　その翌年の2004年の夏，大学院生を派遣するため，ロンドンとオックスフォードにある彼らの実験室を訪問することになった。在外研究でロンドンにいた京都大学の蘆田宏助教授と高岡（蘆田）昌子さんご夫妻も一緒に合流し，そのうちにジャネットの本を翻訳しよう……という話になった。2005年にはジャネット夫妻を日本に招待する話も出て，「ではそれに合わせて翻訳本も出版しよう！」と，あれよあれよと，まるで著者ジャネットの話の展開の速さのよ

うに，現実の話も進んでいったのだ。

　とにかく急がねばということで，阿部五月さんと田中規子さんに急遽協力してもらうことになった。そしてジャネットたちの景気が日本にも伝染したかのように私たちの研究室にも予算が降り，その予算で大学に来てもらうことになった仲渡江美さんと大学院生の小沼裕子さんには，裏方のたいへんな最終作業をしてもらうことになった。本当に偶然だが，訳者が女性ばかりであること，そして知覚・認知の専門領域だけでなく，発達相談の仕事に携わる者が訳を担当しているのは，本書の内容に即した形となった。もう1つ，序章で触れられた，女性研究者が子どもを産むことのエピソードは，私と大学院の出自をともにする訳者の間では，院生時代をまざまざと思い出させる強烈なものであったことは付け加えておこう。その頃大学の助手になりたての先輩たちの体験は，ジャネットのそれとまったく同じといっていいほどのものであり，後輩の私たちは皆きつく言い聞かされたものだった。そんな形で本当に偶然，日英の女性研究者の生活が仕事の中でリンクできたのは，貴重で得がたい体験であったと思う。

　とはいえ短い翻訳期間であるため，いろいろな人たちに多大なご迷惑をおかけし，ご好意に甘える形となった。翻訳者の人たち，影で支えてくれた数々の方々，特に大学院生たちに感謝の意を表したい。蘆田宏さんに在外の貴重な時間を割いてもらうことになってしまったのは，同じ大学に身を置く研究者としては心底心苦しいことであったし，北大路書房編集部の関一明さんにはいろいろ無理難題を押し付けてしまって心苦しい思いでいっぱいである。とにかく，様々な領域のなるべく多くの人たちにこの本を手にとって面白がっていただけて，この領域の研究の大切さを認識していただけたら……。それで私たちの苦労は報われると思うのである。

山口真美

　本書の内容にも少しふれておこう。この本では，皮質－皮質下というシステムがいかなる過程で発達してくるのか，という視点が貫かれている。ここでいう発達とは，物を見る，物をつかむ，そして移動する，という3つの行為が，ヒトという生物特有の大脳新皮質の発達にともなって生じてくるプロセスにほかならない。この視点に基づき，アトキンソン博士は様々な方法論を駆使した

実験を行なっており，本書を読むものは皆，その実験の詳細さ，執拗さ，徹底ぶりに圧倒されるだろう。私たちはこの巨大な山のふもとで，時には立ちすくみ，また時には勇気づけられるだろう。この山を登り始めたばかりの私たちのようなものには，なおさらである。

　本書の背景には4つの研究領域が存在すると思われる。それは，発達，知覚，脳科学，そして最後に医学である。

　発達とは，何かが「生まれてくる」プロセスであり，それは1つの物語でもある。ゆえに発達研究は本来的に理論を志向している。しかし本書では，その理論が背景にはあるものの，基本的には実験事実を正確に描き出すことにその労力が向けられている。乳児の認知や知覚に関して，その理論的な研究のみではなく，実験的なアプローチに興味のある方は，ぜひ本書を参考にしてほしい。その際，アトキンソン博士自身の研究だけでなく，本書で紹介され言及されている国際的な研究とその引用文献が役立つだろう。

　本書のもう1つの背景は，視覚を中心とした知覚研究である。この分野には，日本においても多くの国際的レベルの研究者がおり，いまさら私たちが述べるまでもないが，本書の著者アトキンソンの共同研究者にして夫のブラディック博士についてふれないわけにはいかないだろう。視覚，特に運動視の領域において，ブラディック博士は間違いなく世界をリードしてきた存在であり，運動視研究においてはその名を知らぬ者はいない。しかし，文献リストにもあるように，障害児や乳児を対象に数多くの視覚研究を行なってきたことは，意外に知られていないのではないだろうか。本書は，知覚のメカニズムを探求するだけに飽き足らず，視知覚がどのような過程で構成されてきたのかに興味をもつすべての人たちにも意義あるものであると確信している。

　本書の脳科学的背景について考えるとき，私たちはこの本で述べられている実験の多くがケンブリッジ大学において行なわれてきたことを思い出さずにはいられない。理系のケンブリッジ，文系のオックスフォードと言われるように，心理学や知覚研究においてもケンブリッジに関係する研究者たちは，どちらかというと生物学的，システム論的アプローチを好む。D. マーしかり，ラマチャンドランしかりである。本書が脳科学を志向している背景には（本書の原著はオックスフォード大学出版であり，現在ブラディック博士はオックスフォー

ド大学の教授であるが），間違いなく，ケンブリッジ大学の心理学における伝統がその背景にあるだろう。脳科学の専門の方からみれば，本書の脳のアプローチは，ある意味でいえば大雑把に見えるかもしれない。しかし本書が立脚する皮質－皮質下のアプローチは，必ずや脳科学全般にも貢献するものであるだろう。

　最後に本書で述べられている，障害児を対象とした研究や，遠視のスクリーニングプログラムについてもふれておきたい。こうした医学的なアプローチは，本書が脳科学的であろうとすることと同義のことである。物質的に視覚発達を追究しようとする態度は，医学的な貢献を必然的にもたらすだろう。私たちは，本書が，治療や訓練の現場において子どもたちとともにいる人々に，少しでも貢献できることを願っている。

金沢　創

　この本の最後の編集作業をしているちょうどそのとき，ロンドンで連続爆破テロ事件が起こった。その現場の1つであるバスの爆破は，偶然にも表紙にある研究室の窓から見下ろす一角で起こったのである。幸運にも，研究室を訪問する赤ちゃんたちや研究室のメンバーは，全員無事であった。とはいえ爆破現場の近くに車でいたジャネットたちは車を乗り捨て徒歩で研究室に向かい，研究室付きの親切な秘書は現場での救助活動にあたっていたという。子どもたちの未来のためにも，この世界が平和で安定したものとなることを祈りたい。

● 監訳者紹介

**金沢　創**（かなざわ・そう）
1966 年　　兵庫県に生まれる
1996 年　　京都大学理学研究科博士課程霊長類学専攻終了
現　在　　淑徳大学社会学部助教授・博士（理学）
主　著　　『他者の心は存在するか』　金子書房　1999 年
　　　　　『他人の心を知るということ』　角川書店　2003 年

**山口真美**（やまぐち・まさみ）
1964 年　　神奈川県藤沢市に生まれる
1995 年　　お茶の水女子大学人間文化研究科人間発達学専攻修了
現　在　　中央大学文学部助教授・博士（人文科学）
主　著　　『赤ちゃんは顔をよむ』　紀伊国屋書店　2003 年


● 訳者紹介

**高岡昌子**（たかおか・まさこ）……………………………… 序章，4 章，5 章，6 章，10 章
　京都大学文学部・研究生

**仲渡江美**（なかと・えみ）…………………………………… 7 章，10 章，用語集
　駒澤大学文学部心理学科・非常勤講師

**小沼裕子**（こぬま・ひろこ）………………………………… 3 章
　中央大学文学研究科博士前期課程在学

**阿部五月**（あべ・さつき）…………………………………… 1 章，9 章
　大田区立こども発達センターわかばの家・指導員（心理）

**田中規子**（たなか・のりこ）………………………………… 2 章，8 章
　中央大学文学部・非常勤講師

| 視覚脳が生まれる　　乳児の視覚と脳科学 |

| 2005年8月30日　初版第1刷印刷 | 定価はカバーに表示 |
| 2005年9月5日　初版第1刷発行 | してあります |

|  原 著 者 | J. アトキンソン |
|  監 訳 者 | 金沢　　創 |
|  | 山口　真美 |
|  発 行 者 | 小森　公明 |
|  発 行 所 | ㈱北大路書房 |
|  | 〒603-8303　京都市北区紫野十二坊町12-8 |
|  | 電　話　(075) 431-0361㈹ |
|  | ＦＡＸ　(075) 431-9393 |
|  | 振　替　01050-4-2083 |

©2005　制作／T. M. H.　　印刷・製本／㈱シナノ印刷
検印省略　落丁・乱丁本はお取り替えいたします
ISBN4-7628-2468-2　　Printed in Japan